H. Holtmann (Hrsg.)

DENTICS Oral- und Mund-, Kiefer-, Gesichtschirurgie

AF901363

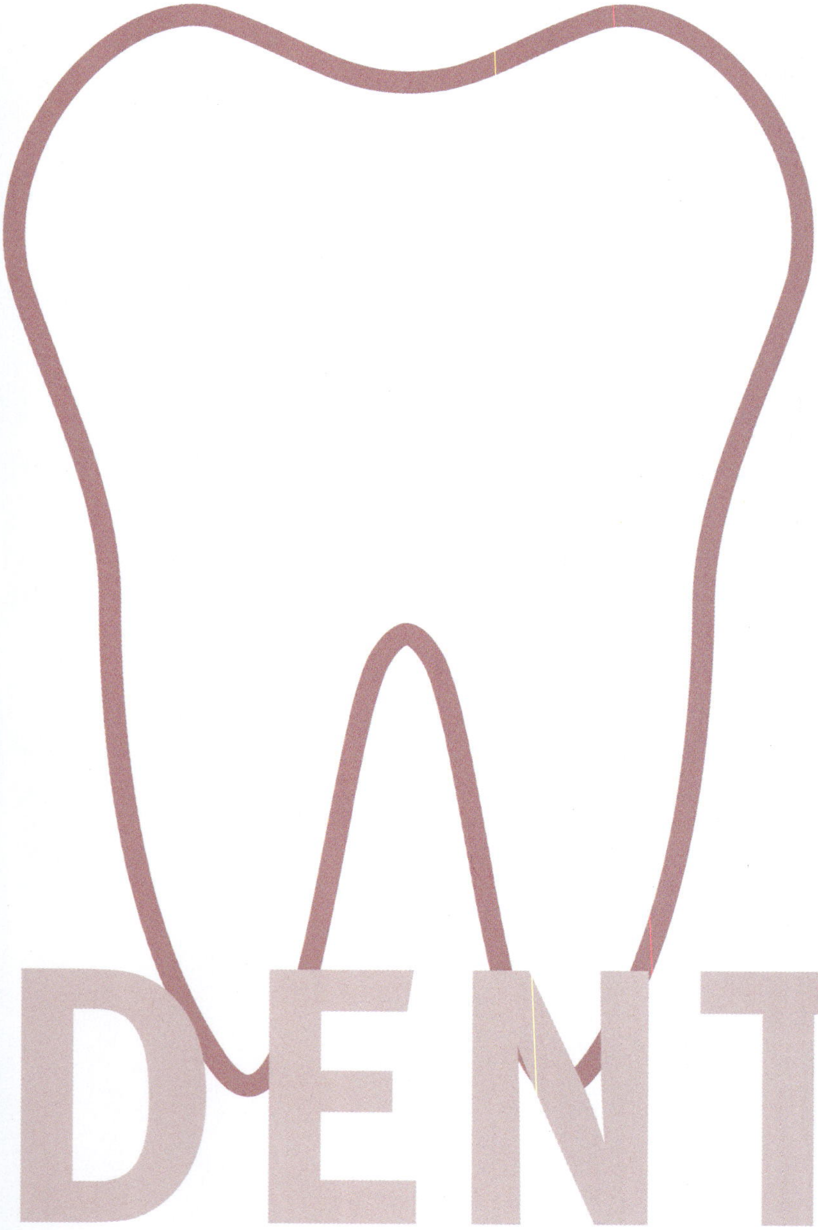

DENTICS

Henrik Holtmann (Hrsg.)

DENTICS
Oral- und Mund-, Kiefer-, Gesichtschirurgie

Mit Beiträgen von:
Dr. med. Dr. med. dent. Francesco De Donno, Mönchengladbach
Prof. Dr. med. Dr. med. dent. Jörg Handschel, Düsseldorf
Priv.-Doz. Dr. med. Dr. med. dent. Henrik Holtmann, Düsseldorf
Priv.-Doz. Dr. med. Dr. med. dent. Julian Lommen, Düsseldorf
Priv.-Doz. Dr. med. Dr. med. dent. Lara Katharina Franziska Schorn, Düsseldorf
Dr. med. Dr. med. dent. Christoph Sproll, Düsseldorf
Priv.-Doz. Dr. med. Dr. med. dent. Alexander Zeller, Aachen/Hannover

ELSEVIER

Elsevier GmbH, Bernhard-Wicki-Str. 5, 80636 München, Deutschland
Wir freuen uns über Ihr Feedback und Ihre Anregungen an kundendienst@elsevier.com

ISBN 978-3-437-41234-9
eISBN 978-3-437-05677-2

Alle Rechte vorbehalten, auch für Text- und Data-Mining, KI-Training und ähnliche Technologien.
Elsevier nimmt eine neutrale Position in Bezug auf territoriale Meinungsverschiedenheiten oder Zuständigkeitsansprüche in seinen veröffentlichten Inhalten ein, einschließlich von Landkarten und institutionellen Zugehörigkeiten.
1. Auflage 2024
© Elsevier GmbH, Deutschland

Wichtiger Hinweis
Die medizinischen Wissenschaften unterliegen einem sehr schnellen Wissenszuwachs. Der stetige Wandel von Methoden, Wirkstoffen und Erkenntnissen ist allen an diesem Werk Beteiligten bewusst. Sowohl der Verlag als auch die Autorinnen und Autoren und alle, die an der Entstehung dieses Werkes beteiligt waren, haben große Sorgfalt darauf verwandt, dass die Angaben zu Methoden, Anweisungen, Produkten, Anwendungen oder Konzepten dem aktuellen Wissensstand zum Zeitpunkt der Fertigstellung des Werkes entsprechen.
Der Verlag kann jedoch keine Gewähr für Angaben zu Dosierung und Applikationsformen übernehmen. Es sollte stets eine unabhängige und sorgfältige Überprüfung von Diagnosen und Arzneimitteldosierungen sowie möglicher Kontraindikationen erfolgen. Jede Dosierung oder Applikation liegt in der Verantwortung der Anwenderin oder des Anwenders. Die Elsevier GmbH, die Autorinnen und Autoren und alle, die an der Entstehung des Werkes mitgewirkt haben, können keinerlei Haftung in Bezug auf jegliche Verletzung und/oder Schäden an Personen oder Eigentum, im Rahmen von Produkthaftung, Fahrlässigkeit oder anderweitig übernehmen.
Obwohl alle Werbemittel mit ethischen (medizinischen) Standards übereinstimmen, stellt die Erwähnung in dieser Publikation keine Garantie oder Anerkennung der Qualität oder des Wertes dieses Produkts oder der Aussagen der Herstellerfirmen dar.

Für die Vollständigkeit und Auswahl der aufgeführten Medikamente übernimmt der Verlag keine Gewähr.
Geschützte Warennamen (Warenzeichen) werden in der Regel besonders kenntlich gemacht (®). Aus dem Fehlen eines solchen Hinweises kann jedoch nicht automatisch geschlossen werden, dass es sich um einen freien Warennamen handelt.

Bibliografische Information der Deutschen Nationalbibliothek
Die Deutsche Nationalbibliothek verzeichnet diese Publikation in der Deutschen Nationalbibliografie; detaillierte bibliografische Daten sind im Internet über https://www.dnb.de abrufbar.

24 25 26 27 28 5 4 3 2 1

Für Copyright in Bezug auf das verwendete Bildmaterial siehe Abbildungsnachweis.

Das Werk einschließlich aller seiner Teile ist urheberrechtlich geschützt. Jede Verwertung außerhalb der engen Grenzen des Urheberrechtsgesetzes ist ohne Zustimmung des Verlages unzulässig und strafbar. Das gilt insbesondere für Vervielfältigungen, Übersetzungen, Mikroverfilmungen und die Einspeicherung und Verarbeitung in elektronischen Systemen.

In ihren Veröffentlichungen verfolgt die Elsevier GmbH das Ziel, genderneutrale Formulierungen für Personengruppen zu verwenden. Um jedoch den Textfluss nicht zu stören sowie die gestalterische Freiheit nicht einzuschränken, wurden bisweilen Kompromisse eingegangen. Selbstverständlich sind **immer alle Geschlechter** gemeint.

Planung: Dr. Katja Weimann
Gestaltungskonzept: Waltraud Hofbauer, Andrea Mogwitz, Rainald Schwarz
Projektmanagement: Dr. Nikola Schmidt, Berlin; Elisabeth Märtz, München
Redaktion: Dr. Nikola Schmidt, Berlin
Rechteklärung: Lisa Neulinger
Herstellung: Dietmar Radünz, Leipzig; Elisabeth Märtz, München
Satz: STRAIVE, Puducherry/Indien
Druck und Bindung: EGEDSA, Sabadell (Barcelona)/Spanien
Umschlaggestaltung: SpieszDesign, Neu-Ulm
Titelfotografie: Zahn © robert6666/stock.adobe.com; Instrumente © colourbox.de; Spritze © Matsabe/stock.adobe.com

Aktuelle Informationen finden Sie im Internet unter **www.elsevier.de**

Vorwort

Liebe Leserinnen, liebe Leser,

die Oralchirurgie als Disziplin der Zahnmedizin ebenso wie die Mund-Kiefer-Gesichtschirurgie (MKG-Chirurgie) als hochspezialisierter Bereich sowohl der Medizin wie auch gleichzeitig der Zahnmedizin werden an den Hochschulen zumeist isoliert in Abteilungen für Mund-Kiefer-Gesichtschirurgie, selten zusätzlich in reinen oralchirurgischen Abteilungen gelehrt. Beide nah verwandten und sich stark überlappenden Fachbereiche werden neben den rein zahnmedizinischen Fächern zeitlich und inhaltlich häufig nur oberflächlich angerissen, obgleich beides im späteren Alltag als Zahnärztin und Zahnarzt eine wichtige und täglich mehrfach behandelte Rolle spielt: Ob Zähne entfernt werden müssen, Implantate inseriert werden sollen, Zysten im Kiefer entdeckt werden, ein neuer Tumor gefunden wird – man sollte sich zwingend gut mit Oral- und Mund-Kiefer-Gesichtschirurgie im späteren beruflichen Alltag auskennen.

Dies war auch die Grundidee von uns Autorinnen und Autoren für die Erstauflage dieses DENTICS: Es soll Studierenden der Zahnmedizin ein tiefes oralchirurgisches Verständnis für den späteren Praxisalltag vermitteln und gleichzeitig den Blick für Fragestellungen der Mund-Kiefer-Gesichts-Chirurgie schärfen.

Grundsätzlich nimmt dieses DENTICS seinen Ursprung aus dem bereits aktuell in dritter Auflage entstandenen BASICS Mund-, Kiefer-Gesichtschirurgie mit Plastischen Operationen im Kopf-Hals-Bereich, das jedoch einen deutlich humanmedizinischen Ansatz hat und zahnmedizinische Inhalte deutlich oberflächlicher kratzt.

Unser Dank als Autorinnen und Autoren gilt dem Elsevier-Verlag und insbesondere Frau Dr. Katja Weimann für die Initiierung des Projekts. Daneben möchten wir Frau Elisabeth Märtz aus dem Elsevier-Verlag für die Projektkoordination danken, ebenso wie Frau Dr. Nikola Schmidt für die Redaktion dieser ersten Auflage. Ohne all ihre tatkräftige Unterstützung wäre die Erstellung dieser Erstauflage nicht möglich geworden.

Wir wünschen allen Leserinnen und Lesern viel Erfolg beim Lernen mit diesem Buch und würden uns freuen, wenn dieses Buch vielleicht sogar die Lust weckt, tiefer in die Oral- und MKG-Chirurgie einzutauchen. Sollten Fehler beim Lesen auftauchen oder Unklarheiten bestehen, bitten wir um Rückmeldung an uns Autorinnen und Autoren, um die nächste Auflage nochmals besser machen zu können!

Düsseldorf, Aachen und Mönchengladbach im Juni 2024
Die Autorinnen und Autoren

Autorinnen und Autoren

Dr. med. Dr. med. dent. Francesco De Donno
Klinik für Mund-, Kiefer- und Plastische Gesichtschirurgie
Johanniter Evangelisches Krankenhaus Bethesda
Ludwig-Weber-Str. 15
41061 Mönchengladbach

Prof. Dr. med. Dr. med. dent. Jörg Handschel
Klinik am Kaiserteich
Reichsstraße 59
40217 Düsseldorf

Dr. med. Dr. med. dent. Henrik Holtmann
Kieferchirurgie Königsallee
Königsallee 68
40212 Düsseldorf

Dr. med. Dr. med. dent. Julian Lommen
Klinik für Mund-, Kiefer- und Plastische Gesichtschirurgie
Universitätsklinikum Düsseldorf
Moorenstr. 5
40225 Düsseldorf

Priv.-Doz. Dr. med. Dr. med. dent. Lara Schorn
Klinik für Mund-, Kiefer- und Plastische Gesichtschirurgie
Universitätsklinikum Düsseldorf
Moorenstr. 5
40225 Düsseldorf

Dr. med. dent. Dr. med. Christoph Sproll
Klinik für Mund-, Kiefer- und Plastische Gesichtschirurgie
Universitätsklinikum Düsseldorf
Moorenstr. 5
40225 Düsseldorf

Priv.-Doz. Dr. med. Dr. med. dent. Alexander Zeller
Gemeinschaftspraxis für Mund-, Kiefer-, Gesichtschirurgie, Plastische-Ästhetische Operationen und Implantologie
Theaterstraße 61
52062 Aachen

Einzelne Textpassagen bzw. Abbildungen basieren mit freundlicher Genehmigung von Dr. Berit Hackenberg und Dr. med. Dr. dent. Bastian Wilhelm auf Texten des Buchs BASICS Mund-Kiefer-Gesichtschirurgie, 2. Auflage, ISBN 978-3-437-42847-0.

Abkürzungsverzeichnis

AJCC	American Joint Committee on Cancer
ALARA	as low as reasonable achievable
A-Mode	Amplitude mode
AR-ONJ	antiresorptiva related-osteonecrosis of the jaw
B-Mode	Brightness modulation mode
BMU	Bundesministerium für Umwelt, Naturschutz und Reaktorsicherheit
CAD	Computer-aided device
CAM	Computer-aided manufacturing
CBCT	Cone Beam Computed Tomography
CCT	kranielle CT
CMD	craniomandibuläre Dysfunktion
CIST	cumulative interceptive supportive therapy
CRMO	chronisch rekurrierende multifokale Osteomyelitis
CRP	C-reaktives Protein
CW	continuous wave
DOAK	direkte orale Antikoagulanzien
DPP-4	Dipeptidylpeptidase-4
DTPA	Diethylentriaminpentaessigsäure
DVT	Digitale Volumen Tomografie
FFP	fresh frozen plasma
FLAIR	Fluid-attenuated-inversion-recovery-Sequenz (MRT)
FLASH	Fast-low-angle-shot-Sequenz (MRT)
FR-PA	Fernröntgen p. a.
FR-S	Fernröntgen seitlich
Gl., Gll.	Glandula, Glandulae
Gy	Gray
HBV	Hepatitis-B-Virus
HCV	Hepatitis-C-Virus
HIT	Heparin-induzierte Thrombozytopenie
HIV	Humanes Immundefizienz-Virus
HPV	Humanes Papilloma-Virus
HSV	Herpes-simplex-Virus
HU	Hounsfield units
HWS	Halswirbelsäule
HWZ	Halbwertszeit
INF-α	Interferon-α
INR	International normalized ratio
IORN	infizierte Osteoradionekrose
KM	Kontrastmittel
LA	Lokalanästhesie
LKG	Lippe-Kiefer-Gaumen
MAV	Mund-Antrum-Verbindung
MeV	Megaelektronenvolt
MKG	Mund-Kiefer-Gesicht
MMF	mandibulomaxilläre Fixation
M-Mode	motion mode
MMR	Masern-Mumps-Röteln
MPR	multiplanare Rekonstruktion
MRT	Magnetresonanztomografie
Ncm	Newton cm
99mTc	99 metastabiles Technetium
NMH	niedermolekulares Heparin
NNH	Nasennebenhöhlen
NOE	naso-orbito-ethmoidal
OPT	Orthopantomogramm
OSAS	obstruktives Schlafapnoesyndrom
p. a.	posterior anterior
PA	parodontal
pAVK	periphere arterielle Verschlusskrankheit
p. c.	post conceptionem
PCI	perkutane koronare Intervention
PCT	Procalcitonin
PD-1	Programmed cell death protein 1
PDLLA	Poly-d, l-lactid acid
PET	Positronen-Emissions-Tomografie
PPSB	Prothrombin-Komplexpräparat
PSA	Panoramaschichtaufnahme
PSI	Patienten-spezifisches Implantat
PTFE	Polytetrafluorethylen
PW	Pulsed wave
RANKL	Receptor Activator of NF-kB Ligand
RBW	relative biologische Wirksamkeit
RöV	Röntgenverordnung
SAPHO	Synovitis-Akne-Pustolosis-Hyperostose-Osteitis
SGLT	Sodium-Glukose-Co-Transporter
SKD	Schneidekantendistanz
SPA-15	Schädel posterior anterior kranial exzentrisch mit maximaler Mundöffnung
SPECT	Single Photon Emission Computed Tomography
STIR	Short-Tau-Inversion-Recovery-Sequenz (MRT)
StrSchG	Strahlenschutzgesetz
StrSchV	Strahlenschutzverordnung
Tis	Tumor in situ
TNM	Tumor, (Lymph-)Nodes, (Fern-)Metastasen
TTS	Titan-Trauma-Schiene(n)
UFH	unfraktioniertes Heparin
VEGF	Vascular Endothelial Growth Factor
VZV	Varicella-Zoster-Virus
WKB	Wurzelkanalbehandlung
WSR	Wurzelspitzenresektion
ZF	Zahnfilm

Fehler gefunden?

An unsere Inhalte haben wir sehr hohe Ansprüche. Trotz aller Sorgfalt kann es jedoch passieren, dass sich ein Fehler einschleicht oder fachlich-inhaltliche Aktualisierungen notwendig geworden sind.

Sobald ein relevanter Fehler entdeckt wird, stellen wir eine Korrektur zur Verfügung. Mit diesem QR-Code gelingt der schnelle Zugriff.

https://else4.de/978-3-437-41234-9

Wir sind dankbar für jeden Hinweis, der uns hilft, dieses Werk zu verbessern. Bitte richten Sie Ihre Anregungen, Lob und Kritik an folgende E-Mail-Adresse: kundendienst@elsevier.com

Inhaltsverzeichnis

Allgemeiner Teil

Spezieller Teil

Fallbeispiele

Anhang

Allgemeiner Teil

DENTICS

Erkrankungen der Kiefer

Odontogene Infektionen

Traumatologie des Gesichtsschädels

Erkrankungen und Chirurgie des Kiefergelenks

Nichtmaligne und prämaligne Mundschleimhaut- und Gesichtshauterkrankungen

Tumoren in der Mund-, Kiefer- und Gesichtschirurgie

Speicheldrüsenerkrankungen und Speicheldrüsenchirurgie

Kraniofaziale Fehlbildungen

Dysgnathiechirurgie

Plastische, rekonstruktive und Weichteilchirurgie

Einteilung

Zystische Kiefererkrankungen stellen ein- oder mehrkammerige Hohlräume des Kieferknochens dar, welche in der Regel mit flüssigem, breiigem oder solidem Inhalt gefüllt sind. Dabei müssen epitheliale und nicht epitheliale Kieferzysten unterschieden werden:

- Bei **epithelialen Kieferzysten** ist der Hohlraum von einem Zystenbalg mit Epithel ausgekleidet. Unter den epithelialen Kieferzysten muss zudem differenziert werden:
  - **Entwicklungsbedingte (dysgenetischen) Zysten:** Hier werden Zysten mit Ursprung aus odontogenem Epithel von nicht odontogenen Zysten abgegrenzt.
  - **Entzündlich bedingte Zysten:** Sie sind im Allgemeinen odontogenen Ursprungs, während nicht epitheliale Kieferzysten nicht odontogenen Ursprungs sind.
- **Nicht epitheliale Pseudozysten** sind lumenwärts lediglich mit einem bindegewebigem Zystenbalg ausgekleidet.

→ Abb. 12.1 orientiert sich an der aktuellen WHO-Klassifikation und zeigt schematisch die Einteilung der Kieferzysten nach ihrer Ätiogenese.

Entstehung und Pathomechanismus zystischer Läsionen

Im Allgemeinen bilden sich Kieferzysten aufgrund entzündlicher bzw. traumatischer Reize oder gestörter Signalwege, die zu einer Epithelproliferation führen. Sobald die hierdurch entstehenden Zellnester im Knochen einen Hohlraum bilden, kommt es zur Größenzunahme. Der Zystenbalg verhält sich wie eine semipermeable Membran. Stoffwechselprodukte und ins Zystenlumen abgeschilferte Epithelzellen wirken osmotisch und sorgen somit für einen Flüssigkeitsstrom in das Zystenlumen. Die Zyste vergrößert sich und verdrängt den umliegenden Knochen, sodass eine Osteolyse resultiert. Aus diesem Grund spricht man eher von einer **passiven Größenzunahme** als von autonomem Wachstum. Allerdings gibt es zystische Kiefererkrankungen, so wie die Keratozyste, welche auch durch ihr **autonomes Wachstum** von Epithelzellen charakterisiert sind.

Therapie

Als **Zystostomie** wird die operative Fensterung der Zyste bezeichnet. Hierbei wird das Zystenlumen zu einer Nebenbucht der Mundhöhle oder der angrenzenden Nasennebenhöhlen **(Zystantrostomie)** gemacht. Gegebenenfalls werden bei diesem Eingriff Anteile des Zystenbalgs belassen und mit der Mundschleimhaut vernäht. Ein Offenhalten mittels eines Obturators oder einer temporären Tamponade kann sinnvoll sein. Durch die Zystostomie wird eine weitere Größenzunahme der Zyste verhindert oder ggf. sogar einer Verkleinerung erwirkt. Vorteil dieses Verfahrens ist der geringe operative Aufwand bei geringerer Invasivität des Eingriffs. Im weiteren Verlauf kann eine Zystostomie mit einer Zystektomie kombiniert werden.
Als **Zystektomie** wird die Exstirpation des Zystenbalgs in toto bezeichnet. Diese Maßnahmen stellt die ursächliche Therapie der meisten Kieferzysten dar und sollte in der Regel mit der chirurgischen Behandlung bis hin zur Entfernung ursächlicher Zähne bzw. Zahnanlagen einhergehen. Besonders große Knochendefekte können eine Transplantation von autologem Knochen oder das Einbringen von Knochenersatzmaterialien notwendig machen. Ein primärer Wundverschluss wird in der Regel angestrebt.
Die zentralen Vorteile dieses operativen Verfahrens sind der kurze Behandlungszeitraum und eine geringe Wahrscheinlichkeit für Rezidive. Darüber hinaus kann die vollständige histologische Aufarbeitung erfolgen. Hingegen sind mögliche Nachteile der Zystektomie eine größere Invasivität, durch ein erhöhtes Verletzungspotenzial angrenzender Zähne oder nervaler Strukturen.

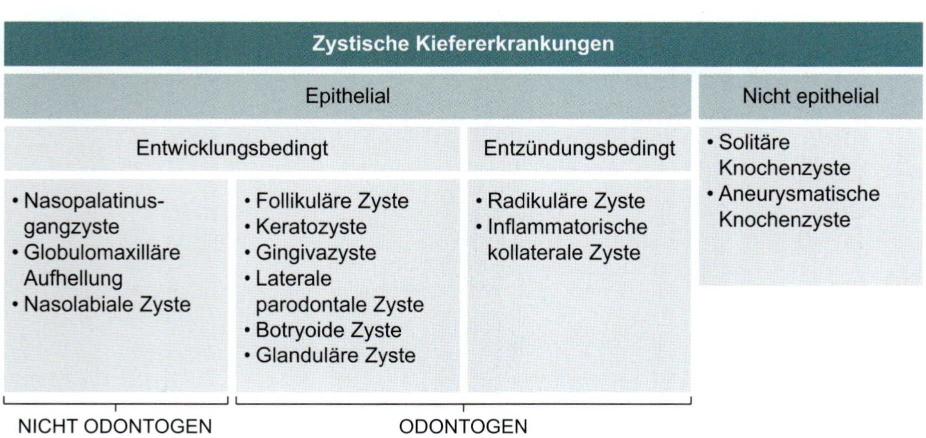

Abb. 12.1 Zystische Kiefererkrankungen im Überblick [P1429/L231]

Odontogene entwicklungsbedingte Kieferzysten

Follikuläre Zyste

Definition

Die follikuläre Zyste entsteht aus dem Schmelzorgan eines nicht durchgebrochenen Zahns. Ursachen hierfür können Durchbruchshindernisse, z. B. eine Retention oder Verlagerung des Zahnkeims, eine entzündliche Schädigung der Zahnpulpa oder aber auch genetische Faktoren, sein. Letztere können im Rahmen von syndromalen oder systemischen Erkrankungen (z. B. im Fall einer Mukopolysacharidose oder einer cleidocranialen Dysplasie) zu multiplen bzw. bilateralen follikulären Zysten führen.
Die **Eruptionszyste** stellt eine Variante der follikulären Zyste dar, die sich zwischen einem durchgebrochenen Zahn und dem darüberliegenden Weichgewebe ausbildet. Sie hat in der Regel einen bläulich-lividen Aspekt. Eruptionszysten können Durchbruchshindernisse darstellen, wobei Knochendefekte eher selten sind. In einigen Fällen ist eine Exzision notwendig.

Klinik

Die follikuläre Zyste ist mit einem Anteil von ca. 20 % die zweithäufigste Kieferzyste. Frauen sind dabei häufiger betroffen als Männer, wobei eine Altersprävalenz in der zweiten bis dritten Lebensdekade beschrieben wird. Die Molarenregion des Unterkiefers ist am häufigsten betroffen. Follikuläre Zysten sind durch ein langsames Wachstum gekennzeichnet und stellen oft Zufallsbefunde in der zahnärztlichen Routinediagnostik dar.

Diagnostik

Im Röntgenbild ist eine meist einkammerige, scharf begrenzte Aufhellung erkennbar, die einen nicht durchgebrochenen Zahn bzw. eine Zahnanlage umgibt (→ Abb. 12.2). Es handelt sich häufig um schmerzlose Zufallsbefunde, weshalb bei Diagnosestellung bereits fortgeschrittene Osteolysen des Knochens vorliegen können. Resorptionen an benachbarten Zähnen sind nicht selten. Zahnverdrängungen kommen nicht vor.

Differenzialdiagnosen

Von zentraler Bedeutung ist das Vorliegen eines retinierten Zahnes sowie die Betrachtung der genauen Lagebeziehung zwischen Zahn und Zyste. Im Fall von Wurzelresorptionen benachbarter Zähne ist die follikuläre Zyste unter Umständen nur schwierig von einem Ameloblastom zu unterscheiden. Darüber hinaus können Ameloblastome aus follikulären Zysten hervorgehen. In unklaren

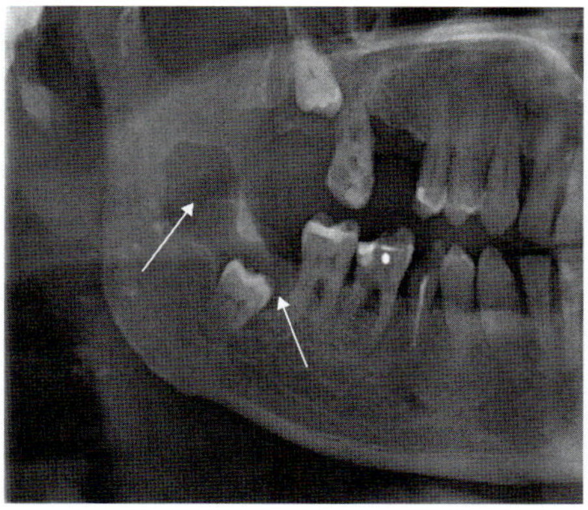

Abb. 12.2 Halbes OPT rechts mit retiniert verlagertem Zahn 48, umgeben von einer follikulären Kieferzyste. [P1429]

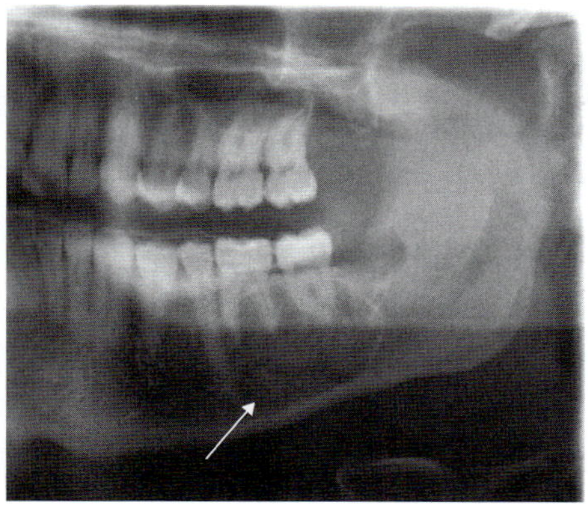

Abb. 12.3 Halbes OPT links mit Keratozyste im linken Unterkiefer. [P1429]

Fällen bleibt hier die präoperative Probeentnahme obligat.

Therapie

Es sollte die Zystektomie im Sinne einer Exkochleation in toto angestrebt werden. Auch zweizeitige Verfahren, kombiniert mit einer Zystostomie, können sinnvoll sein. In jedem Fall muss der retinierte Zahn(-keim) mitbehandelt werden. Im Falle nicht erhaltungswürdiger Zähne ist eine operative Entfernung obligat. Gibt es hingegen eine Möglichkeit, die ursächlichen Zähne in den Zahnbogen einzugliedern, sind die operative Freilegung und eine kieferorthopädische Extrusionstherapie das Vorgehen der Wahl. Generell sollten ausgedehnte Knochendefekte mittels Eigenknochen osteoplastisch versorgt werden. Auch die Verwendung von Knochenersatzmaterialien ist möglich.

Keratozyste

Definition

Seit der Aktualisierung der WHO-Klassifikation odontogener Tumoren von 2021 wird die ehemals als „keratozystischer odontogener Tumor" genannte Neubildung nun wieder als **odontogene Keratozyste** bezeichnet. Sie ist eine aggressiv und infiltrativ wachsende gutartige Neubildung und kann uni- oder multizystisch auftreten. Die Bildung von Satellitenzysten, die auch bis ins umliegende Weichgewebe ausgedehnt sein können, ist typisch. Keratozysten können einzeln oder multipel sowie im Rahmen syndromaler Erkrankungen wie dem Gorlin-Goltz-Syndrom (Basalzell-Nävus-Syndrom) auftreten.
Eine zentrale Rolle in der Entstehung von Keratozysten spielen Mutationen des sog. Patched-Gens, das dem Hedgehog-Signalweg zuzuordnen ist. Andauernde Aktivierungen von Transkriptionsprozessen sorgen somit für die Tumorentstehung.

Klinik

Keratozysten zählen zu den drei häufigsten odontogenen Kieferzysten. Sie kommen bei Männern etwas häufiger vor als bei Frauen. Die Altersprävalenz liegt in der zweiten und dritten Lebensdekade. Der Angulus und R. mandibulae werden als häufigster Manifestationsort beschrieben. Keratozysten sorgen häufig erst im weit fortgeschrittenen Stadium durch Flüssigkeitssekretion, Infektionen oder Schwellungen für Beschwerden und sind somit häufig Zufallsbefunde in der zahnärztlichen Röntgendiagnostik.

Diagnostik

Auf dem Röntgenbild imponieren meist rundliche, osteolytische Läsionen des Kiefers mit leicht sklerotischem Randsaum (→ Abb. 12.3). Auch multiple, teilweise in Verbindung stehende Läsionen können auftreten. Vorkommen im Zusammenhang mit verlagerten Zähnen oder Wurzelresorptionen sind möglich.

Differenzialdiagnosen

Es kommen generell alle zystischen Pathologien sowie einige odontogene Tumoren des Kiefers in Betracht. Hierzu zählen v. a. das Ameloblastom, die aneurysmatische Knochenzyste oder die follikuläre Zyste. Mittels kontrastmittelgestützter Magnetresonanztomografie kann eine Differenzierung gelingen. Grund hierfür ist, dass odontogene Keratozysten immer auch mit soliden Anteilen einhergehen, die durch ein entsprechendes Kontrastmittel-Enhancement sichtbar werden. Dennoch ist die bioptische Sicherung obligat.

Therapie

Es sollten eine sorgfältige Enukleation, Osteotomie der Zysten-begrenzenden Knochenareale (Ausfräsen) sowie nach Möglichkeit eine Anwendung der modifizierten Carnoy-Lösung (bestehend aus Eisenchlorid, Ethanol und Eisessig) erfolgen. Wird die Lösung angewendet: höchstens 3–5 min: Nerv- und Gefäßtoxizität und direkter neuronaler Kontakt der Lösung müssen vermieden werden. Die Rezidivrate liegt je nach Aggressivität der Therapie bei 5–65% innerhalb von 10 postoperativen Jahren und ist besonders häufig innerhalb der ersten 3 postoperativen Jahre.

Gingivazysten des Kleinkindes und Erwachsenen

Gingivazysten sind in der Regel weißlich-gelbliche Knötchen, die dem Alveolarfortsatz aufliegen und meist nur eine Größe von wenigen Millimetern aufweisen. Sie entstehen aus Epithelresten der Zahnleiste oder der Gingiva. Einen Bezug zu benachbarten Zähnen besteht nicht.
Bei **Neugeborenen** treten Gingivazysten recht häufig vor dem 3. Lebensmonat auf und werden dann als „Epstein Pearls" bezeichnet. Typischer Manifestationsort ist der Alveolarfortsatz des Oberkiefers. Eine chirurgische Therapie ist in den allermeisten Fällen nicht notwendig.
Die **Gingivazyste des Erwachsenen** ist eher selten und entsteht meist in der 5.–6. Lebensdekade, wobei Frauen häufiger betroffen sind als Männer. Sie zeigen sich häufiger im Unterkiefer und eine Größenzunahme ist möglich. Aus diesem Grund kann eine Exkochleation indiziert sein.

Laterale parodontale Zyste

Definition und Klinik

Die laterale parodontale Zyste ist immer zwischen oder neben den Wurzeln durchgebrochener Zähne lokalisiert und gehört mit einer Häufigkeit von ca. 1 % zu den seltenen epithelialen Kieferzysten. Der Entstehungsmechanismus der lateralen parodontalen Zyste ist nicht gänzlich geklärt. Als Ursprungsgewebe werden das Schmelzepithel, Reste der Zahnleiste oder aber auch Malassez-Epithelreste diskutiert. Eine entzündliche Genese gilt allerdings nicht als mögliche Ursache.
Meist handelt es sich um nicht schmerzhafte, rundliche Schwellungen an der Gingiva.
Die Prämolaren- und Molarenregion des Unterkiefers ist am häufigsten betroffen. Es gibt keine eindeutige geschlechtsspezifische Prävalenz.

Diagnostik

Typischerweise sind rundlich bis tropfenförmige interdentale scharf begrenzte Osteolysen im Röntgenbild zu erkennen.

Therapie

Die adäquate Therapie ist eine Enukleation, ggf. in Kombination mit einer Osteoplastik.

Benachbarte Zähne können in aller Regel erhalten werden.

Boytryoide odontogene Zyste

Klinik und Diagnostik

Die boytryoide odontogene Zyste stellt aufgrund ihrer klinischen und histologischen Ähnlichkeit einen Subtyp der lateralen parodontalen Zyste dar. Sie kommt häufig multilokulär und in einem größeren Ausmaß vor. Radiologisch zeigen sich mehrere nebeneinander liegende scharf begrenzte Aufhellungen.

Therapie

Die Zystektomie stellt die adäquate Therapie dar, wobei Rezidive nicht selten sind.

Glanduläre odontogene Zyste

Klinik und Diagnostik

Die glanduläre odontogene Zyste leitet sich von Resten der Zahnleiste ab und besteht aus Epithelien, die eine drüsenartige Differenzierung aufweisen. Sie ist sehr selten und tritt dabei in der 4.–6. Lebensdekade auf. Männer sind häufiger betroffen sind als Frauen. Eine Manifestation im anterioren Unterkiefer ist außerdem typisch. Ein schmerzloses Wachstum ist häufig, wobei im Röntgenbild multilokuläre Osteolysen möglich sind. Auch Wurzelresorptionen und Wurzelverdrängungen können auftreten.

Differenzialdiagnosen

Wichtige Differenzialdiagnosen sind das Mukoepidermoidkarzinom sowie die boytryoide Zyste.

Therapie

In der Literatur wird eine Rezidivneigung von 20–40 % beschrieben, weshalb die Zystektomie ggf. in Kombination mit rekonstruktiven Maßnahmen und langfristige klinisch-radiologische Nachkontrollen notwendig sind.

Odontogene entzündlich bedingte Kieferzysten

Radikuläre Zyste

Definition

Die radikuläre Zyste gilt mit einem Anteil von ca. 50 % als die häufigste entzündlich bedingte odontogene Kieferzyste. Sie entsteht durch eine im Rahmen einer Pulpanekrose initiierten Proliferation parodontaler Epithelien, den Malassez-Zellresten. Durch diese Proliferation entsteht zunächst ein apikales Granulom. Sobald sich ein Zystenbalg ausbildet, spricht man von einer radikulären Zyste. Für die Diagnosestellung muss ein mit der Zyste assoziierter, avitaler Zahn vorliegen.

Die **Residualzyste** ist eine Unterform der radikulären Kieferzyste. Sie liegt immer dann vor, wenn Reste radikulärer Kieferzysten zu finden sind, nachdem der assoziierte Zahn entfernt wurde. Somit stellt die Residualzyste eine „belassene" radikuläre Zyste dar oder geht aus belassenen Anteilen von ihr hervor. Daher gibt es keine histologische Unterscheidung und eine genaue Betrachtung der klinischen Begebenheiten ist für die Diagnosestellung notwendig. Hier sind die genaue Anamneseerhebung und die Rücksprache mit dem Pathologen unumgänglich.

Klinik

Die Altersprävalenz radikulärer Zysten liegt zwischen dem 30. und 40. Lebensjahr. Es finden sich in der Literatur widersprüchliche Angaben zur geschlechtsspezifischen Verteilung. Eine Manifestation im Bereich der anterioren Maxilla wird am häufigsten vorgefunden. In der Regel treten nicht schmerzhafte Schwellungen auf, welche häufig erst in der zahnärztlichen routinemäßigen Röntgendiagnostik erkannt werden oder durch eine Abszessbildung diagnostiziert werden.

Diagnostik

In der Röntgendiagnostik werden scharf begrenzte monolokuläre, apikale Osteolysen beschrieben. Wurzelresorptionen oder ein Auftreiben des Kieferknochens sind sehr selten (→ Abb. 12.4).

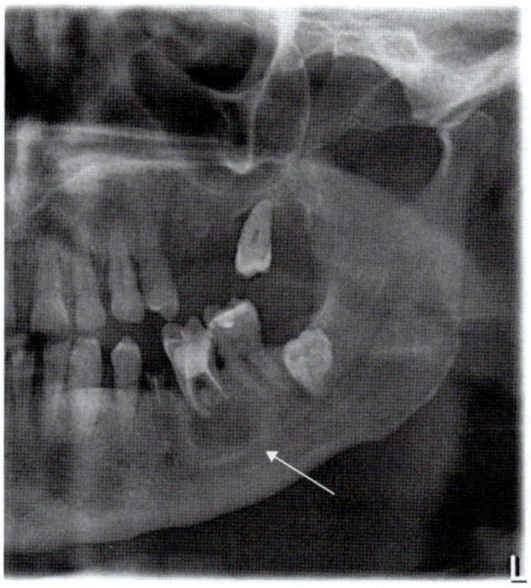

Abb. 12.4 Halbseiten-OPG links mit Darstellung einer radikulären Kieferzyste im Bereich des Unterkieferkorpus, ausgehend von Zahn 36. Der avitale Zahn 36 wurde bereits endodontisch behandelt und weist einen radiologisch sichtbaren Furkationsbefall auf. Mesial der Läsion zeigt sich ein apikal beherdeter Wurzelrest 35. Zudem ist ein generalisierter parodontaler Knochenabbau zu erkennen. Der Zahn 38 ist retiniert verlagert. [P1429]

Differenzialdiagnosen

In ausgedehnten Fällen kann die Differenzierung zu einer follikulären Zyste schwierig sein. Darüber hinaus ist die radikuläre Zyste gegenüber der solitären Knochenzyste, der nasopalatinalen Zyste im Oberkiefer und anderen osteolytischen Kiefertumoren abzugrenzen.

Therapie

Die Therapie der Wahl ist eine Zystostomie oder Zystektomie in toto, die je nach Ausmaß der Osteolyse mit einer Osteoplastik oder Einbringung von Knochenersatzmaterialien kombiniert werden sollte.

Inflammatorische kollaterale Zyste

Definition

In der aktuellen WHO-Klassifikation wird die inflammatorische kollaterale Zyste als eigene Entität beschrieben. Histologisch gleicht sie der radikulären Zyste, wobei sie sich in der Regel neben kürzlich durchgebrochenen oder im Durchbruch befindlichen Zähnen ausbildet. Entsprechend wird eine Altersprävalenz zwischen dem 20. und 40. Lebensjahr angegeben. Ätiologisch wird das Hervorgehen aus entzündlich veränderten, paradentalen Geweben angenommen. Charakteristisch für die inflammatorische kollaterale Zyste ist, dass sie mit vitalen Zähnen assoziiert ist.

Diagnostik

Röntgenologisch ist die scharf begrenzte Osteolyse häufig mit der distalen Wurzel des assoziierten Zahns überlagert. Der Parodontalspalt erscheint darüber hinaus nicht erweitert.

Therapie

Die Therapie der Wahl ist die Zystektomie ggf. mit osteoplastischer Versorgung.

Nicht odontogene entwicklungsbedingte Kieferzysten

Nicht odontogene epitheliale Kieferzysten entspringen aus versprengten Residuen embryonaler Epithelien der Gesichtsfurchen. In der Regel sorgen nicht entzündliche Wachstumsstimuli für eine Epithelproliferation. In der Literatur werden solche Zysten auch als „fissural" oder „dysontogenetisch" bezeichnet.

Nasopalatinusgangzyste

Definition

Die Nasopalatinusgangzyste gilt als häufigste nicht odontogene Kieferzyste (→ Abb. 12.5).

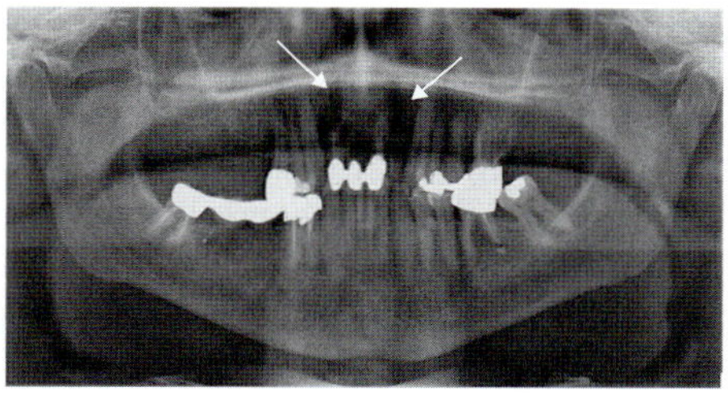

Abb. 12.5 Orthopantomogramm mit klassischem Röntgenbefund einer Nasopalatinusgangzyste im anterioren Unterkiefer [P1429]

Sie entsteht aus Epithelresten des Ductus incisivus.

Klinik

Bei einer Altersprävalenz zwischen der 3. und 6. Lebensdekade sind Männer häufiger betroffen als Frauen. Klinisch imponiert eine in der Mittellinie gelegene Schwellung des Oberkiefers palatinal. Schmerzen durch die Größenzunahme der Zyste werden häufig berichtet. Die benachbarten Zähne im Oberkiefer reagieren in der Vitalitätsprobe positiv.

Diagnostik

Im dentalen Röntgen zeigt sich eine gut begrenzte, birnen- bis herzförmige Osteolyse zwischen den Wurzeln der Oberkieferfrontzähne. In aller Regel ist die Osteolysezone klar vom Parodontalspalt der benachbarten Zähne abzugrenzen. Verdrängungen der Zähne sind allerdings möglich.

Differenzialdiagnosen

Die Nasopalatinusgangzysten ist insbesondere gegenüber einer von den Oberkieferfrontzähnen ausgehenden radikulären Kieferzyste abzugrenzen. Hier ist das Vorliegen eines avitalen Zahns auszuschließen. Auch andere dysontogenetische Kieferzysten kommen differenzialdiagnostisch in Betracht.

Therapie

Je nach Ausdehnung der Zyste ist eine Zystostomie oder Zystektomie mit simultaner Osteoplastik die Therapie der Wahl. Rezidive sind sehr selten.

Globulomaxilläre Aufhellung (Syn.: laterale fissurale Zyste)

Definition und Klinik

Die Entstehung der globulomaxillären Aufhellung ist nicht gänzlich geklärt. Sie gilt unter den dysgenetischen Kieferzysten als eher selten. Die Lokalisation zwischen seitlichen Frontzähnen und Eckzähnen des Oberkiefers ist typisch. Klinisch zeigt sich eine langsam progrediente, paramediane Schwellung mit erhaltener Vitalität der benachbarten Oberkieferzähne.

Diagnostik und Therapie

Im Röntgenbild zeigt sich eine gut abgrenzbare Osteolyse der Maxilla, die häufig die Wurzeln der benachbarten Zähne divergierend verdrängt. Die Kürettage oder Zystektomie gilt als Therapie der Wahl.

Nasolabiale Zyste (Syn.: nasoalveoläre Zyste)

Definition und Klinik

Die nasolabiale Zyste ist im eigentlichen Sinn eine Weichteilzyste, die aufgrund der subperiostalen Lokalisation als epitheliale Kieferzyste klassifiziert wird. Sie ist überaus selten und entsteht aus ektopem Epithelgewebe des dem Ductus nasolacrimalis. Bei einer Altersprävalenz zwischen der 3. und 7. Lebensdekade sind Frauen häufiger betroffen als Männer. Klinisch imponiert eine weiche Schwellung im Bereich der Nasolabialfalte bei vitalen Nachbarzähnen.

Diagnostik und Klinik

Im dentalen Röntgenbild ist keine klassische Osteolysezone, sondern eine gut abgrenzbare Aufhellung im Bereich der Schneidezähne zu erkennen, die die angrenzende vestibuläre Kortikalis verdrängt und somit zu druckbedingten Resorptionen des Kieferknochens führt. Die adäquate Therapie ist die Enukleation in toto.

Pseudozysten des Kieferknochens

Solitäre Knochenzyste

Definition

In der Literatur finden sich zahlreiche Synonyme für diese Läsion. Weitere gängige Bezeichnungen sind die „solitäre", die „traumatische" oder auch die „hämorrhagische Knochenzyste". Laut WHO ist die einfache Knochenzyste definiert als intraossäre Pseudozyste ohne Epithelauskleidung. Sie kann mit blutiger oder seröser Flüssigkeit gefüllt sein.

Klinik

Bei einer insgesamt etwa gleichmäßigen Geschlechtsverteilung kommt die einfache Knochenzyste gehäuft im Adoleszenten- und jungen Erwachsenenalter vor. Besonders die zahntragenden Anteile der Mandibula sind dabei betroffen. In der Regel beklagen Patienten keine Schmerzen, sodass einfache Knochenzysten häufig als Zufallsbefunde auftreten. Es können leichte Knochenauftreibungen auftreten. Eine Verdrängung von Zähnen oder Kieferfrakturen selbst bei ausgedehnten Befunden treten praktisch nicht auf. Auch Rezidive sind äußerst selten.

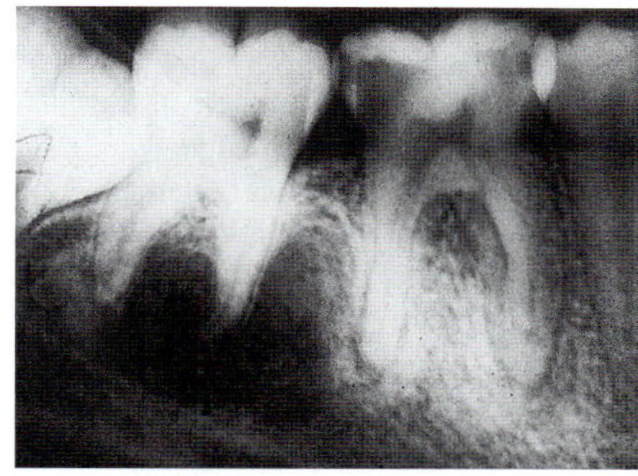

Abb. 12.6 Zahnfilmaufnahme einer solitären Knochenzyste in Regio 47. Es zeigt sich eine gut abgrenzbare unilokuläre, osteolytische Läsion. [P1429]

Diagnostik

Im Röntgenbild kann man eine unilokuläre gut abgrenzbare Osteolyse mit girlandenförmigen Verlauf im Bereich der umliegenden Zahnwurzeln erkennen (→ Abb. 12.6).

Differenzialdiagnosen

Die einfache oder solitäre Knochenzyste ist gegen alle unilokulären osteolytischen Läsionen der Kiefer abzugrenzen. Hier können unilokuläre Keratozysten oder Ameloblastome sowie radikuläre Zysten in Betracht kommen. Die bioptische Sicherung ist obligat. Intraoperativ ist hierbei die Eröffnung eines leeren oder blutgefüllten Hohlraums charakteristisch.

Therapie

Die Therapie der solitären Knochenzyste richtet sich nach Größe und Lokalisation des Befunds. Für kleinere und mittelgroße Befunde ist die schonende Kürettage das Mittel der Wahl. Hierbei sollte darauf geachtet werden, umliegende Zähne nicht zu devitalisieren. Ausgedehnte Befunde können in Einzelfällen eine Osteoplastik rechtfertigen. Die Indikation zur chirurgischen Sanierung wir hierbei eher zurückhaltend gestellt.

Aneurysmatische Knochenzyste

Definition

Bei der aneurysmatischen Knochenzyste handelt es sich um eine expansive osteolytische Läsion, die im Inneren häufig Bindegewebssepten aufweist und multilokulär auftritt. Die Hohlräume sind in der Regel blutgefüllt, wobei Riesenzellen sowie neu gebildeter Knochen enthalten sein können. Die Genese ist noch weitgehend ungeklärt.

Klinik

Aneurysmatische Knochenzysten kommen seltener vor als die einfache Knochenzysten. Es sind Schwellungen des Kieferknochens, Zahnlockerung und Wurzelspitzenresorptionen möglich. Die Vitalität der umliegenden Zähne bleibt jedoch häufig erhalten. Die Erkrankung ist sehr selten und tritt sowohl peripher wie zentral mit Beteiligung der Kiefer auf. Die Lokalisierung im Kieferbereich ist zu 1–3 % beschrieben. Eindeutige Angaben zur alters- oder geschlechtsspezifischen Verteilung fehlen.

Diagnostik

Das radiologische Bild ist gekennzeichnet durch uni- oder multilokuläre Osteolysen, die einen wabenartigen Charakter haben. Die Läsion ist insgesamt scharf begrenzt und kann zu Knochenauftreibungen führen (→ Abb. 12.7).

Differenzialdiagnosen

Das radiologische Erscheinungsbild der aneurysmatischen Knochenzyste ist unspezifisch. Das osteolytisch-septierte, expansive Wachstum kann wie eine Keratozyste oder ein Ameloblastom imponieren. Auch eine weit fortgeschrittene Ausdünnung und Verdrängung der begrenzenden Kortikalis können eine Kortikalisdestruktion von Malignomen imitieren. Aus diesem Grund ist die bioptische Sicherung unumgänglich. Hierbei muss bedacht werden, dass die histologische Differenzierung zu einem zentralen Riesenzellgranulom teilweise nicht möglich ist. Die genaue Betrachtung des Röntgenbefunds kann für die korrekte Diagnosestellung essenziell sein.

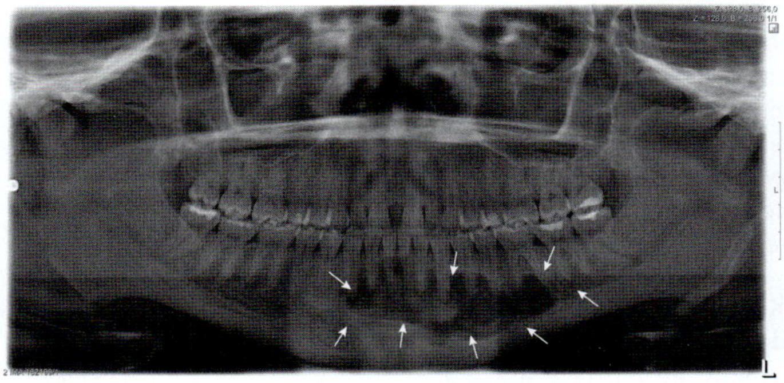

Abb. 12.7 Orthopantomogramm eines erwachsenen Patienten mit aneurysmatischer Knochenzyste des Unterkiefers. Die Läsion stellt sich als teilweise septierter, osteolytischer Befund dar. In Bezug auf die Zahnwurzeln ist ein girlandenförmiger Verlauf sichtbar. [P132]

Therapie

Als Therapie der Wahl werden die sorgfältige Kürettage und osteoplastische Versorgung mittels Eigenknochen angesehen. Insbesondere bei ausgedehnten Befunden kann so das Rezidivrisiko gesenkt werden. Darüber hinaus werden regelmäßige Röntgenverlaufskontrollen empfohlen, da Rezidive der aneurysmatische Knochenzyste ein lokal aggressives Wachstum aufweisen können. In diesen Fällen kann eine radikale chirurgische Therapie, z. B. mit simultaner Sofortrekonstruktion, in Betracht gezogen werden.

Zusammenfassung

- Odontogene und nicht odontogene Zysten stellen ein vielseitiges Erkrankungsbild von osteolytischen Prozessen des Kiefers dar, die oftmals lange asymptomatisch bleiben und erst im Rahmen der zahnärztlichen Routinediagnostik als Nebenbefunde sichtbar werden.
- Die drei häufigsten epithelialen Kieferzysten sind die radikuläre Zyste, die follikuläre Zyste und die odontogene Keratozyste.
- „Klassische" Zysten lösen den Kieferknochen eher durch passive Größenzunahme auf. Die odontogene Kieferzyste hingegen ist auch durch ein fortschreitendes Wachstum aufgrund von Zellproliferation charakterisiert.
- Zystische Kiefererkrankungen lassen sich in odontogene und nicht odontogene Zysten unterteilen. Die odontogenen Zysten sind hierbei wiederum in entzündungsbedingte und entwicklungsbedingte Zysten zu unterteilen.
- Während sich odontogene Zysten von odontogenem Epithel ableiten, entstehen nicht odontogenen epitheliale Zysten aus nicht odontogenen Rudimenten der Embryonalentwicklung.
- Von den echten epithelialen „echten" Zysten sind die nicht epithelialen Pseudozysten abzugrenzen.
- Die dreidimensionale Röntgendiagnostik ist häufig unumgänglich. Abhängig von Ausdehnung, Lokalisation und Rezidivfreudigkeit der Läsion ist eine Kürettage bis hin zur Zystektomie oder Resektion mit schmalem Sicherheitsabstand notwendig.

Medikamentenassoziierte Kiefernekrosen (MR-ONJ)

Definition

Knochennekrosen des Ober- und Unterkiefers können als Nebenwirkung bestimmter Medikamente auftreten. Am häufigsten entstehen sie im Rahmen einer Therapie mit **Bisphosphonaten** oder dem RANKL-Antikörper **Denosumab.** Aber auch weitere Medikamente wie z. B. Bevacizumab, Sunitinib, Everolimus oder Sirolimus können das Auftreten von Kiefernekrosen begünstigen. Die ehemaligen Bezeichnungen der **BR-ONJ (Bisphosphonate-Related Osteonecrosis of the Jaw)** und **AR-ONJ (Antiresorptive-Related Osteonecrosis of the Jaw)** wurde deswegen auf den Begriff **MR-ONJ (Medication-Related Osteonecrosis of the Jaw)** ausgeweitet.

Ätiologie

Auch wenn die Pathogenese des Krankheitsbilds weiterhin nicht abschließend geklärt ist, setzen alle oben genannten Medikamente die **Regenerationsfähigkeit von Knochen und/oder Mundschleimhaut** herab. Gelangen Bakterien der Mundhöhle, z. B. im Rahmen von odontogenen Infektionen oder oralchirurgischen Eingriffen, ins Gewebe, so ist die physiologische Abwehr des betroffenen Knochengewebes kompromittiert. Prädisponierend scheinen zudem eine dünne Schleimhautbedeckung und eine verminderte Vaskularisation zu sein. Der gefäßreiche spongiöse Oberkieferknochen ist daher seltener betroffen als der gefäßärmere kompakte Unterkieferknochen.

Bisphosphonate hemmen über eine direkte Blockade der Knochenmineralisation und über zellvermittelte Apoptose der Osteoklasten den Abbau des Knochens. Sie werden deshalb **bei ossären Metastasen und Osteoporose** eingesetzt. **Denosumab** hemmt als Antikörper gegen RANKL die Osteoklastendifferenzierung und wird daher ebenfalls zur Therapie ossärer Metastasen, Osteoporose und dem **Multiplen Myelom** eingesetzt.

Epidemiologie

Bisphosphonate und Denosumab werden bei unterschiedlichen Knochenstoffwechselstörungen prophylaktisch wie auch therapeutisch eingesetzt. Zu den Indikationen zählen die primäre und die sekundäre Osteoporose, der Morbus Paget, ossäre Metastasen (v. a. bei Mamma- und Prostatakarzinomen) sowie das Multiple Myelom. Die Prävalenz einer MR-ONJ als Nebenwirkung dieser Therapien steigt mit zunehmender Behandlungsdauer, steigender Applikationsdosis und intravenöser Gabe. Bei Osteoporosepatienten wird sie auf 0,001–0,01 % geschätzt. Bei onkologischen Patienten liegt sie mit 1–21 % deutlich höher. Als weitere Risikofaktoren gelten Nikotinkonsum und eine schlechte Mundhygiene.

Einteilung

Die Klassifikation der MR-ONJ ist klar definiert. Es müssen alle der folgenden drei Bedingungen erfüllt sein:

- Freiliegender Kieferknochen im Ober- oder Unterkiefer für mindestens 8 Wochen
- Der Patient steht unter laufender oder stattgehabter antiresorptiver oder prädisponierender immunsuppressiver Therapie.
- Es erfolgte bisher nie eine Bestrahlung der Kopf-Hals-Region.

Die Stadieneinteilung erfolgt nach radiologischen und klinischen Kriterien. Der Übergang zwischen den einzelnen Stadien ist fließend und kann sich im Verlauf der Erkrankung oder der Therapie ändern (→ Tab. 13.1).

Risikoprofil

Je nach Therapieindikation, Medikation sowie deren Dosis, Applikationsart und -dauer können Patienten in drei Risikogruppen eingeteilt werden:

- Ein **niedriges Risikoprofil** haben Patienten, die aufgrund einer primären Osteoporose Bisphosphonate entweder oral oder niedrig dosiert intravenös erhalten (Risiko ca. 0,5 %). Hierzu zählen auch Patienten mit einer subkutanen Denosumabtherapie von 60 mg alle 6 Monate (Risiko ca. 0,2 %). Auch Kinder unter antiresorptiver Therapie zählen zum Niedrigrisikoprofil. Hier wurde bisher keine MR-ONJ beschrieben.
- Zu einem **mittleren Risikoprofil** zählen Patienten mit einer sekundären bzw. therapieinduzierten Osteoporose (Risiko bis zu 1 %). Zudem zählen hierzu Patienten mit einer höher dosierten intravenösen Bisphosphonattherapie sowie Patienten, die zusätzlich zu ihrer oralen Therapie andere Immunmodulatoren einnehmen oder eine wundheilungs- bzw. immunmodulierende Grunderkrankung haben (z. B. Diabetes mellitus, Hyperparathyreoidismus).
- Allen onkologischen Patienten, die Antiresorptiva in hoher Dosis intravenös oder subkutan oder zusätzlich eine Therapie mit mTOR-, VEGF- oder TK-Inhibitoren erhalten, wird ein **hohes Risikoprofil** zugerechnet (Risiko ca. 5–21 %).

Klinik

Das Hauptleitsymptom ist der **freiliegende Kieferknochen** (→ Abb. 13.1). Zudem haben die Patienten zumeist Schmerzen, Entzündungsreaktionen und Schwellungen der umliegenden Weichgewebe sowie einen Foetor ex ore und Fistelbildung. Im fortgeschrittenen Stadium kann ein sog. **Vincent-Symptom** auftreten. Hierbei handelt es sich um eine Sensibilitätsstörung (Hyp- oder Parästhesie) im Bereich des

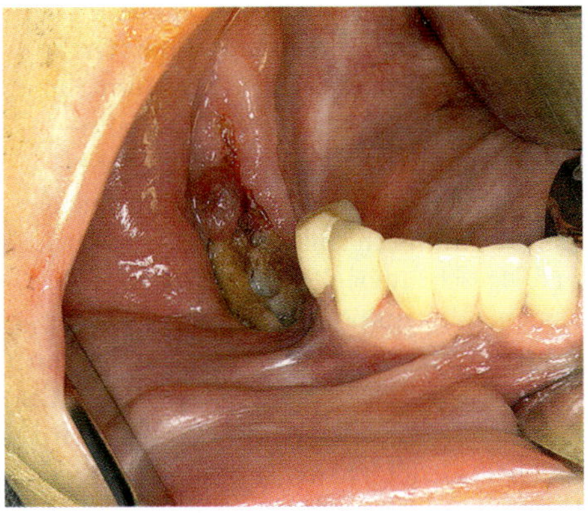

Abb. 13.1 Freiliegender Kieferknochen unter antiresorptiver Therapie. Ursächlich war hier die Zahnextraktion des Zahnes 47 ohne adäquate plastische Deckung und antibiotische Prophylaxe. [M562]

Tab. 13.1 Stadieneinteilung der medikamentenassoziierten Kiefernekrosen (MR-ONJ)

Stadium	Klinisch-radiologischer Befund
0	Keine klinischen Anzeichen für nekrotischen Knochen aber unspezifische Symptomatik und/oder radiologische Hinweise
1	Exponierter oder sondierbarer, nekrotischer Knochen bei asymptomatischen Patienten ohne Anzeichen einer Infektion
2	Exponierter oder sondierbarer, nekrotischer Knochen in symptomatischen Patienten (Schmerzen, Rötung) mit Anzeichen einer Infektion
3	Exponierter oder sondierbarer, nekrotischer Knochen in symptomatischen Patienten (Schmerzen, Rötung) mit Anzeichen einer Infektion und einem oder mehreren der folgenden Symptome: • Exponierter, nekrotischer Knochen, der sich auf benachbarte Regionen (z. B. Kieferhöhle, Jochbein und Unterkieferbasis) ausbreitet • Pathologische Frakturen • Extraorale Fisteln • Mund-Antrum-Verbindungen

Versorgungsgebiets des N. alveolaris inferior (besonders in seinem Endast, dem N. mentalis).
Der Verlust des gesunden Knochengewebes kann zu zahlreichen Komplikationen wie z. B. Zahnlockerungen, Zahnverlust und pathologischen Frakturen führen. Dadurch sind v. a. bei ausgedehnten Befunden die Kau-, Schluck- und Sprachfunktion sowie die ästhetische Integrität des Gesichts gefährdet. Die lokale Entzündung kann sich zudem auf das umliegende Gewebe ausdehnen und dieses irreversibel schädigen.

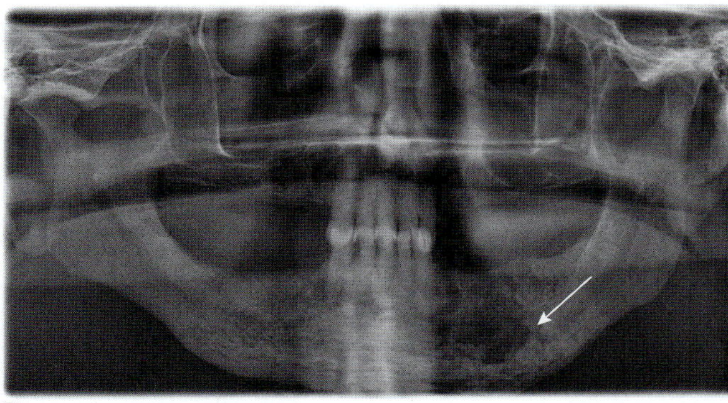

Abb. 13.2 OPT einer MR-ONJ; ausgedehnte Unterkiefernekrose (Pfeil) [M562]

Diagnostik

Die Diagnostik der MR-ONJ erfolgt klinisch. Im anamnestischen Patientengespräch finden sich häufig erste Hinweise auf Risikofaktoren (Mammakarzinom- und Prostatakarzinombehandlung), die die Entstehung einer MR-ONJ begünstigen. Anschließend wird, wie bei jeder intraoralen Befundung, durch Inspektion, Palpation, Perkussion sowie die Erhebung des Zahnstatus die Mundhöhle begutachtet. Neben dem Vorhandensein von freiliegendem Kieferknochen, können extra- und intraorale Fisteln, Entzündungsreaktionen der Haut und Schleimhaut sowie Funktionseinschränkungen des zweiten (N. infraorbitalis) und dritten (N. alveolaris inferior) Trigeminusasts wegweisend sein.
Als radiologischer Goldstandard gilt weiterhin die Erstellung einer konventionellen zahnärztlichen **Röntgenaufnahme (Orthopantomogramm, OPTG).** Diese Aufnahme dient v. a. der Darstellung des Restzahnbestands und dem Ausschluss möglicher Differenzialdiagnosen (z. B. odontogene Zysten, chronisch apikale Parodontitiden). In fortgeschrittenen Stadien können sich Knochendestruktionen wie Osteolysen, Änderungen der Knochendichte und pathologische Frakturen zeigen (→ Abb. 13.2). Die tatsächliche Ausdehnung des Befunds wird im OPTG jedoch häufiger unterschätzt.
Vor einer operativen Sanierung ist deshalb eine weitere Bildgebung mittels CT oder MRT zur Ausbreitungsdiagnostik und Bestimmung der Weichgewebsbeteiligung zu ergänzen (→ Abb. 13.3). Die DVT kann zur reinen Befundung knöcherner Defekte ausreichen, jedoch kann keine suffiziente Darstellung und Beurteilung der Weichegewebe erfolgen.

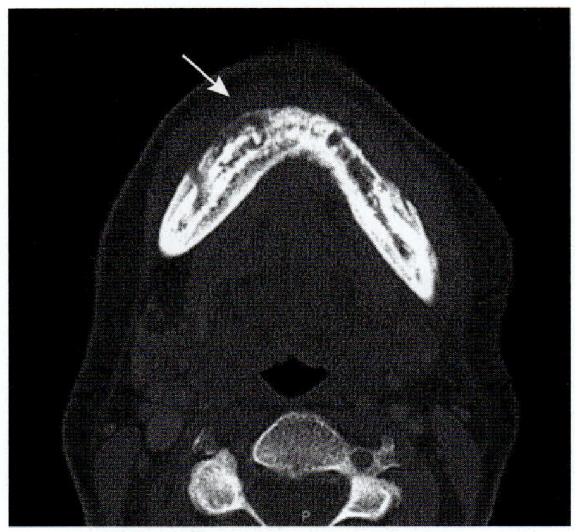

Abb. 13.3 CT einer MR-ONJ; Unterkiefernekrosezone (Pfeil) [M562]

Skelettszintigrafie
Sollte durch konventionelle klinische und radiologische Diagnostik keine ausreichende Beurteilung der Befundausdehnung getroffen werden können, kann die Skelettszintigrafie weitere Informationen liefern.
Durch die intravasale Injektion des Tracers 99 m-Technetium kann das Ausmaß einer intraossären Entzündung beurteilt werden. Diese Untersuchung sollte jedoch frühestens 3 Monate nach Abschluss der letzten chirurgischen Intervention (z. B. Zahnextraktion, Knochenglättung, Dekortikation) durchgeführt werden, da ansonsten nicht zwischen Wundheilungsprozessen und Entzündungen unterschieden werden kann. Zur Durchführung der Aufnahme sind die Patienten einem Institut für Nuklearmedizin zuzuführen.

Therapie

Konservativ stehen die langzeitige systemische antibiotische Therapie und lokale Wundpflege mit antibakterieller Mundspüllösung im Vordergrund. Zudem erhalten Patienten symptomorientiert eine Schmerztherapie. Bezüglich des Erfolgs einer **hyperbaren Sauerstofftherapie,** wie sie zur Steigerung des Sauerstoffangebots im Gewebe angewendet wird, ist die Studienlage nicht eindeutig. Bei onkologischen Patienten ist die hyperbare Sauerstofftherapie jedoch kontraindiziert. In Rücksprache mit dem betreuenden Onkologen bzw. Antiresorptiva-verschreibenden Arzt kann eine Medikamentenpause erwogen werden. Aufgrund der Anreicherung im Knochen und dadurch bedingten Akkumulation im Gewebe erscheint dies für Bisphosphonate nicht sinnvoll. Denosumab hingegen zeigt keine Anreicherung im Knochen, sondern entfaltet seine Wirkung im Serum. Derzeit wird ein Verlust der Denosumabwirkung nach 6 Monaten diskutiert, eine Pausierung der Medikation wird in der aktuellen Leitlinie derzeit jedoch aufgrund uneindeutiger Studienlage nicht empfohlen.
Die konservative Therapie führt oftmals zu einer Besserung der Symptomatik (vorrangig einer Schmerzreduktion), zeigt jedoch oftmals eine nur unzureichende Abheilung der Schleimhaut. Somit ist aufgrund einer schlechten langfristigen Prognose und der häufig langwierigen Therapie ein chirurgisches Vorgehen sinnvoller.
Das operative Vorgehen fußt hierbei auf folgenden Prinzipien: Die nekrotischen Knochenanteile müssen vollständig entfernt werden. Dabei werden abgekapselte nekrotische Areale (Sequester) entfernt **(Sequestrektomie).** Zudem muss der nekrotische Knochen in einer **modellierenden Osteotomie** bis zum Erreichen von klinisch vitalem, unverfärbtem Knochen abgetragen (bis Blutungen erkennbar sind) und scharfe Knochenkanten müssen geglättet werden. Anschließend wird der Defekt plastisch gedeckt. Hierbei

ist ein **mehrschichtiger Wundverschluss** zur Sicherung einer ausreichenden Vaskularisation wichtig. Hierzu muss ein speicheldichter Mukoperiostlappen gebildet werden. Dies erfolgt am besten unter Einschluss von umliegendem, gut vaskularisiertem Gewebe. Im Unterkiefer sind dies z. B. Anteile des M. mylohyoideus, während im Oberkiefer eine Kombination mit eingeschlagenen Anteilen des Bichat-Fettpfropfes bevorzugt wird. Diese Operationen werden in der Regel in Vollnarkose und unter systemischer antibiotischer Therapie (1–2 Tage präoperativ begonnen) durchgeführt. Auch hier ist auf eine weiche Kostform bzw. eine Ernährung über eine nasogastrale Sonde zum Schutz der Wundfläche zu achten (5–7 Tage postoperativ fortzuführen).
Das oben beschriebene Vorgehen kann durch eine fluoreszenzorientierte Nekroseabtragung erleichtert werden. Hierbei stellt sich vitaler Knochen grünlich dar. Nekrotischer Knochen weist hingegen eine Abschwächung der grünlichen Fluoreszenz auf. Teilweise besteht hier auch eine rötliche Färbung, die durch eine Bakterienbesiedlung bedingt ist. Intraoperativ kann zudem eine lokale Einlage von antibiotikagetränkten Kollagenschwämmen die lokale Desinfektion unterstützen.
Umfasst die Nekrose den Unterkiefer in seiner gesamten vertikalen Ausdehnung, besteht ein Kontinuitätsdefekt. Hier ist eine umschriebene **Kontinuitätsresektion** obligat, um den nekrotischen Knochen komplett zu entfernen. Dabei wird die Unterkieferkontinuität durch eine Rekonstruktionsplattenosteosynthese wiederhergestellt. Eine primäre oder sekundäre Rekonstruktion durch mikrochirurgische Gewebetransplantation (z. B. durch ein gefäßgestieltes Fibulatransplantat) sollte erwogen werden. Nicht vaskularisierte Transplantate (z. B. ein freies Beckenkammtransplantat) haben aufgrund der ohnehin bestehenden, o. g. schlechten Durchblutungssituation eine schlechte Prognose und sind daher nicht indiziert.
Postoperativ ist auf eine strikte Prothesenkarenz für mehrere Wochen bis Monate zu achten, um eine vollständige Abheilung der Schleimhaut zu gewährleisten.

Prophylaxe

Vor jeder Einleitung einer Antiresorptivattherapie muss der Patient zur **zahnärztlichen Fokussuche** überwiesen und eventuelle Infektionsherde müssen saniert werden. Bereits vorhandene Prothesen sollten auf ihren korrekten Sitz überprüft und der Patient sollte über eine intensive Mundhygiene aufgeklärt werden. Sollte unter laufender Antiresorptivatherapie ein operativer zahnärztlicher Eingriff nötig werden, muss dieser unter perioperativer antibiotischer Prophylaxe durchgeführt werden.

Perioperative Antibiotikaprophylaxe
- Intravenös, z. B. Ampicillin/Sulbactam 2/1 g 1-1-1
- Oral, z. B. Amoxicillin/Clavulansäure 875/125 mg 1-1-1 oder Clindamycin 600 mg 1-1-1

Es ist wichtig, bei oralchirurgischen Eingriffen unter laufender Therapie möglichst atraumatisch vorzugehen. Nach einer Zahnextraktion müssen entstandene Knochenkanten geglättet und die Wunde muss speicheldicht und spannungsfrei mit Schleimhaut verschlossen werden. Bei ausgedehnten Befunden kann diese aus dem Vestibulum mobilisiert werden. Vor allem bei Patienten mit einem mittleren oder hohen Risikoprofil sollte die plastische Defektdeckung mittels Mukoperiostlappen (subperiostale Präparation) erfolgen. Im Vergleich zum historisch reinen Mukosalappen (epiperiostale Präparation) hat sich hierbei eine geringere Rate von Knochennekrosen nach prophylaktischer Zahnextraktion gezeigt. Nach erfolgter Zahnextraktion ist eine orale flüssige bzw. passierte Kostform oder sogar eine nasogastrale Sondenernährung anzuraten. Der Lokalbefund muss bis zur vollständigen Abheilung (also über den Zeitpunkt des Fadenzuges hinaus) nachkontrolliert werden. Weiterhin werden regelmäßige zahnärztliche Vorsorgeuntersuchungen empfohlen. Diese sind abhängig vom Risikoprofil des Patienten. Bei niedrigem Risiko reicht eine 12-monatige Kontrolle. Bei mittlerem Risiko sollte diese alle 6 Monate und bei hohem Risiko alle 3 Monate erfolgen.

Infizierte Osteoradionekrosen (IR-ONJ)

Definition

Osteoradionekrosen der Mundhöhle stellen durch eine bakterielle (Keime der Mundflora) Nekrose, des durch eine Strahlentherapie geschädigten Alveolarknochen, eine **Sonderform der Osteomyelitis** dar. Per Definition fehlt bei betroffenen Patienten die Einnahme antiresorptiver Medikamente („Medikamenten-assoziierte Kiefernekrose").

Ätiologie

Im Rahmen einer **Strahlentherapie** werden hochenergetische Röntgenstrahlen als alleinige oder kombinierte Therapie bei Malignomen der Mundhöhle und des Pharynx angewandt. Dabei wird der angrenzende Knochen zwangsläufig in unterschiedlichem Ausmaß geschädigt. Im Verlauf kommt es zur Devaskularisation (Minderdurchblutung) und in der Folge zu einer Devitalisierung (Nekrose) des Knochens. Dadurch wird das immunologische Abwehrvermögen des Kieferknochens herabgesetzt. Dieser Zustand begünstigt bei kleinen Traumata der Mundschleimhaut, Zahnextraktionen oder odontogenen Infektionen eine bakterielle Infektion des Knochens.

Epidemiologie

Die Inzidenz wird zwischen 0 und 23 % angegeben. Die meisten Patienten präsentieren sich in einem Zeitraum von 4 Jahren nach erfolgter Strahlentherapie. Zu den bekannten Risikofaktoren zählen die Bestrahlungsdosis (je höher desto ungünstiger), das Bestrahlungsfeld (je größer desto ungünstiger), die Lage und Größe des Primärtumors, ein Tabak- und Alkoholkonsum sowie eine schlechte Mundhygiene. Der Unterkiefer ist dabei häufiger als der Oberkiefer betroffen. Dies wird darauf zurückgeführt, dass der Unterkiefer eine dünnere bedeckende Weichgewebsschicht besitzt, Prothesen hier eine geringere Auflagefläche haben und der Unterkiefer häufiger im Zielvolumen der Bestrahlung liegt.

Klassifikation

Die IR-ONJ wird anhand der Ausbreitung und dem Vorliegen von Komplikationen nach Schwartz und Kagan in drei Stadien eingeteilt (→ Tab. 13.2).

Tab. 13.2 Stadieneinteilung der infizierten Osteoradionekrose nach Schwartz und Kagan

Stadium	Beschreibung
I	Oberflächliche Beteiligung des Kiefers, kleinflächige Weichgewebsulzeration
II	Lokalisierter Befall Der exponierte kortikale Knochen und ein Teil der darunterliegenden Spongiosa sind von der Nekrose betroffen.
IIA	Mit minimalem Weichgewebsulkus
IIB	Mit Weichgewebsnekrose; einschließlich orokutaner Fisteln
III	Diffuse Beteiligung des Unterkiefers über den gesamten Knochenquerschnitt
IIIA	Mit minimalem Weichgewebsulkus
IIIB	Mit Weichgewebsnekrose; einschließlich orokutaner Fisteln

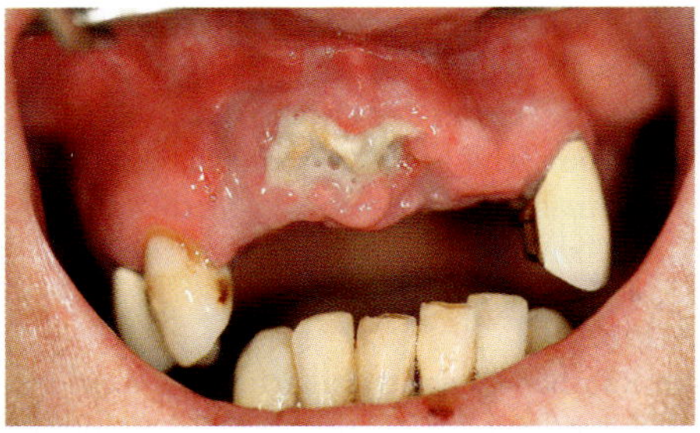

Abb. 13.4 Intraoral freiliegender Knochen eines im Kieferbereich bestrahlten Patienten [M562]

Klinik

Das Leitsymptom ist auch hier der freiliegende Knochen (→ Abb. 13.4). Dieser ist entweder inspektorisch oder palpatorisch mittels Sonde festzustellen. Die Infektion präsentiert sich zunächst unspezifisch durch lokale Schmerzen und eine Schwellung des umliegenden Weichgewebes. Auch hier kann ein Vincent-Symptom auftreten. Mit zunehmender Ausbreitung kann es zu Foetor ex ore, Zahnlockerungen, Bildung von Granulationsgewebe und Fisteln kommen. Je nach Ausdehnung und Lokalisation der Entzündung treten auch Funktionsstörungen wie z. B. Sensibilitätsstörungen auf. Zudem kann ein allgemeines Krankheitsgefühl mit Fieber und Lymphknotenschwellung bestehen.

Diagnostik

Bei der **Anamneseerhebung** ist v. a. auf den Verlauf der Bestrahlung und den damaligen Bestrahlungsgrund (z. B. Tumorleiden) einzugehen. Nach einer **klinischen Untersuchung** sollte dann eine **Röntgenaufnahme** in zwei Ebenen durchgeführt werden. Heutzutage wird meist direkt eine erweiterte Diagnostik mittels CT und MRT zur simultanen Beurteilung der Hart- und Weichgewebe durchgeführt. Dabei fallen Veränderungen der Knochendichte, Osteolysen, Sequestrierung und pathologische Frakturen als Korrelat der destruktiven Entzündung auf. Ergänzend zeigt eine Skelettszintigrafie eine Mehrspeicherung von 99 m-Technetium im betroffenen Areal.

Therapie

Die Therapie entspricht der **Behandlung der MR-ONJ.** Während bei umschriebenen Befunden (im Stadium I) konservativ oder begrenzt operativ vorgegangen werden kann, sollte bei fortgeschrittenen Befunden im Stadium II eine modellierende Osteotomie und im Stadium III eine Resektion erfolgen. Zum Ausschluss eines malignen Geschehens (z. B. Rezidiv) ist dabei das entnommene Material histopathologisch zu untersuchen.

Komplikationen

Durch ausgedehnten Knochenverlust kann es zu pathologischen Frakturen, v. a. des Unterkiefers, kommen. Hierdurch erschwert sich die Behandlung zunehmend. Weiterhin sind bei Ausbreitung der Infektion eine Mitbeteiligung der angrenzenden Weichgewebe und funktionelle Einschränkungen möglich. Zu Letzteren gehören eine Minderung der Kau-, Schluck- und Sprechfunktion sowie eine Beeinflussung des äußeren Erscheinungsbilds.

Prophylaxe

Da die Therapie schwierig und bei fortschreitender Erkrankung sehr radikal ist, kommt der Prävention eine besondere Rolle zu.

... vor der Bestrahlung

Schon vor der anstehenden Bestrahlung sollte klinisch und röntgenologisch der Zahnstatus erhoben werden. Ziel ist es, potenzielle Infektfoki wie kariöse oder teilretinierte Zähne prophylaktisch zu sanieren oder zu entfernen. Dabei sollte die Wundheilung vor Beginn der Bestrahlung möglichst abgeschlossen sein. Jeder Patient ist also nach Beschluss einer Radiatio der Kopf-Hals-Region schnellstmöglich zahnärztlich vorzustellen. Dies gilt auch für Patienten mit einem unbezahnten Kiefer!

Auch bei zahnlosen Patienten wird regelrecht eine Bildgebung durchgeführt. Sollten sich hier und in der klinischen Untersuchung keine pathologischen Befunde zeigen, sind keine weiteren Maßnahmen nötig. Bei Patienten ohne aktive kariöse Läsionen und mit sehr guter Mundhygiene ist dies ebenso möglich. Sollten sich jedoch mögliche Infektfoki finden, ist bei konservierend nicht sanierbaren Befunden eine Totalsanierung indiziert. Bei konservierend therapierbaren Läsionen und Zahnfleischtaschen unter 3 mm ist eine zurückhaltende risikoadaptierte Sanierung empfohlen.

... während der Bestrahlung

Unter laufender Bestrahlung sind eine Vermeidung von enoralen Läsionen und ein Vorbeugen kariöser Folgeschäden essenziell. Hierzu sollte der Patient einen angepassten Schleimhautretraktor verwenden. Dieser hält während der Bestrahlung die Schleimhaut von metallischen Zahnrestaurationen ab, um eine lokale Dosissteigerung durch Reflexion zu verhindern. Zudem wird dem Patienten eine Applikationsschiene zur Fluoridierungsprophylaxe angepasst, welche den Zahnschmelz schützen und auch nach Abschluss der Bestrahlung angewandt werden soll. Der Patient ist über eine intensive Mundhygiene aufzuklären und sollte während der Bestrahlung auf das Tragen von Prothesen verzichten. Des Weiteren sollten jegliche zahnärztliche Eingriffe frühestens 6–8 Wochen nach Abschluss der Bestrahlung erfolgen.

... nach der Bestrahlung

Sollte nach der Bestrahlung ein oralchirurgischer Eingriff (z. B. Zahnextraktion) notwendig werden, ist dieser unter strengen Bedingungen durchzuführen. Ähnlich wie bei den medikamentenassoziierten Kiefernekrosen ist auch hier auf eine antibiotische Prophylaxe (z. B. mit Amoxicillin) zu achten, die üblicherweise einen Tag vor dem geplanten Eingriff begonnen werden sollte. Weiterhin ist auf ein möglichst atraumatisches Vorgehen, eine modellierende Osteotomie zur Glättung von Knochenkanten sowie eine primäre plastische Deckung zu achten.

Zusammenfassung

- Intraorale Osteonekrosen können als Nebenwirkung einer Therapie mit Bisphosphonaten, Denosumab, Immunsuppressiva oder einer Bestrahlung auftreten.
- Die Trias der MR-ONJ besteht aus: freiliegendem Knochen für eine Dauer von mindestens 8 Wochen, antiresorptiver oder immunsuppressiver Therapie in der Anamnese und dem Fehlen einer Bestrahlung im Kopf-Hals-Bereich.
- Die Osteoradionekrose setzt eine Bestrahlung im Kopf-Hals-Bereich ohne die Einnahme antiresorptiver Medikamente voraus.
- Therapie der Wahl ist meist die operative Resektion betroffener Knochenareale (Nekrosektomie), die plastische Deckung mit Weichgewebe sowie eine perioperative intravenöse antibiotische Therapie.
- Durch regelmäßige zahnärztliche Kontrollen und Verbesserung der Mundgesundheit, kann das Risiko einer Entstehung sowohl der MR-ONJ als auch IR-ONJ vermindert werden.

Mehr als 90 % aller Infektionen im MKG-Bereich sind **dentogen** verursacht, d. h. zumeist bakteriell bedingt und auf das Zahnsystem zurückzuführen. Bei den insgesamt selteneren, nicht odontogenen Infektionen im Kopf-Hals-Bereich treten am häufigsten das **Erysipel** (Wundrose ausgehend von kleinen Hautverletzungen), **Furunkel/Karbunkel** (abszedierende Entzündung des Haarbalges) und **infizierte Atherome** (Talgzyste) der Haut auf.

Ätiologie und Einteilung

Die wichtigsten Ursachen für das Eindringen von Keimen in das peridentale Gewebe im Rahmen odontogener Infektionen sind:

- Karies und Parodontitiden
- Zahnfrakturen (insbesondere Längsfrakturen)
- Zahndurchbruchsstörungen (Dentitio difficilis)
- Infizierte dentogene Zysten (v. a. radikuläre und follikuläre Zysten)
- Zähne im Kieferbruchspalt, dentoalveolär chirurgische Eingriffe (Z. n. Zahnentfernung, infiziertes Augmentationsmaterial)
- Vorbestrahlte Kieferbereiche, eine stattgehabte oder laufende Antiresorptivatherapie
- Grunderkrankungen, die eine Infektionsentstehung oder deren Voranschreiten begünstigen (Diabetes mellitus etc.)
- Immunsuppression, laufende Chemotherapie

Die grundsätzliche Einteilung der odontogenen Infektionserkrankungen erfolgt in drei zentrale Bereiche:

- **Odontogene Weichgewebsinfektionen**
- **Odontogene Kieferknocheninfektionen**
- **Odontogene Kieferhöhlenerkrankungen (Sinusitiden)**

Allgemeine Pathogenese

Odontogene Infektionen nehmen ihren Ursprung zumeist von einer pulpalen Zahnerkrankung (z. B. durch Caries profunda) oder Keime dringen durch das erkrankte Parodont direkt ein. Im Folgenden kommt es in beiden Fällen zu einer weiteren Ausbreitung der Infektion, wenn nicht therapeutisch interveniert wird und/oder bestimmte Faktoren des Patienten dies begünstigen. Es kann zunächst akut eine sehr schmerzhafte **apikale Parodontitis** entstehen, dann eine relativ schmerzfreie **enossale Entzündung,** hieraus eine das Periost vorwölbende und schmerzintensive **subperiostale Entzündung** und schließlich eine **submuköse Entzündung** (mit weiterer Tendenz zur Ausbreitung in präformierte Logen) nach Durchbruch durch das Periost. Im Weiteren entwickelt sich zunächst ein **Infiltrat** (zellreiches Exsudat ohne flüssigen Eiter), aus dem sich ein **Abszess** (Eiteransammlung in **nicht** präformiertem Hohlraum im Gewebe mit entzündlichem Randwall) und/oder eine **Phlegmone** (schrankenlose Ausbreitung im Gewebe, bei Unterkieferabszessen, z. B. äußerlich erkennbar als sich diffus ausbreitende Rötung und Schwellung im Dekolleté in Richtung Brustwand) weiterentwickeln kann.

Odontogene Weichgewebsinfektionen

Einteilung

Odontogene Weichgewebsinfektionen werden eingeteilt in **lokale odontogene Infektionen ohne und mit Zeichen der Ausbreitung.** Zu den häufigsten lokalen Infektionen ohne Zeichen der Ausbreitung gehören die Abszesse in direkter Umgebung des Alveolarfortsatzes:

- Submuköser Abszess (ca. 50 % aller Fälle)
- Fossa-canina-Abszess (ca. 25 %)
- Subperiostaler Abszess (ca. 15 %)
- Palatinaler Abszess (ca. 7 %)
- Parodontaler Abszess (kombiniert mit dentogenen Abszessen)

Zu den häufigsten Infektionen mit Zeichen der Ausbreitung gehören die folgenden Logenabszesse:

- Perimandibulärer Abszess (ca. 45 %)
- Submandibulärer und submentaler Abszess (ca. 15 %)
- Paramandibulärer und Wangenabszess (ca. 10 %)
- Massetericomandibulärer Abszess (ca. 7 %)
- Pterygomandibulärer Abszess (ca. 5 %)

Zu den selteneren Logenabszessen gehören sublinguale, retromandibuläre, para- und retropharyngeale (→ Abb. 6.1) sowie temporale und orbitale Abszesse. Allen Logenabszessen ist gemein, dass **häufig gleichzeitig mehrere Logen betroffen** sind (s. o.).

Die **lokale odontogene Infektion ohne Ausbreitungstendenz** ist durch typische Infektionszeichen gekennzeichnet (Rötung, lokale enorale Schwellung, Überwärmung, Schmerz und Funktionseinschränkung). Kommt es zur Ausbreitung in präformierte Muskellogen und Weichgewebskompartimente, entstehen abhängig von der Lokalisation klinische **Zeichen der Ausbreitung** (ausgeprägte extraorale Schwellung, Schluckbeschwerden, Kieferklemme, kloßige Sprache bei angehobenem Mundboden, Atemnot bei Verlegung der oberen Atemwege). Vor allem Patienten mit schweren Vorerkrankungen, die die Immunabwehr supprimieren (z. B. Leberzirrhose, fortgeschrittene Niereninsuffizienz, Diabetes mellitus, Asthma bronchiale, Patienten mit bestehender maligner Grunderkrankung/laufender Chemotherapie, Z. n. Bestrahlung im Kopf-Hals-Bereich, bestehende HIV-Infektion) sowie Patienten mit ausgeprägtem Alkohol-, Nikotin- und Drogenabusus entwickeln häufiger **systemische Komplikationen:**

- Reduktion des Allgemeinzustands
- Atemnot bei Verlegung der unteren Atemwege bei Ausbreitung bis ins Mediastinum **(Mediastinitis)** und Lunge **(Pleuraergüsse, Pleuraempyeme)**
- Sehbehinderung und Diplopie bei Ausbreitung in die Orbita
- Neurologische Symptome bei intrakranieller Ausbreitung
- **Nekrotisierende Fasziitis** (zervikal und thorakal)
- Sepsis mit Endokarditis und Spondylitis, disseminierte intravasale Koagulation und Tod

Diagnostik und Therapieentscheidung

In der Regel wird die Diagnose anhand der **spezifischen klinischen Symptome** und **röntgenologischer Standardaufnahmen** (OPT und Zahnfilm) zum Auffinden des Fokus gestellt. Zusätzliche bildgebende Diagnostik (Sonografie, CT mit KM, selten: MRT mit KM) und laborchemische Untersuchungen (CRP, Procalcitonin, Leukozyten und Differenzialblutbild) bleiben strittigen Fällen vorbehalten, wie z. B.:

- Verdacht auf ein superinfiziertes Malignom anstatt eines unkomplizierten Abszesses
- Fehlen eines eindeutigen dentoalveolären Fokus in der klinischen Untersuchung
- Ausschluss einer Dissemination nach zervikal, intrathorakal bei einem ausgedehnten Unterkieferlogenabszess

> Ein odontogener Abszess wird **primär chirurgisch** behandelt **(Inzision bis zum Knochenkontakt)** und der schuldige Zahn (sofern kariös nicht bereits weit geöffnet) trepaniert. Eine alleinige Antibiotikatherapie ersetzt die notwendige chirurgische Behandlung nicht.

Der Fokuszahn sollte nur ausnahmsweise (bei eindeutig nicht erhaltungsfähigem Fokuszahn und dessen starker Lockerung und/oder zu antizipierender leichter Entfernbarkeit) primär extrahiert werden. Gründe für das zurückhaltende Extraktionsverhalten sind:

- Schlechte lokale Betäubbarkeit im entzündeten (sauren) Milieu bei Abszessinzisionen in lokaler Anästhesie
- Keimverschleppung durch Knochen- und Gefäßeröffnung (Dissemination und Erhöhung des lokalen Osteomyelitisrisikos)

Umfangreiche Zahnsanierungen oder Dekortikationen sollen hingegen im entzündungsfreien Intervall erfolgen (nach Abschluss der Akutbehandlung). Die Inzision wiederum erfolgt:

- Von **intraoral** bei Abszessen in der Umgebung des Alveolarfortsatzes
- Von **extraoral** bei Logenabszessen (mit Ausnahme der von intraoral inzidierbaren paramandibulären, massetericomandibulären und retromaxillären Abszesse)

Das Anästhesieverfahren der Wahl hängt im Wesentlichen von der Abszesslokalisation **(und der Kooperation des Patienten)** ab:

- Abszesse im Bereich des Alveolarfortsatzes: **Lokalanästhesie**
- Logenabszesse: **Intubationsnarkose** (Ausnahme: paramandibuläre Abszesse können auch in Lokalanästhesie gespalten werden, u. a. auch, weil ihre Inzision auch noch von intraoral möglich ist)

Grundsätzlich sollte die intraorale Inzision **vertikal, kieferkammnah** und **senkrecht** auf die Knochenoberfläche erfolgen (senkt das Risiko zur Verletzung kritischer Strukturen: **N. mentalis, N. lingualis, A. palatina, Ductus submandibularis**). Zur spezifischen Therapie einzelner Logenabszesse wird auf die Einzelbeschreibungen verwiesen.

Erregerspektrum und antibiotische Therapie

Beim Erregerspektrum handelt es sich nahezu immer um eine **bakterielle Mischinfektion** (überwiegend anaerobes gemischt grampositives und -negatives Milieu). Bei odontogenen Infektionen mit Ausbreitungstendenz wird in der Regel immer flankierend antibiotisch behandelt. Eine antibiotische Therapie zusätzlich zur Inzision bei odontogenen Infektionen ohne Ausbreitungstendenz schließt sich hingegen nur an bei:

- Immunkompromittierten Patienten
- Patienten mit allgemeinmedizinischen Risiken (Endokarditisrisiko, Diabetes mellitus etc.)
- Fehlendem Pulsfluss trotz adäquater (ausreichender) Inzision

Das Aminipenicillin Amoxicillin ist nur noch wirksam bei 65–85 % der Isolate (Grund: Resistenz aufgrund vorangegangener Antibiotikatherapien). Aminopenicilline, kombiniert mit einem β-Lactamase-Inhibitor, sind hingegen noch bei knapp 95 % der Isolate wirksam und daher Antibiotika erster Wahl (z. B. **Ampicillin mit Sulbactam** i. v. oder **Amoxicillin mit Clavulansäure** oral). Bei bekannter/vermuteter Penicillinallergie kommt hingegen **Clindamycin** zum Einsatz. Es ist jedoch nur noch bei 45–55 % der Isolate wirksam und verursacht häufiger gastrointestinale Nebenwirkungen, weshalb es nur noch zurückhaltend eingesetzt werden soll. Ebenfalls wirksam sind **Fluorchinolone (Ciprofloxacin, Moxifloxacin).** Aufgrund ihres Nebenwirkungsprofils und gleichzeitig steigender Resistenzen gelten sie jedoch nur als Reserveantibiotika. In kritischen Fällen mit starker Ausbreitungstendenz und Penicillinallergie kann entweder empirisch mit einer **Kombination aus Ciprofloxacin und Metronidazol** oder mit **Carbapenemen** therapiert werden. Bei Abszessen in der Umgebung des Alveolarfortsatzes bzw. Infektionen ohne Ausbreitungstendenz wird, wenn überhaupt nötig, kalkuliert therapiert. Bei Logenabszessen erfolgt ein kalkulierter Beginn, dann ein intraoperativer Abstrich und bei Vorliegen des Antibiogramms eine Umstellung auf eine gezielte Weitertherapie. Wann immer möglich: Abstrich vor Beginn der Antibiose! Die Dauer einer indizierten Antibiotikatherapie schwankt zwischen 3 und 14 Tagen je nach Schweregrad/Ausbreitungstendenz.

Lokale odontogene Infektionen ohne Ausbreitungstendenz

Submuköser Abszess

Klinik

Es kommt zur Eiterbildung unter der **vestibulären** Schleimhaut des Ober- oder Unterkiefers. Zunächst lässt der Periostschmerz nach, nachdem der Abszess dieses perforiert – mit zunehmender Schwellung und **Verstreichen der vestibulären Umschlagfalte.** Der Bereich wird zunehmend druckschmerzhaft. Palpatorisch zeigt sich eine weiche, fluktuierende Schwellung. Bei Spontandurchbruch entsteht eine odontogene Fistel.

Fossa-canina-Abszess

Definition

Es handelt sich um einen Abszess in der Fossa canina **oberhalb der Schleimhautumschlagfalte** des Oberkiefers (→ Abb. 14.1). Er geht aus von den oberen Eckzähnen, seltener den Frontzähnen (und Prämolaren). Es kommt zu einer Ausbreitung unter der mimischen Muskulatur auf der fazialen Kieferhöhlenwand, ein Durchbruch in das extraorale Subkutangewebe ist möglich.

Klinik

Klinisch zeigt sich eine derbe, druckdolente Schwellung in der ventralen Wangen- und Infraorbitalregion. Seitliche Nasenwand, Oberlippe und Unterlid (und bei Voranschreiten sogar das Oberlid der betroffenen Seite) sind ödematös geschwollen. Die Nasolabialfalte der betroffenen Seite zeigt sich ödematös verstrichen.

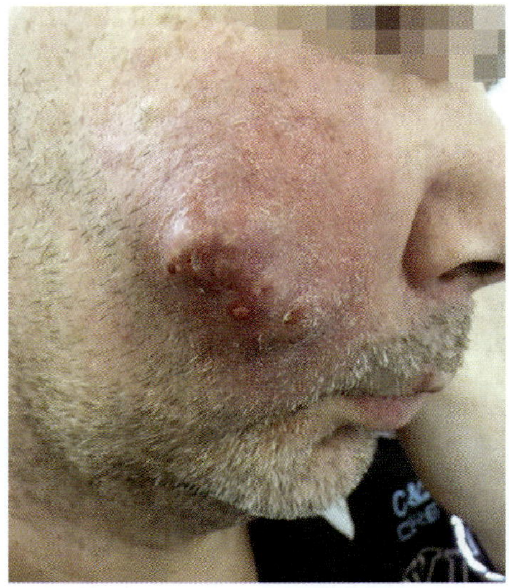

Abb. 14.1 Fossa-canina-Abszess rechts, ausgehend von multiplen nicht erhaltungswürdigen Zähnen des rechten Oberkiefers mit Zustand vor spontanem Durchbruch der äußeren Haut [M562]

> Bei einem fortgeschrittenen Fossa-canina-Abszess droht die Gefahr der **Thrombophlebitis der V. angularis** und Ausbreitung der Entzündung in den Sinus cavernosus mit Entstehen einer **basalen Meningitis.** Klinisches Zeichen im Seitenvergleich: **druckschmerzhafter medialer Augenwinkel** der betroffenen Seite. Ebenfalls möglich ist eine Ausbreitung über die dünne faziale Kieferhöhlenwand in die Kieferhöhle (mit Gefahr eines Empyems), die Perforation der äußeren Haut sowie eine Ausbreitung in das orbitale Fettgewebe, gekennzeichnet durch Bulbusdruckschmerz **(Orbitaphlegmone).**

Therapie

Therapie der Wahl ist die intraorale Inzision im oberen Vestibulum (am tiefsten möglichen Punkt) mit Einlage einer drainierenden Lasche, bei subkutaner Ausbreitung auch Inzision extraoral in der Nasolabialfalte. Eine flankierende antibiotische Therapie ist sinnvoll (oral bei fehlender Ausbreitungstendenz, ansonsten sogar i. v.). Bei Verdacht auf Thrombophlebitis Ligatur der V. angularis im medialen Augenwinkel, bei Hinweisen für eine Ausbreitung in die Orbita großflächige Inzision des orbitalen Gewebes.

Palatinaler Abszess

Definition

Abszess zwischen Knochen und Weichteildecke des harten Gaumens, ausgehend von den palatinalen Wurzeln der Oberkiefermolaren, Prämolaren und seitlichen Inzisiven.

Klinik

Bei klinischer Inspektion ist die halbkugelförmige Schwellung mit dentogenen Zysten,

Tumoren der kleinen Speicheldrüsen (z. B. pleomorphes Adenom, adenoidzystisches Karzinom) etc. zu verwechseln.

Odontogene Infektionen mit Ausbreitungstendenz

Perimandibulärer Abszess

Klinik

Leitsymptom ist die perimandibuläre Schwellung (→ Abb. 14.2, → Abb. 14.3). Im OPT ist der oder sind die schuldigen Zähne häufig an einer ausgeprägten apikalen Osteolyse zu erkennen. Der Unterkieferrand ist **nicht mehr durchtastbar** (im Gegensatz zum paramandibulären Abszess). Es kann eine unvollständige Kieferklemme bei Infiltration der Kaumuskulatur bestehen. Eine Ausbreitung in die Submandibularloge, den Parapharyngealraum (→ Abb. 6.1) und in Richtung Karotisdreieck ist möglich.

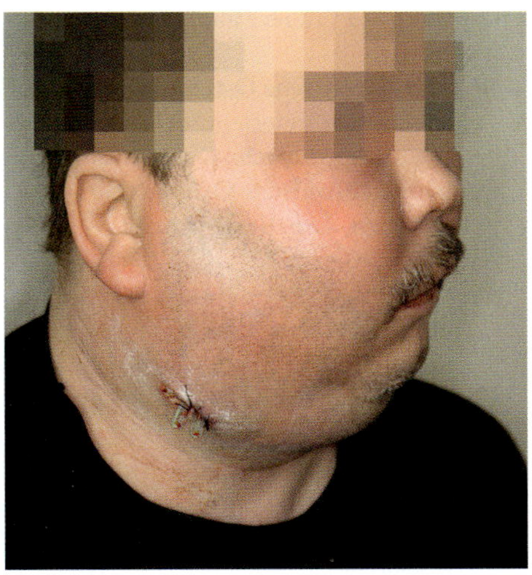

Abb. 14.2 Perimandibulärer Abszess rechts, klinisch mit Ausbreitung in die rechte Wange und Fossa canina. Zustand nach Abszessinzision mit Einlage zweier Silikon-Drainageröhrchen [M564]

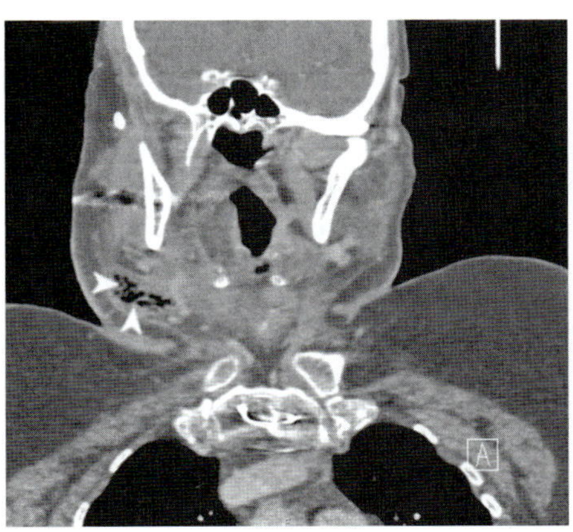

Abb. 14.3 Perimandibulärer Abszess im CT: hypodenser, liquider Abszess mit kontrastmittelaufnehmender Abszesskapsel und Weichteilemphysem submandibulär rechts (>) [M564]

> Bei der extraoralen Inzision eines perimandibulären Abszesses sollte die Inzision ca. zwei Querfinger kaudal des gedachten Unterkieferrandes erfolgen (→ Abb. 14.2): Minimierung des Risikos zur Verletzung des **R. marginalis n. facialis.** Weitere spezifische OP-Risiken: Verletzung der **A.** und **V. facialis,** Perforation nach enoral.

Submandibulärer und submentaler Abszess

Leitsymptom ist die Schwellung mediokaudal des Unterkieferrands. Bei seltener Reinform dieser Abszesse ist der **Unterkieferrand durchtastbar.** Eine Kieferklemme entwickelt sich nur bei distaler Entwicklung des Abszesses, dann auch gern kombiniert mit **Schluck- und im ausgeprägtesten Fall Atembeschwerden.** Submandibuläre Abszesse gehen zumeist von Unterkiefermolaren aus, submentale von Unterkieferinzisivi und -prämolaren.

> Bei Zuwarten zeigen submandibuläre Abszesse Ausbreitungstendenz in die **Sublingualloge** (mit Anhebung des Mundbodens bis über das Niveau der Unterkieferzähne) und in den **Para-** (→ Abb. 6.1) **und Retropharyngealraum.** Klinische Symptome dieser Ausbreitung können zunehmende Schluck- und dann Atembeschwerden sowie ein Druckschmerz am **M. sternocleidomastoideus** sein. Äußerlich zeigt sich bei hellhäutigen Patienten dann häufig gleichzeitig eine diffuse Rötung, die von zervikal nach kaudal in Richtung Brustwand verläuft. Über die genannten Räume besteht ein nahezu schrankenloser Anschluss an das hintere untere Mediastinum: Risiko **Mediastinitis** (mit einer Letalität trotz Therapie von bis zu 50 %; → Abb. 14.4).

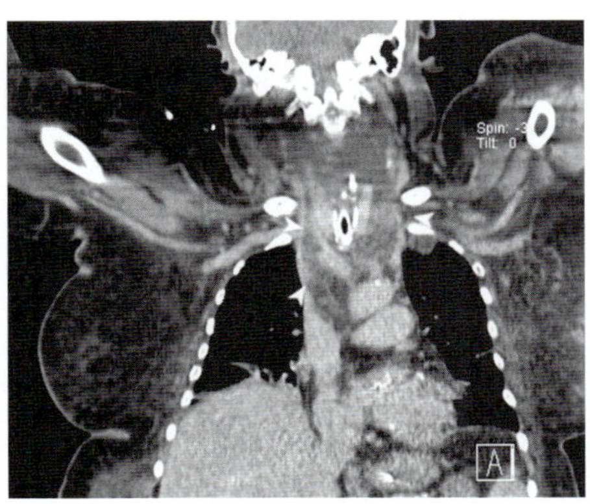

Abb. 14.4 Ausgeprägter mediastinaler Abszess (>) nach Ausbreitung und Absteigen eines submandibulären Abszesses [M564]

Paramandibulärer Abszess und Wangenabszess

Leitsymptom ist die Schwellung laterokranial des Unterkieferrands. Tritt dieser Abszess in Reinform auf, bleibt der **Unterkieferrand durchtastbar** und es besteht **keine Kieferklemme** (im Gegensatz beispielsweise zum perimandibulären Abszess, → Abb. 14.2).

Masseterico- und pterygomandibulärer Abszess

Es handelt sich um Abszessformationen zwischen einerseits **M. masseter oder M. pterygoideus medialis** und auf der anderen Seite dem aufsteigenden Unterkieferast. Diese Abszesse nehmen ihren Ursprung von:

- 3. Molaren im Unterkiefer (Z. n. Entfernung, Dentitio difficilis etc.)
- Durch Ausbreitung eines retromaxillären Abszesses über die Incisura semilunaris
- Transfokalen Leitungsanästhesien im Unterkiefer

Leitsymptom ist eine **extreme Kieferklemme.** Nicht selten sind diese Abszesse von außen klinisch kaum sichtbar, enoral findet sich hingegen häufig eine **Abweichung des Gaumensegels zur Gegenseite (Kulissenphänomen).**
Cave: Ausbreitungstendenz nach para- und retropharyngeal!

Retromaxillärer Abszess

Entzündungen von Oberkieferweisheitszähnen können zum **Spatium retromaxillare** abwandern. Extraoral ist eine derbe Schwellung im Wangenbereich unterhalb des Jochbogens zu erkennen. Es entsteht eine starke Kieferklemme durch Infiltration des **M. pterygoideus medialis.** Intraoral ist weiterhin eine Schleimhautschwellung im Oberkiefervestibulum dorsal der **Crista zygomaticoalveolaris** zu sehen. Für diesen Abszess besteht Ausbreitungstendenz:

- In die **Temporalregion** (mit Schwellung kranial des Jochbogens)
- Über die **Fossa pterygopalatina** in die Orbita und nach intrakraniell (Risiko **Orbitaphlegmone** und **Meningitis**)
- Über die Incisura semilunaris in die **Parotisloge**
- In **Para- und Retropharyngealraum**
- In die **Wange**

Abszesse ohne Ausbreitungstendenz erfordern lediglich eine intraorale Inzision. Abszesse mit Ausbreitungstendenz benötigen ggf. parapharyngeale und/oder temporale Gegeninzisionen von extraoral.

Sonderformen odontogener Weichgewebsinfektionen

Zervikofaziale Aktinomykose

Hierbei handelt es sich ebenfalls um eine obligate Mischinfektion, allerdings mit dem Leitkeim *Actinomyces israelii.*

Klinik und Diagnostik

Klinisch zeigen sich blau-livide Infiltrate. Chronische Verläufe mit Fistelbildung sind nicht selten. Die Diagnosestellung gelingt zumeist über einen Erregernachweis nach extraoraler Inzision.

Therapie

Neben der Inzision und Kürettage ist eine Antibiose mit Penicillin indiziert (anfangs i. v.). Bei Penicillinallergie orale Sequenztherapie mit Doxycyclin oder in schweren Fällen mit Cephalosporinen oder Clindamycin parenteral. Abhängig von der Schwere des Krankheitsbilds Therapiedauer 6 Wochen bis 6 Monate.

Noma (Wangenbrand, gangränöse Stomatitis)

Klinik Trifft das Krankheitsbild der **akuten nekrotisierenden ulzerösen Gingivitis/**

Parodontitis auf ein geschwächtes Immunsystem, kann das Krankheitsbild der **Noma** entstehen. Leitkeime sind *Fusobacterium nucleatum* und *Borrelia vincentii.* Hierzulande ist das Krankheitsbild äußerst selten, immer noch allerdings häufig in armen Regionen Afrikas anzutreffen.

Therapie Ohne **antibiotische Therapie** (Metronidazol, Chlorhexidin) endet es letal oder zumindest in einer ausgeprägten **Gesichtsverstümmelung** mit Verlust von Knochen, Weichgeweben und Zähnen sowie einer narbigen Kieferklemme.

Nekrotisierende Fasziitis

Klinik Es handelt sich um eine sich schnell ausbreitende, nekrotisierende Entzündung des subkutanen Fettgewebes und angrenzender Faszien, seltener der benachbarten Muskulatur. Sie tritt selten im Kopf-Hals-Bereich auf und nimmt ihren Ausgang dann zumeist von odontogenen Infektionen, die ihren Ursprung bei den 2. und 3. Molaren haben (seltener: Traumata, nicht dentogene Halsabszesse, Sialadenitiden, Osteoradionekrosen). Prädisponierender Faktor ist wie o. g. eine Immunsuppression. Neben der lokal fulminanten Entzündungssymptomatik kommt es zu systemischer Toxizität und ggf. einer Sepsis mit Multiorganversagen.

Therapie Die Therapie besteht aus Kreislaufstabilisierung und frühzeitigem, aggressivem, chirurgischem Debridement und kalkulierter antibiotischer Therapie, flankiert von hyperbarer Sauerstofftherapie und der Gabe von humanem IgG. Trotz Therapie liegt die Sterblichkeit bei bis zu 40 %.

Odontogene Knocheninfektionen

Periapikale und perikoronale Entzündungen

Apikale Parodontitis

Bei einer **akuten apikalen Parodontitis** handelt es sich um eine akute schmerzhafte Entzündung in der Umgebung der Wurzelspitze:

- **Primär akut** entsteht sie im Zusammenhang mit einer Pulpitis. Hierbei dringen virulente Erreger aus der Pulpa in das Parodont ein. Radiologisch zeigt sich periapikal keine Auffälligkeit.
- Die **akute schmerzhafte Exazerbation einer chronischen Form** ist bedingt durch eine Minderung der Immunlage des Körpers. Radiologisch erkennt man hierbei eine apikale Osteolyse. Wichtige Differenzialdiagnosen für die akute apikale Parodontitis sind die Pulpitis und die Osteomyelitis.

Bei einer **chronisch-apikalen Parodontitis** handelt es sich um eine chronische Entzündung mit nur geringen klinischen Symptomen in der Umgebung der Wurzelspitze (Syn. apikales Granulom, apikale Ostitis). Radiologisch erkennt man eine apikale Osteolyse. Differenzialdiagnosen: radikuläre Zyste, Spongiosalakune, Überlagerung durch das Foramen mentale.

Marginale Entzündungen

Von den apikalen Parodontitiden müssen marginale Entzündungen unterschieden werden, bei denen es sich um **chronisch-bakteriell bedingte Entzündungen** lediglich des **Gingivalsaums** handelt, die zu einer Destruktion der Wurzelhaut und des Alveolarknochens führen.

Perikoronare Entzündungen

→ Kap. 8.

Osteomyelitis der Kiefer

Definition

Entgegen dem Begriff „Osteomyelitis" im eigentlichen Sinne handelt es sich bei der Osteomyelitis der Kiefer zumeist um eine Mischinfektion von Kompakta/Periost (**Osteitis** und **Periostitis**) und der Spongiosa **(Osteomyelitis im eigentlichen Sinne).**

Ätiologie und Einteilung

Ätiologisch lässt sie sich einteilen in:

- Bakteriell
- Physikalisch (Osteoradionekrose nach Strahlentherapie > 35–40 Gy)
- Mechanisch (okklusale Traumata)
- Ungeklärte Ätiologie

Die **bakteriell bedingten** Formen überwiegen. Den Bakterien dient als Eintrittspforte:

- Zahnextraktionen im akut entzündlichen Stadium
- Mangelhafte Mundhygiene, odontogene Infektionen (Parodontitis, **Caries profunda**), Weichteilabszesse, insbesondere bei ungenügender Eröffnung
- Osteotomien mit iatrogener Knochenschädigung
- Infizierte Zysten, eitrige Sinusitiden der Kieferhöhlen
- Zur Mundhöhle offene Kieferfrakturen

Eine sinnvolle Verlaufseinteilung unter zahlreichen Klassifikationsversuchen der Kieferosteomyelitiden stellt die **Zürich-Klassifikation** dar:

- **Akute Osteomyelitis** (20 % aller Fälle; mit der Möglichkeit einer **sekundären Chronifizierung** [70 % aller Fälle] bei Bestehen > 4 Wochen)
- **Primär-chronische Osteomyelitis** (10 % aller Fälle), weiter unterteilt in:
  - **Juvenile chronische Osteomyelitis**
  - **Adulte chronische Osteomyelitis**
  - **Syndrom-assoziierte** primär-**chronische Formen:**
    - **CRMO** (chronisch rekurrierende multifokale Osteomyelitis)
    - **SAPHO-Syndrom** (Akronym für Synovitis, Akne, Pustolosis, Hyperostosis, Osteitis)

Eine Sonderstellung nehmen die **Antiresorptiva-assoziierte Knochennekrose** sowie die **infizierte Osteoradionekrose** ein, die an anderer Stelle vorgestellt werden (→ Kap. 13).

Klinik

Kieferosteomyelitiden treten häufiger im Unter- als im Oberkiefer auf. Gründe hierfür sind der höhere Gehalt anorganischer Substanz mit stärkerer Kompakta (höhere Anfälligkeit für intraossäre Druckerhöhung) und die ungünstigere, **magistrale Durchblutung** (wenige, zentral einstrahlende Gefäße). Der Druckanstieg hat im Unterkiefer häufig ein **Vincent-Symptom** zur Folge.

> **Vincent-Symptom**
> Beschreibt eine Hyp- bis Anästhesie, ggf. auch eine Parästhesie im Bereich des Innervationsgebiets des N. alveolaris inferior (Unterlippe/Kinn). Das Symptom kann auftreten, wenn eine **Osteomyelitis** zu einer Affektion des Nervkanals führt oder der Bruchspalt einer **Unterkieferfraktur** durch den Nervkanal läuft.

Der meist durch das Eindringen von Bakterien entstehende intraossäre Druckanstieg führt zur Bildung nekrotischer Anteile, die fast immer eitrig durchsetzt sind. Sie enthalten schließlich keine vitalen Osteoklasten und Blutgefäße mehr, über die der Abbau des avitalen Knochens ablaufen könnte und bleiben daher im ausgeprägtesten Fall wie ein Fremdkörper liegen **(Knochensequester, Totenlade).** In den nekrotischen Anteilen kommt es häufig zu einer **schmerzlosen Zahnlockerung.** Parallel entsteht eine periostale Knochenverdickung **(Periostitis).** Kommt es zum Durchbruch der Osteomyelitis durch die Kompakta ins umgebende Weichgewebe, entstehen Schwellung, Abszedierung und Fistelung. Ein sekundärer Weichteilabszess droht und der Knochen liegt frei **(Os liber),** sodass weitere Keime nun auch über diese Pforte eindringen können. Während bei der Osteomyelitis der langen Röhrenknochen eine hämatogene Einstreuung von Keimen die Ursache ist, spielen bei der Kieferosteomyelitis überwiegend o. g. ätiologische Faktoren die Hauptrolle.

Säuglingsosteomyelitis
Abweichend von den klassischen Pathomechanismen der Kieferosteomyelitis ist hierbei zumeist der Oberkiefer betroffen und die Keime streuen häufig hämatogen ein (Leitkeim **Staphylococcus aureus**), seltener durch ein lokales Schleimhauttrauma unter der Geburt. Auftreten innerhalb der ersten Lebenswochen.

Diagnostik

Allgemeine bildgebende Diagnostik Im OPT sieht man bei chronischem Bestehen **radioopake Sklerosierungsvorgänge** im betroffenen Areal (Knochennarbe) neben radioluzenten Bereichen **(wolkiger Aspekt).** Kommt es zu einer Mitbeteiligung der Kompakta, resultiert eine subperiostale Knochenneubildung **(zwiebelschalenartiger Umbau der Kortikalis).**

Im konventionellen Röntgenbild sind Knochenveränderungen erst ab einem **30-prozentigen An- oder Abbau des Mineralgehalts** erkennbar. **Cave:** Unauffälliges konventionelles Röntgenbild trotz klinischer Symptome in der Akutphase einer Osteomyelitis möglich!

Die CT (mit KM-Gabe) ist geeignet, entzündliche Knochenvorgänge auch im Frühstadium zu entdecken (→ Abb. 14.7). Mit ihr gelingt die **Differenzialdiagnostik Tumor und Osteomyelitis.** Die MRT hat v. a. in der Frühdiagnostik ihren Stellenwert: Im Gegensatz zum CT kann sie bereits ein **Knochenmarködem** als Frühestform einer Osteomyelitis mit hoher Sensitivität nachweisen (→ Abb. 6.3). Nuklearmedizinische Verfahren **(Skelettszintigrafie, Granulozytenszintigrafie, SPECT)** sind ähnlich wie die MRT sehr sensitiv in der akuten Entzündungsphase. Leider fehlt ihnen eine gute Ortsauflösung und die Spezifität ist stark eingeschränkt.

Allgemeine Diagnostik **Mikrobiologische Untersuchungen** sind die Voraussetzung für eine gezielte antibiotische Therapie. Hierzu sind Abstriche, Eiteraspirate oder sogar Knochengewebe nötig. Oftmals ist aufgrund der geringen Keimzahl oder bei antibiotisch anbehandelten Patienten keine Keimbestimmung möglich. Das entnommene Material (intraoperativ) sollte **unfixiert** sein, sonst wird die Erregerdiagnostik zusätzlich erschwert. **Blutuntersuchungen** dienen der Dokumentation der Aktivität und dem Verlauf der Entzündung (BSG, CRP, alkalische Phosphatase [bei akuten Knochenentzündungen erhöht]).

Akute und sekundär-chronische Osteomyelitis

Die akute Kieferosteomyelitis tritt vermehrt im 3.–6. Lebensjahrzent auf, Männer sind doppelt so häufig betroffen. **Klinisch** zeigt sich meist eine überlagernde Weichteilinfektion (Weichteilabszess). Häufig verspürt der Patient eine Lockerung der Zähne im Entzündungsgebiet und in der betroffenen Kieferhälfte ist oft ein Vincent-Symptom neben ansonsten starken Kieferschmerzen und hohem Fieber feststellbar. Im OPT ist häufig die dentogene Ursache zu erkennen (apikale Ostitis, perikoronare Knochentasche), ansonsten stellt sich das OPT in der akuten Phase unauffällig dar. Es besteht ein 30-prozentiges Chronifizierungsrisiko **(sekundär-chronische Osteomyelitis;** → Abb. 14.5). Zur klinischen Differenzialdiagnostik und **Therapie** zeigt → Tab. 14.1 einen Überblick.

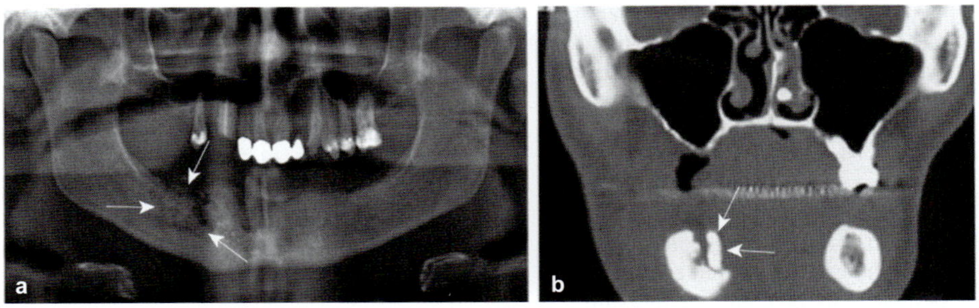

Abb. 14.5 Sekundär-chronische Osteomyelitis des rechten Unterkiefers: OPT (a), repräsentativer CT-Schnitt (b) mit Sequesterbildung (←) [M562]

Tab. 14.1 Differenzialdiagnose und Therapie akuter und sekundär-chronischer Osteomyelitiden im Kieferbereich

	Akut	Sekundär-chronisch
Klinik	• Abszedierung • Zahnlockerung • Vincent-Symptom	• Fistelbildung/Abszedierung • Sequester, pathologische Fraktur • Vincent-Symptom
Konventionelle Röntgendiagnostik	Negativ	Osteolysen/-sklerosen
Therapie	• Abszessinzision • Ursachenbehandlung (isolierte Extraktion von Fokuszähnen, **nicht** aller gelockerter Zähne) • Zunächst kalkulierte (Penicillin/β-Lactamase-Inhibitor-Kombination, Reserve: Clindamycin), dann erregerorientierte Antibiotikagabe; Dauer: 4–6 Wochen!	• Sequestrotomie, Dekortikation bis hin zu Spongiosaplastik und Knochentransplantation (mindert Druck und fördert Revaskularisation der Spongiosa durch Weichgewebsanlagerung) • Bei Misserfolg der Sequesterotomie/Dekortikation/Spontanfraktur: Unterkieferkasten- oder Teilresektion und mikrovaskuläre Rekonstruktion • Immer: plastischer Weichteilverschluss • Adjuvante Antibiotikatherapie über 4–6 Wochen- und Schmerztherapie • Additiv: hyperbare Sauerstofftherapie (Verbesserung der Oxygenierung; toxischer Effekt auf Anaerobier)

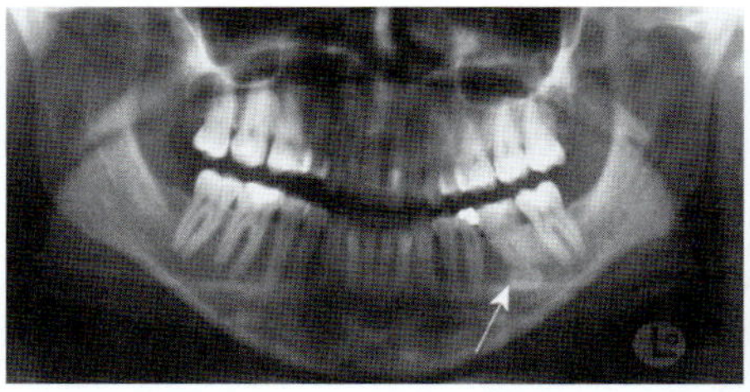

Abb. 14.6 Fokal-sklerosierende Osteomyelits im OPT am linken Unterkiefer (→) [M562]

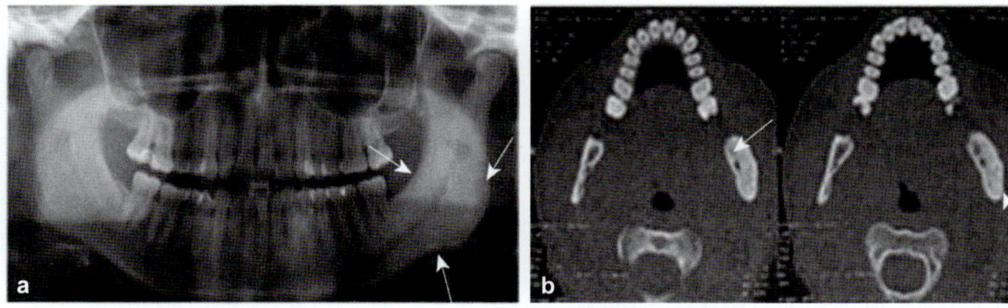

Abb. 14.7 Primär-chronische (diffus-sklerosierende) Osteomyelitis des linken Unterkiefers, ausgehend von Zahn 37 (⇠): OPT mit nur diskret erhöhter Radioopazität im linken Unterkiefer und Ummauerung des linken Canalis n. alveolaris inf. (a), korrespondierendes CT mit deutlich verdicktem und hyperdensem aufsteigendem Unterkieferast links (b) [M562]

Als Sonderform einer sekundär-chronischen Osteomyelitis ist die **fokal-sklerosierende Osteomyelitis** zu betrachten. Sie scheint das Residuum chronischer Pulpitiden oder geringster Okklusionsstörungen zu sein, meist im Molarengebiet. Klinisch entstehen wenige Beschwerden. Radiologisch handelt es sich häufig um einen Zufallsbefund (→ Abb. 14.6). In der Regel ist keine **Therapie** erforderlich.

Alveolitis sicca
Die Minimalstform einer akuten Osteomyelitis der Kiefer stellt die **Alveolitis sicca** dar (Syn. **trockene Alveole, Dry Socket, Dolor post extractionem**). Ihr geht zumeist eine langdauernde und die Alveole lokal mechanisch stark kompromittierende Zahnentfernung nach ebenfalls lang andauernder Zahnbehandlung (Wurzelkanalbehandlung, WSR etc.) voraus. Verstärkt wird die Problematik zumeist durch den Einsatz größerer Mengen gefäßverengender Vasokonstriktorzusätze im Lokalanästhetikum während der Zahnentfernung. Dadurch wird die Durchblutung der Alveole zusätzlich eingeschränkt.
Klinisch ist das Krankheitsbild von stärksten Schmerzen und einer stark protrahierten Abheilung der Alveole gekennzeichnet. Die Alveole sollte in regelmäßigen Abständen antiseptisch gespült, schmerzlindernde und antientzündliche/desinfizierende Streifen eingelegt und die Alveole selbst zurückhaltend angefrischt werden (zur Entfernung des toten Gewebes und zur Durchblutungsförderung).

Primär-chronische Osteomyelitis

Wenngleich die genaue Ätiologie unbekannt ist, wird ein bakterielles Entstehen bei geringer Keimzahl und Virulenz und gleichzeitig reduziertem Immunstatus vermutet. Es wird zwischen einer adulten und einer juvenilen Form unterschieden. Pathognomonisch für die **adulte Form** ist im Gegensatz zur akuten und sekundär-chronischen Osteomyelitis die **fehlende Eiter-, Fistel- oder Sequesterbildung.** Aufgrund diffuser Verdichtungen, die man in den Röntgenaufnahmen und intraoperativ darstellen kann, wird synonym auch der Begriff der **diffus-sklerosierenden chronischen Osteomyelitis** verwendet (→ Abb. 14.7). Typisch ist ein wechselnder Verlauf aus Phasen mit eingeschränkter Mundöffnung, Schmerz und Schwellung und Phasen ohne wesentliche Symptome. Die **juvenile Form** hingegen ist eher gekennzeichnet durch eine ausgeprägte Volumenzunahme des Unterkiefers, bedingt durch eine periostale Knochenapposition **(Periostitis ossificans),** kombiniert mit einem gemischt sklerotisch-lytischem Umbau der Spongiosa. Die Therapie orientiert sich an der für die sekundär-chronische Osteomyelitis (→ Tab. 14.1). Die antibiotische Therapie sollte ebenfalls über 4–6 Wochen laufen.

Differenzialdiagnose: ossifizierende Läsionen der Kiefer
Insbesondere radiologisch kann es zwischen der primär-chronischen Osteomyelitis und **fibroossären Krankheitsbildern** des Kieferbereichs zu Verwechslungsmöglichkeiten kommen:

- **Fibröse Dysplasie:** Fehlbildung des Knochens mit Bildung von geschwulstartigen Aussackungen. Man unterscheidet eine häufigere **monostotische** und eine seltenere **polyostotische Form (Morbus Jaffé-Lichtenstein).** Zugrunde liegt eine Mutation des **GNAS-Gens auf Chromosom 20** (kann nicht weitervererbt werden). Die monostotische Form verläuft meist asymptomatisch und ist häufig ein Zufallsbefund. Die polyostotische Form kann Bewegungseinschränkungen, Schmerzen und pathologische Frakturen hervorrufen. Radiomorphologisch typisch ist ein **milchglasartiger Aspekt.** Die Therapie ist eine zurückhaltende: kosmetische Resektion stark wuchernder Bezirke, Schmerztherapie, ggf. Gabe von Bisphosphonaten.
- **Cherubismus:** meist **symmetrische, bilaterale Auftreibung des Ober- und Unterkiefers,** die mit Abschluss der Pubertät zum Stillstand kommt und sich danach allmählich spontan zurückbildet. Mutation des **SH3BP2-Gens auf Chromosom 4,** die **autosomal-dominant** vererbt wird. Radiologisch kommt es zu **multiplen Osteolysen,** die allmählich auftreiben und Zähne sowie Orbitae verdrängen können (mit Retraktion der Unterlider und im schlimmsten Fall **typischem Gesichtsausdruck mit Blick gen Himmel**).

Syndrom-assoziierte chronische Osteomyelitis

Die **CRMO,** eine sterile Osteomyelitis, zeigt in ca. 5 % ihrer Fälle eine Beteiligung des Unterkiefers, die dann wie eine primär-chronische Osteomyelitis imponiert. Während sie bei Kindern und Jugendlichen auftritt, findet man bei Erwachsenen das **SAPHO-Syndrom**. Ursächlich vermutet wird hier ein subklinischer Infekt und auch sie imponiert als primär-chronische Osteomyelitis im Kieferbereich. Die Therapie beider Krankheitsbilder besteht aus NSAIDS, Kortikosteroiden und immunmodulierenden Substanzen sowie im therapieresistenten Fall in der Gabe von Bisphosphonaten.

Odontogene Sinusitiden

Ätiologie

Dentogene/odontogene Sinusitiden nehmen neben den **rhinogenen Sinusitiden** die zweite große Gruppe der Sinusitiden ein (seltener: **posttraumatische, hämatogene und radiogene Sinusitiden**). Ursachen können sein:

- **Fortgeleitete parodontale/periapikale Infektionen, odontogene Infektionen des Oberkiefers mit Ausbreitungstendenz** (z. B. fortgeschrittene Abszesse der Fossa canina),

übergreifende Osteonekrosen/Osteomyelitiden des Oberkiefers

- **Teilretinierte/verlagerte Zähne:** Bildung von follikulären Zysten (s. u.), was wiederum eine **Mukozelenbildung** fördert (→ Abb. 14.9)
- **Alveolitiden post extractionem**
- **Mund-Antrum-Verbindung (MAV):** pathologische Verbindungen zwischen Mundhöhle und Kieferhöhle in der Regel nach Entfernung von Zähnen (und unterbliebenem plastischem Weichteilverschluss/antibiotischer Therapie)
- **Fremdkörper:**
  - Überstopftes Wurzelfüllmaterial: dient ortsständigen Aspergillen als Nahrungsmittel und kann zu einer **fulminanten Aspergillose der betroffenen Kieferhöhle** führen
  - Verbliebene und dislozierte Zahnwurzeln bei frustranem Extraktionsversuch
  - Dislozierte zahnärztliche Implantate
- **(Dentogene) Zysten:** radikuläre Zysten und follikuläre Zysten (Verhältnis 10 : 1; → Kap. 12) können im Extremfall die gesamte Kieferhöhle ausfüllen. **Infizierte Zysten** bedingen direkt eine odontogene Sinusitis der Kieferhöhle (zumeist **purulente Sinusitis;** → Abb. 14.8). Nicht infizierte Zysten können bei starker Größenprogredienz das Ostium naturale verlegen. Belüftungs- und Drainagestörungen resultieren mit Entstehen einer sekundären Sinusitis (zumeist **polypöse Sinusitis**).

Klinik

Neben einer Nasenatmungsbehinderung und Ausfluss aus dem Nasenloch kommt es zu Schmerzen über der betroffenen Gesichtsregion. Weiterhin zeigen sich Druckschmerzen im Bereich der Nervenaustrittspunkte und ausstrahlende Schmerzen in die Zähne der betroffenen Kieferhälfte (häufig als primäre Zahnschmerzen verkannt). Es kann eine Hypästhesie/Dysästhesie im Ausbreitungsgebiet des **N. infraorbitalis** auftreten. Nicht selten ist eine Schmerzverstärkung beim Bücken **(Beugeschmerz).** Fieber und Abgeschlagenheit können dazukommen. Laborchemisch zeigen sich die BSG, der CRP-Wert und die Leukozyten erhöht.

Auch die odontogenen Sinusitiden lassen sich in akute und chronische Formen unterteilen. Die **akute Form** beginnt mit schleimiger, später putrider Sekretion. Bei starker Schleimhautschwellung der akuten Form kann das Ostium naturale verlegt werden: Ein **Kieferhöhlenempyem** resultiert. Die **chronische Form** verläuft in der Regel klinisch blande.

In 3 % d. F. treten **ernste Komplikationen** der akuten (chronischen exazerbierten) Sinusitis auf. Hierzu gehören:

- Orbitaphlegmone und -abszesse
- **Sinus-cavernosus**-Thrombosen
- Osteomyelitiden
- Hirnabszesse und epidurale Abszesse
- Chronische Schmerzzustände

Diagnostik

Anamnese und klinische Untersuchung stehen an erster Stelle (s. a. Symptomatik). An zweiter Stelle stehen **Nativröntgenaufnahmen:**

- Die **NNH-Aufnahme** (Nasennebenhöhlenaufnahme) ist als Summationsaufnahme in der Lage, Flüssigkeitsansammlungen und Weichteilschwellungen zuverlässiger wiederzugeben als ein OPT. Dennoch wird sie in der HNO-Heilkunde nur noch **selten** als Suchaufnahme z. B. bei V. a. Sinusitis maxillaris verwendet, da sie bezüglich Diagnosefindung und -ausschluss häufig mehrdeutige/unklare Befunde liefert und daher eine ungünstige Kosten-Nutzen-Relation bezüglich Strahlenexposition und diagnostischem Mehrwert besteht.
- **OPT** (seltener Zahnfilm): kann zuverlässiger als eine NNH-Aufnahme den dentogenen Fokus bildmorphologisch darstellen.

Nativröntgenbefunde der Kieferhöhle (Auswahl)

- Gleichmäßige Transluzenz beider Kieferhöhlen im Seitenvergleich: physiologischer Befund
- Totale Verschattung einer (oder beider) Kieferhöhlen: Hinweis auf akute/chronische Kieferhöhlenentzündung mit starker Schleimhautschwellung, Kieferhöhlenempyem, ausgeprägte Mukozele, totaler Hämatosinus oder Zyste (mit Ausbreitung in die gesamte Kieferhöhle)
- Leichte Opazitäten können das Anfangsstadium einer akuten Sinusitis darstellen.
- Spiegelbildungen (mit lateralem und medialem Anstieg der Flüssigkeitssäule): seröse/blutige oder eitrige Flüssigkeitsansammlung
- Zur Kieferhöhle konvexe Schleimhautpolster: Polypen/Mukozelen (zu jeder Seite), dentogene Zysten (von basal ausgehend)
- Girlandenförmige Schleimhautkonfiguration, polypöse Opazitäten mehrerer Nebenhöhlen und der Nasenhaupthöhle: Hinweis für allergisches Geschehen

Cave: Falsch positive und negative Röntgenbefunde sind möglich!

DVT und **CT** (ggf. mit KM) kommen bei Verdacht auf Komplikationen oder zur präoperativen Planung zum Einsatz (→ Abb. 14.8).

Die **Endoskopie** (Syn. **Antroskopie**) ermöglicht die direkte **Inspektion** der Kieferhöhle und Beurteilung ihrer Schleimhaut bei unklarem Röntgenbefund und ggf. auch **Intervention** (z. B. Entfernung von Wurzelresten) sowie die Suche nach Fremdkörpern. Zugang für die Endoskopie erhält man:

- Transnasal (scharf über den unteren oder stumpf über den mittleren Nasengang)

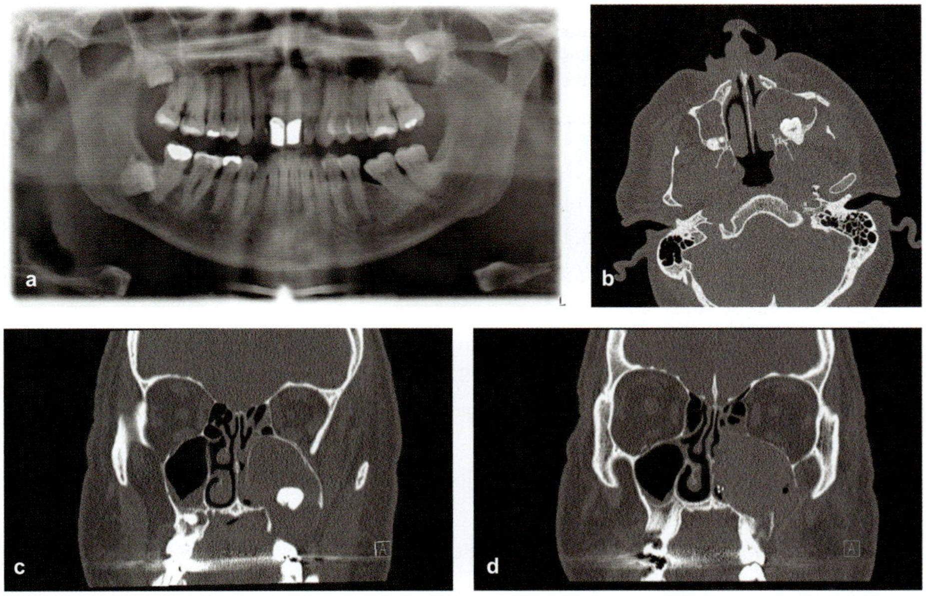

Abb. 14.8 Ausgedehnte follikuläre Zyste ausgehend von retiniert und axial verlagertem Zahn 28 mit totaler Verlegung der linken Kieferhöhle und Verlagerung der medialen linken Kieferhöhlenwand zur Nasenhaupthöhle hin: a) OPT, b) axialer und c), d) zwei koronare Schnitte eines nativen Oberkiefer- und Mittelgesichts-CTs des selben Situs. [P134, P1240]

- **Transoral** über die **Fossa canina** nach Anlegen eines kleinen Bohrlochs (bessere Übersicht), **transpalatinal, transalveolär** direkt nach Entfernung eines Zahns und in Ausnahmefällen über eine **bestehende große Mund-Antrum-Verbindung**

Die **Ultraschalluntersuchung** beruht auf dem Prinzip, dass bei pathologischer Flüssigkeitsansammlung in der Kieferhöhle der Schall nicht mehr total an der Grenze Knochen zu Luft der Kieferhöhle reflektiert wird, sondern ein zweites Echo an der Kieferhöhlenhinterwand entsteht **(A-Mode-Verfahren)** oder die pathologische Füllung der Kieferhöhle sichtbar wird **(B-Mode-Verfahren)** (→ Kap. 6). Die Ultraschalluntersuchung ist ein weiterführendes diagnostisches Verfahren, v. a. für Kinder und Schwangere zur Bestimmung von Sekretansammlungen (wegen der fehlenden Strahlenexposition), und eignet sich als Verlaufskontrolle von voroperierten Kieferhöhlen.

MRT-, Szintigrafie- und **PET-CT-Untersuchungen** bleiben Sonderfällen vorbehalten (v. a. dem Tumorverdacht).

Therapie

Eine akute, stark vorentzündete Kieferhöhle sollte ausreichend konservativ vorbehandelt werden. Hierzu gehören Antibiose (Aminopenicillin mit β-Lactamase-Inhibitor) und Nasentropfen, um die Belüftung der Kieferhöhle gewährleisten zu können (über **das Ostium naturale**), Drainage und Spülung im akuten Stadium (z. B. über eine MAV oder das **Ostium naturale**).

Sollte keine akute Entzündung vorliegen oder die Entzündung ausreichend lange (7–10 Tage) vorbehandelt worden sein, muss die Ursache beseitigt werden:

- Zahnsanierung
- Verschluss der MAV (in der Regel durch einen **Trapezlappen/Rehrmann-Lappen**)
- **Operative Entfernung der Fremdkörper/des Fremdmaterials:** Der operative Zugang gelingt transnasal und transoral. Kieferchirurgischer **Standardzugang** ist der **transorale:**
  – Nach subperiostaler Freilegung der Kieferhöhlenvorderwand (über einen paramarginalen Schnitt oder Zahnfleischrandschnitt) im Bereich der **Fossa canina** wird mindestens 2 mm kranial der Wurzeln ein knöchernes Kieferhöhlenfenster (im Idealfall nach kranial gestielt) präpariert und abgeklappt. Nach schonender Entfernung des Fremdmaterials (ggf. unter Zuhilfenahme eines Endoskops) möglichst unter weitestgehendem Erhalt der Schleimhaut **(Schneider-Membran)** wird dieser Knochendeckel zurückgesetzt (**osteoplastische Kieferhöhlenoperation;** → Abb. 14.9). Um die postoperative Belüftung und den Sekretabfluss zu gewährleisten sowie ein Hämatom weitestgehend zu vermeiden, wird scharf über den unteren Nasengang ein **Nasenfenster** angelegt und hierüber ein **geblockter Ballonkatheter** oder neuerdings ein **Drainageröhrchen** in die operierte Kieferhöhle eingelegt und über das Nasenloch ausgeführt (für 7–10 postoperative Tage).
  – Manchmal gelingt die transorale Entfernung von Fremdmaterial auch über eine vorhandene MAV (mit minimaler operativer Erweiterung des Zugangs und ggf. unter Zuhilfenahme eines Endoskops). Postoperativ erfolgt der Verschluss der MAV durch eine lokale Lappenplastik und ggf. mit Anlage einer der o. g. Drainagen über ein unteres Nasenfenster für 7–10 Tage.
- **Operative Behandlung dentogener Zysten der Kieferhöhle:** Der Zugang zu den Zysten gelingt in der Regel über eine osteoplastische Kieferhöhlenoperation:
  – **Kleine bis mittelgroße Zysten** werden in toto exstirpiert **(Antrozystektomie)** und der ursächliche Zahn erfährt, wenn er erhaltungswürdig ist, eine Wurzelkanalbehandlung/WSR, ansonsten Entfernung des Zahns.
  – Bei **größeren Zysten** wird der der Kieferhöhle zugewandte Zystenbalg entfernt, wodurch das Zystenlumen zur Nebenbucht der Kieferhöhle wird **(Zystantrorhinostomie).** Ungünstigerweise wird hierbei Zystenschleimhaut belassen (Risiko erneuter Entzündung und maligner Transformation). Ein Nasenfenster, auch zum Spülen der Kieferhöhle postoperativ, sollte hierbei angelegt werden. **Wichtig:** Fokussanierung: Wurzelkanalbehandlung/WSR, ansonsten Entfernung des Zahnes.

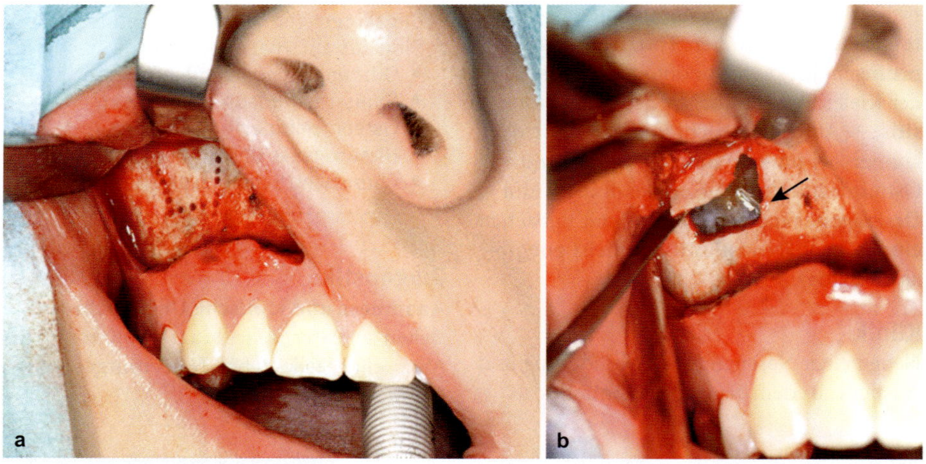

Abb. 14.9 Intraoperativer Situs bei einer osteoplastischen Kieferhöhlenoperation des rechten Sinus maxillaris. Der Knochendeckel ist mit einem kleinen Rosenbohrer markiert (a) und kranial gestielt nach oben geschlagen (b). Hierbei wird der Blick frei auf eine noch unbeschädigte Mukozele, die im Anschluss entfernt wurde (←). [M562]

Zusammenfassung

- Obgleich paramandibuläre, massetericomandibuläre und retromaxilläre Abszesse zu den Logenabszessen gehören, werden deren Reinformen von intraoral inzidiert.
- Selten treten odontogene Weichgewebsabszesse in Reinform auf, sondern eher als Mehrlogenabszesse.
- Eine Restitutio ad integrum einer chronischen Osteomyelitis ist nur in 70–95 % aller Fälle zu erwarten.
- Radikuläre odontogene Kieferhöhlenzysten und follikuläre Zysten treten im Verhältnis 10 : 1 auf.
- MAV (im nicht akut entzündlichen Stadium) werden in der Regel durch einen Trapezlappen verschlossen.
- Kieferchirurgischer Standardeingriff an der Kieferhöhle ist die osteoplastische Kieferhöhlenoperation.
- Odontogene Kieferhöhlenzysten werden mittels Antrozystektomie (kleinere Zysten) oder Zystantrorhinostomie (größere Zysten) behandelt.

Definition

Unter einem **Notfall** versteht man ein plötzlich eingetretenes Ereignis, das eine unmittelbare Gefährdung für Leben und Gesundheit des Patienten darstellt. Unbehandelt droht eine Störung oder sogar der Ausfall vitaler Funktionen. Vom Notfall abzugrenzen ist die Notfallsituation oder **Akutsituation.** Auch wenn hierbei nicht direkt vitale Funktionen bedroht sind, so besteht doch eine unmittelbare Gefährdung für die Gesundheit.
Die Differenzierung zwischen Notfall und Notfallsituation/Akutsituation erfolgt anhand der vorherrschenden Symptome.
Im Bereich der Mund-, Kiefer- und Gesichtschirurgie gibt es im Wesentlichen zwei Szenarien, die zu einer akuten vitalen Gefährdung führen können: die mechanische Atemwegsblockade und eine Hb-relevante Massenblutung. Demgegenüber gibt es verschiedene Akutsituationen, die ein sofortiges Handeln erfordern, um größeren Schaden für die Gesundheit des Patienten zu vermeiden bzw. zu vermindern. Zu diesen Akutsituationen gehören u. a. das retrobulbäre Hämatom und die akute Extrusion von Frontzähnen.
Da schwere Verletzungen im MKG-Gebiet zumeist in Kombination mit weiteren Verletzungen auftreten, besteht die Behandlung des Patienten in der koordinierten Kooperation mehrerer Ärzte und Fachdisziplinen: **Unfall- und Allgemeinchirurgie, Anästhesie, Augenheilkunde, Neurochirurgie und Hals-, Nasen- und Ohrenheilkunde.**

Notfälle

Verlegung der Atemwege

Ätiologie

Durch die enge Nachbarschaft des MKG-Bereichs zu den oberen Anteilen der Atemwege können bestimmte Verletzungen zur **respiratorischen Notfallsituation** führen, die durch Maßnahmen der Ersten Hilfe schwer oder nicht zu kompensieren sind (Kopf überstrecken oder **Esmarch-Handgriff**).
Zu den Notfällen zählen die Verlegung der Atemwege durch eine zunehmende Schwellung im Mundboden- und Halsbereich durch eine Blutung oder das Zurückfallen der Zunge bei bestehender Unterkiefertrümmerfraktur im ventralen Anteil, was bei Rückenlage des Patienten noch verstärkt wird. Besteht eine solche Trümmerfraktur, verlieren die **Mm. genioglossi, geniohyoidei** und die **Venter anteriores der Mm. digastrici** ihren ventralen Ansatz und kontrahieren gegen die Rachenhinterwand (→ Abb. 15.1).

Maßnahmen

Als erste Maßnahme sollte der Patient von der Rücken- in die Bauch- oder Seitenlage gebracht werden, sodass der Unterkiefer freischwebend positioniert ist. Durch diese Position kann das Gewebe der Zunge und des Mundbodens allein aufgrund des eigenen Gewichts den Abstand zur Rachenhinterwand passiv vergrößern. Sind mehrere Knochenfragmente ineinander verkeilt, kann diese Erstmaßnahme wirkungslos bleiben, sodass als Nächstes das mediane Fragment des Unterkiefers aktiv nach vorn gezogen werden muss. Um dies zu unterstützen, kann man die Zunge mit einer kräftigen Naht anschlingen und somit als Ganzes nach vorn ziehen. Hierbei besteht die Gefahr der Gefäßverletzung oder des Ausreißens des Fadens und somit einer weiteren Traumatisierung. Die noch zuletzt mögliche Notfallmaßnahme bei mechanischer Blockade der oberen Atemwege ist die **Koniotomie (Eröffnen der Atemwege zwischen Schild- und Ringknorpel).** Bei der Koniotomie handelt es sich um einen ärztlichen Notfalleingriff als Mittel der ersten Wahl bei einer **Cannot-intubate-cannot-ventilate-Situation** (keine Beatmung über Maske und keine Intubation möglich). Die Koniotomie ist ein temporäres Verfahren zur vorübergehenden Beatmung/Oxygenierung des Patienten, um den Tod durch Sauerstoffmangel zu verhindern. Im Folgenden sollte nach Stabilisierung die Intubation oder eine reguläre, chirurgische Tracheotomie des Patienten erfolgen.
Im Krankenhaus angekommen, stehen die Stabilisierung und Ruhigstellung der Fragmente der exakten Reposition voran. Die einfachste Möglichkeit zur Stabilisierung einer Fraktur im Bereich des Unterkiefers ist das Einbringen einer **Achterligatur.** Sie sollte mindestens zwei mesial und distal des Frakturspalts gelegene Zähne miteinbeziehen. Stabiler als die Achterligatur ist die **Drahtbogenschienung nach Schuchardt.**

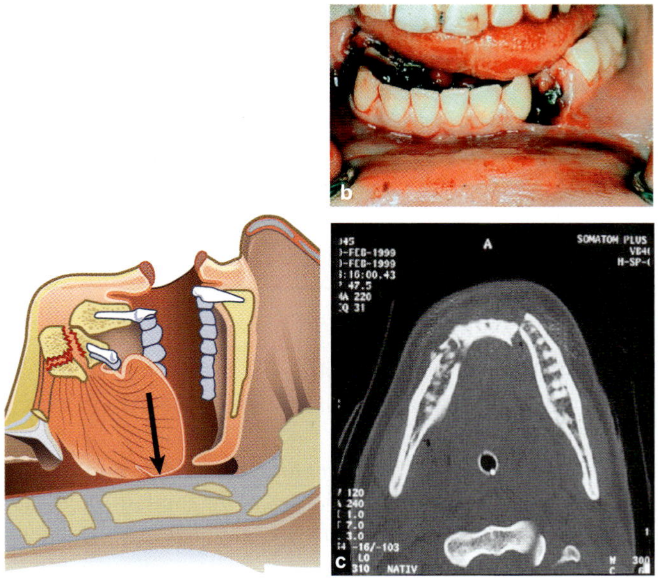

Abb. 15.1 Akute Verlegung der Atemwege bei doppelter Unterkieferfraktur
a) Schematische Darstellung einer Unterkieferfraktur mit Distalverlagerung der Zunge und resultierender Ateminsuffizienz [L255]
b) Klinisches Bild einer doppelten Unterkieferfraktur [P132]
c) Axiales CT eines Patienten mit doppelter Unterkieferfraktur und Verlegung der Atemwege; die Sicherung der Oxygenierung erfolgt mittels Tubus. [P132]

Blutungen im Bereich der Weichgewebe

Ätiologie

Der zweite kieferchirurgische Notfall ergibt sich aus einer **Massenblutung,** deren Ursprung in den Weichgeweben liegen kann oder durch die Verletzung einer großen Arterie der Gesichtsweichteile hervorgerufen wird. Diese Blutungen können traumatologischen Ursprungs sein (also z. B. unfallbedingt) oder aber auch während oder nach operativen Eingriffen im Kopf-Hals-Bereich auftreten. Grundsätzlich können natürlich alle größeren Gefäße betroffen sein. So kann es z. B. bei tumorchirurgischen Eingriffen intra- oder auch postoperativ zu Verletzungen der großen Halsgefäße (A. carotis communis oder A. carotis interna oder externa; V. iugularis interna) kommen mit lebensgefährlichen Blutungen. Die Therapie besteht in einem mikrochirurgischen Verschluss der Gefäßperforation oder der Unterbindung des Gefäßes (**Cave:** Selbst die einseitige Unterbindung der A. carotis interna oder A. carotis communis kann zu einer kritischen zerebralen Minderversorgung führen!).
Verantwortlich für traumatologisch bedingte, äußerst bedrohliche Blutungen sind häufiger Blutungen aus der **A. maxillaris,** die bei Mittelgesichtsfrakturen (**LeFort II und III**) auftreten können. Das Blut nimmt dann den Weg durch den Frakturspalt in die Kieferhöhle und von dort über die Nase in den Mund-Rachen-Raum.

Unbehandelt führt eine solche Blutung innerhalb weniger Minuten zu einem **hypovolämen Kreislaufschock** und kann entweder zur Ausblutung oder zur Blutaspiration und konsekutiv in beiden Fällen zum Tode führen.

Maßnahmen

Um eine solche Blutung am Unfallort bis zum Eintreffen in der Klinik unter Kontrolle zu bringen, muss der Oberkiefer gegen die Schädelbasis nach dorsokranial komprimiert und die Nase tamponiert werden. Ist der Patient noch bei Bewusstsein, gelingt dies am ehesten durch eine Kompression des Unterkiefers gegen den Oberkiefer über eine straffe **Kopf-Kinn-Kappe** oder einen Verband. Verliert der Patient hierbei das Bewusstsein, besteht die Gefahr der Aspiration, da eine Mundöffnung nur erschwert oder gar nicht möglich ist. Die Alternative dazu ist die direkte Kompression des Oberkiefers gegen die Schädelbasis über einen Verband mit Holzspateln, die quer durch die Mundhöhle auf die obere Zahnreihe gelegt werden (→ Abb. 15.2).

Eine alleinige Nasentamponade in einer solchen Situation ist nicht nur wirkungslos, sondern auch kontraproduktiv, da die Nasentamponade den mobilen Oberkiefer nach kaudal mobilisiert und sich so der Bruchspalt erweitert und mehr Blut nachfließen kann.

Als **Ultima Ratio** kann man versuchen, die **A. carotis externa** intermittierend gegen den Querfortsatz des 6. Halswirbels zu komprimieren und so die Blutung zu stoppen/reduzieren.

Liegt die Blutung hingegen bei wenig mobilem Oberkiefer im hinteren Nasenbereich oder der Kieferhöhle, kann durch eine **Bellocq-Tamponade** mittels Kompression die Blutung in der Regel gestoppt werden.

Als Ersatz für die klassische Bellocq-Tamponade bieten sich allerdings mittlerweile industriell hergestellte, aufblasbare **Nasopharynxtamponaden** (→ Abb. 15.3) oder **kombinierte Nasopharynx-Nasentamponaden** an, die wesentlich einfacher zu applizieren sind.

Ist der Patient in der Klinik eingetroffen, werden zunächst die Atemwege gesichert, sodass eine suffiziente **Oxygenierung** möglich ist, danach werden bestehende Blutungen behandelt und dann der Kreislauf stabilisiert.

Die Versorgung einer nicht sistierenden Blutung aus der **A. maxillaris** kann im Krankenhaus durch eine interventionelle **Embolisation** erfolgen oder operativ durch Unterbindung des Gefäßasts direkt. Je näher die Unterbindung dabei an der Blutung angebracht werden kann, desto eher ist der Eingriff erfolgreich, da die Anzahl der **Kollateralkreisläufe** verringert wird.

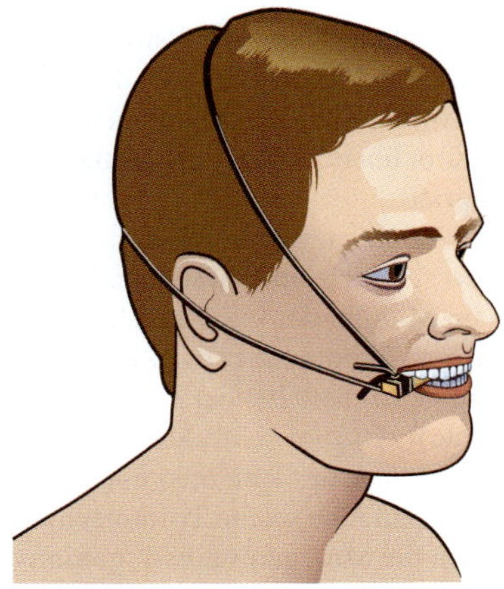

Abb. 15.2 Ersttherapie bei Blutung der A. maxillaris: kraniomaxilläre Aufhängung mit Holzspateln und Verbänden [L255]

Parallel bestehende Weichteilverletzungen sollten so früh wie möglich behandelt werden, um ein ästhetisch möglichst ansprechendes Ergebnis zu erzielen. Während in den übrigen traumatologischen Fächern ein Zeitfenster von 6 h angegeben wird, um Weichteilverletzungen zu versorgen, liegt dieses im Gesicht bei ca. 24 h aufgrund der guten Durchblutung.

Obligat bei jeder Weichteilverletzung ist die Prüfung des Impfschutzes **(Tetanus)** und bei stärker kontaminierten Wunden die antibiotische postoperative Abschirmung.

Das grundsätzliche Prinzip in der Traumatologie und deren Behandlung gibt vor, dass zunächst Frakturen zu stabilisieren und zu schienen sind, im Anschluss sollten Zahnverletzungen behandelt werden, dann kann die Versorgung von intraoralen Wunden (Gingiva, Schleimhaut, Zunge) erfolgen und zuletzt die Versorgung von Weichteilverletzungen im extraoralen Gesichtsbereich.

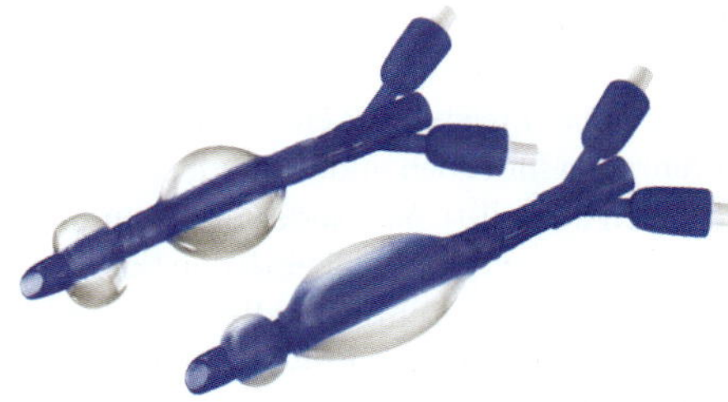

Abb. 15.3 Aufblasbare Nasopharynxtamponaden (© bess medizintechnik gmbh) [U154]

Die Behandlung in der Traumatologie des Gesichtsschädels geschieht immer von **innen nach außen.**

Akutsituationen

Retrobulbäres Hämatom

Nach Mittelgesichtstraumata (sehr selten auch nach operativen Eingriffen im Viscerocranium, → Kap. 18) kann es zu einer retrobulbären Blutung kommen, die bei weitgehend intakten knöchernen Strukturen in der Orbita letztendlich aufgrund der intraorbitalen Druckerhöhung zu einer **Kompression der A. ophthalmica,** der hinteren Ziliararterien und ggf. auch der Retinagefäße führt. Diese Durchblutungsstörung führt innerhalb weniger Stunden zu einem irreversiblen Visusverlust im betroffenen Auge, sodass sofortige Maßnahmen notwendig sind. **Klinisch** imponiert der Patient durch eine Protrusio bulbi mit meist hartem Bulbus sowie einer plötzlichen, schmerzhaften Visusminderung bzw. einem Visusverlust des betroffenen Auges. **Therapeutisch** ist eine sofortige operative Entlastung des Hämatoms durch z. B. **laterale Kanthotomie, Schlitzung der Periorbita,** ggf. Ausräumung des Siebbeins etc. notwendig.

Frontzahntrauma mit Avulsion eines Zahnes

→ Kap. 9.

Zusammenfassung

- Die beiden wichtigsten Notfallsituationen in der MKG sind die mechanische Verlegung der Atemwege sowie die Massenblutung bei Tumorpatienten (Hals, Mundboden, Rachen).
- Die wichtigsten Akutsituationen der MKG, die ein sofortiges Handeln erfordern, um größeren Schaden für die Gesundheit des Patienten zu vermindern, sind das retrobulbäre Hämatom und die akute Extrusion von Frontzähnen.

Definition

Eine Fraktur ist eine Unterbrechung der Knochenkontinuität. Ein Knochenbruch kann aus zwei oder mehreren Bruchstücken **(Fragmenten),** die durch den Bruchspalt voneinander getrennt werden, bestehen. Eine **traumatische Fraktur** wird durch einen kurzen, kräftigen Einschlag ausgelöst. **Pathologische Frakturen** können schon bei physiologischer Beanspruchung in vorgeschädigten Knochen (z. B. durch Zysten, Implantate, Tumoren, Metastasen, Osteomyelitis, Osteoradionekrose, Osteoporose) zu Frakturen führen. Da in diesen Fällen die Fraktur bei einem inadäquaten Trauma auftritt, spricht man auch von einer **„Spontanfraktur". Ermüdungsbrüche, schleichende Frakturen,** die durch ständige geringfügige Gewalteinwirkung auftreten, kommen im MKG- und oralchirurgischen Bereich kaum vor. **Direkte Gewalteinwirkung** (Schlag, Stoß, Schuss) führt meist zur Fraktur im Bereich des Aufpralls, während es bei der **indirekten Gewalteinwirkung** zu einer Weiterleitung der Energie kommt und der Knochen an einer anderen Stelle bricht. Typische indirekte Frakturmechanismen sind: Biegungs-, Stauchungs-, Abscher-, Abriss- und Torsionsfrakturen.

Klinische Einteilung

Klinisch werden die Frakturen primär deskriptiv unter Berücksichtigung des Bruchspaltverlaufs eingeteilt: Quer-, Schräg-, Längs-, Brüche mit Fragmentation (sog. „Trümmerbrüche"), Splitterbrüche, Defektbrüche und Frakturen mit und ohne Gelenkbeteiligung. Zudem können vollständige Frakturen (mit und ohne Dislokation der Fragmente) von teilweisen Zusammenhangstrennungen der Knochen, sog. unvollständige (inkompletten) Frakturen, abgegrenzt werden. Hierzu zählen **Infrakturen,** bei denen der Bruchspalt unvollständig ist und nur eine Kortikalis durchzieht, und **Fissuren,** bei denen im Röntgenbild lediglich ein Haarriss zu erkennen ist. Beide Formen zeigen keine Kontinuitätsunterbrechung und finden sich nur auf einer Seite der Kortikalis. Bei **„offenen" Frakturen** handelt sich um **komplizierte Frakturen.** Hierbei wird die Knochenhartsubstanz durch eine Zerreißung des Weichteilmantels nicht mehr bedeckt. Alle Frakturen innerhalb der Zahnreihe sind damit komplizierte Frakturen, da der Knochen über den Parodontalspalt mit der Mundhöhle kommuniziert.

Frakturheilung

Voraussetzungen

Knochengewebe ist als einziges Gewebe in der Lage, ohne Narbe abzuheilen und eine Restitutio ad integrum zu erlangen. Die Grundbedingungen dafür sind:

- Ausreichende Durchblutung
- Ruhigstellung der Knochenfragmente
- Fester und breitflächiger Knochenkontakt der Fragmente zueinander

Um dies zu gewährleisten, können eine **manuelle oder apparative Reposition** (Einrichten der Fragmente in ihre anatomische Ursprungsposition), eine **Retention** (Sicherung der Reposition und Vermeidung der Redislokation) und eine **Fixation** (Herstellen interfragmentärer Ruhe) notwendig werden. Hierbei unterscheidet man die innere (Drähte, Schrauben, Platten) und äußere (mandibulomaxilläre Fixation = MMF, Fixateur externe) Fixation. Anschließend sollte eine **Mobilisation** mit Funktionsübungen ohne Belastung erfolgen.

Formen der Frakturheilung

Man unterscheidet die **primäre** (direkte) von der **sekundären** (indirekten) **Frakturheilung.** Die primäre Frakturheilung tritt auf, wenn der Frakturspalt weniger als 1 mm breit ist. In diesem Fall bildet sich zunächst kapillarreiches Bindegewebe. Dann wandern Osteoprogenitorzellen aus dem Endost und Periost in den Frakturspalt ein, lagern sich um die Kapillaren herum an und bilden Osteone. Im Verlauf kommt es zum Remodeling. Nach ca. 3 Wochen ist die Funktionsfähigkeit des Knochens weitgehend wiederhergestellt. Bei der sekundären Frakturheilung durchläuft der Knochen über eine Kallusbildung ein weicher Kallus; nach 4–6 Woche, Phase der Kallushärtung durch unterschiedliche Phasen der Frakturheilung: Verletzungsphase (Fraktur), Entzündungsphase (inflammatorische Phase), Granulationsphase (das entstandene Granulationsgewebe wird mit Fibroblasten, weiterem Kollagen und Kapillaren ersetzt und es formt sich ein weicher Kallus; nach 4–6 Wochen), Phase der Kallushärtung durch Mineralisation (nach 3–4 Monaten) und Phase des Umbaus (Modeling und Remodeling – nach 6–24 Monaten). Mittels Osteosyntheseverfahren (Platten/Schrauben) soll eine primäre Knochenbruchheilung erreicht werden. Dabei unterscheidet man:

- **Funktionsstabile Osteosynthesen (Load-Bearing-Osteosynthese):** vollständige Belastung direkt nach der OP möglich
- **Übungsstabile Osteosynthesen (Load-Sharing-Osteosynthese):** Nach der OP ist nur eine Mobilisation, jedoch keine Belastung möglich.

Bei den übungsstabilen Osteosynthesen ist zu diskutieren, ob es sich nicht in Wirklichkeit um eine sekundäre Knochenbruchheilung handelt, da im Bereich der Fragmentenden durch die Miniplatten weiterhin eine geringe Bewegung im Mikrometerbereich möglich ist.
Dauert die Frakturheilung länger als 3 Monate, liegt eine Pseudarthrose (bindegewebige Durchbauung ohne Verknöcherung) vor. Die Bildung einer Pseudarthrose ist häufig durch lokale, vom Operateur zu beeinflussende, Faktoren begünstigt. Dazu zählen die mangelhafte Reposition, Retention und Fixation der Fragmente, eine mögliche Weichteilinterposition und eine Bruchspaltinfektion durch einen Mangel an Hygiene oder eine zuvor bestehende bakterielle Kontamination. Je gelenkferner eine Pseudarthrose auftritt, desto ungünstiger ist es für den Heilungsprozess und zieht Folgeeingriffe nach sich.

Frakturversorgung

Ziele der Frakturversorgung im MKG-chirurgischen Bereich sind:

- Wiederherstellung der Funktion (v. a. der Okklusion), falls beeinträchtigt
- Wiederherstellung der vertikalen Stützfunktion und der horizontalen Projektion
- Wiederherstellung der Anatomie in allen drei Dimensionen

Bei der Frakturversorgung unterscheidet man die konservative von der operativen Frakturbehandlung.

Konservative Verfahren

Drahtligaturenverband Hierbei handelt es sich um die einfachste Variante eines Schienenverbands, die Drahtligatur. Indikation ist die temporäre Versorgung von luxierten Zähnen, Alveolarfortsatz- und Unterkieferfrakturen. Ihre Vorteile liegen in ihrer Verfügbarkeit und der Möglichkeit, sie in Lokalanästhesie anzulegen. Ihre Nachteile sind eine mangelnde Stabilisation der Fraktur und eine Schädigung des Parodontium. Daher sollte sie nur im Rahmen der notfallmäßigen Erstversorgung Anwendung finden. Die einfachsten Varianten sind Ernst-Häkchen oder Achterligaturen.

• • •

Drahtbogen-Kunststoff-Schiene Diese ist eine definitive Behandlungsoption, z. B. bei einer Unterkieferfraktur. Sie kann direkt im Mund oder bei entsprechender Vorbereitungszeit auf einem individuellen Kiefermodell durch einen Zahntechniker angefertigt werden. Retention und Fixation werden bei dieser Schiene über eine mandibulomaxilläre Fixation erreicht.

Kappenschiene Das einfachste Beispiel einer Kappenschiene ist die Kunststoffschiene. Diese kann wie eine Verbandsplatte am Gipsmodell hergestellt werden. Aufgrund ihrer Elastizität eignet sie sich nur zur Behandlung von Zahnluxationen und Alveolarfortsatzfrakturen, nicht für Unterkiefer oder LeFort-Frakturen. Um einer Demineralisation der Zähne während der Schienung vorzubeugen, sollten die Schienen vorher mit Fluorid bestrichen werden.

Operative Verfahren

Goldstandard der Frakturversorgung sind die offene Reposition und Osteosynthese („ORIF" = *open reduction and internal fixation*). Dabei werden die Frakturanteile durch einen offenen Zugang an die anatomisch korrekte Position reponiert und durch direkt am Knochen ansetzende Verbindungen (Osteosynthesen) fixiert. Das am häufigsten angewendete Verfahren zur Frakturversorgung ist die Plattenosteosynthese mit Titanplatten und -schrauben (resorbierbares Material hat derzeit noch keinen nennenswerten Stellenwert). Dabei unterscheidet man funktionsstabile Osteosyntheseplatten (Load-Bearing-Osteosynthese) von übungsstabilen Osteosyntheseplatten (Load-Sharing-Osteosynthese).

Funktionsstabile Osteosyntheseplatten Ein Beispiel für eine funktionsstabile Osteosyntheseplatte ist eine Rekonstruktionsplatte im Unterkieferbereich. Diese ist sehr rigide und wird aufgrund ihrer Stärke häufig eher zur Defektüberbrückung oder bei atrophen Kieferknochen genutzt. Sie umfasst Schraubendurchmesser von 2,3; 2,4; 2,5; 2,7–3 mm. Es sollten mindestens drei bikortikale Schrauben jeweils im distalen und mesialen Fragment fixiert werden. Sie muss meist von extraoral eingebracht werden. Eine Alternative dazu bilden Kompressionsosteosynthesen, bei welchen die Platten im Sinne einer schiefen Ebene fungieren. So erfolgt beim Eindrehen der Schraube eine Kompression der Bruchflächen, die im Idealfall alle Biege- und Torsionsbewegungen ausschaltet und eine funktionsstabile Osteosynthese generiert. Somit sind die Grundbedingungen für eine primäre Bruchheilung gegeben.

Übungsstabile Osteosyntheseplatten Um das Weichteiltrauma beim Einbringen der Platten auf ein Minimum zu beschränken, haben sich übungsstabile Mini-Osteosyntheseplatten durchgesetzt. Diese gehen auf die Prinzipien von Michelet und Champy zurück, in denen die Zugkräfte der Muskulatur auf den Knochen berücksichtigt werden (→ Kap. 17). Hierbei handelt es sich um eine dynamische Kompression, bei der die Platten vestibulär an den Stellen angebracht werden, die den größten Zugspannungen ausgesetzt sind. Die Stärke der Miniplatten beträgt in der Regel einen Schraubendurchmesser von 1,5, 1,7 und 2 mm. Die Schrauben werden im Gegensatz zu den Kompressionsschrauben nur monokortikal eingebracht und können somit die Zahnwurzeln nicht verletzen. Die Platte muss mit jeweils mindestens zwei Schrauben pro Fragment befestigt werden. Der Patient darf nach operativer Versorgung mit Miniplatten in den ersten 4–6 Wochen keine funktionelle Belastung durchführen, ist jedoch in der Lage, den Unterkiefer zu bewegen und somit einer Versteifung des Gelenks, wie es nach langanhaltender MMF der Fall sein kann, vorzubeugen. Einschränkungen erfährt diese Art der Versorgung bei Defekt- und Trümmerfrakturen sowie bei infizierten Frakturen und osteoporotisch veränderten oder atrophen Kiefern. Hier müssen funktionsstabile Platten eingesetzt werden. Für die Versorgung des gesamten Mittelgesichts sind die Miniplatten ebenfalls einsetzbar. Eine Übersicht über die möglichen Anwendungsgebiete der Miniplatten gibt → Abb. 16.1. Zur Fixation kleinster Knochenfragmente im Nasoethmoidalbereich und im Periorbitalbereich wurden Mikroplatten entwickelt.

Metallentfernung

Die Entfernung des Osteosynthesematerials ist indiziert, wenn die Schrauben mit den Enden in der Kieferhöhle stehen oder im Bereich des gezahnten Kiefers eingebracht worden sind, da hier eine Infektionsgefahr besteht. Sonst ist eine Entfernung der Osteosyntheseplatten selten indiziert, da die aktuellen Plattensysteme aus biokompatiblem Titan bestehen. Mögliche Indikationen zur Metallentfernung (Erwachsene nach 6 Monaten, Kinder spätestens nach 3 Monaten) sind:

- Schrauben- und Plattenlockerungen
- Infektionen im Bereich der Osteosynthese
- Missempfindungen (Dysästhesien oder verändertes Kälteempfinden)
- Durchtastbare oder durchbrechende Platten an Stellen mit geringem Weichteilmantel
- Unmittelbarer Wunsch des Patienten nach Entfernung

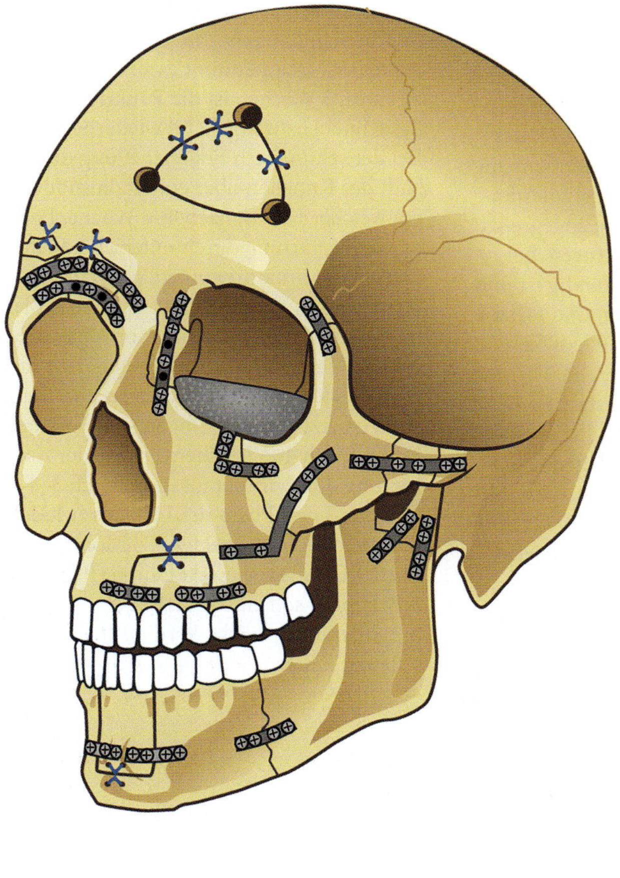

Abb. 16.1 Anwendungsbereiche der Miniplattenosteosynthese: Möglichkeiten der Mini- und Mikroplattenosteosynthese im Bereich des Viscero- und Neurocranium sowie Rekonstruktion des Orbitabodens mit einer Titanplatte im Bereich des linken Auges. [L255]

Alveolarfortsatzfraktur – ein Sonderfall

Die einfachste und gering ausgeprägteste Form einer Kieferfraktur ist die Alveolarfortsatzfraktur, bei der es sich um eine Aussprengung/Verlagerung eines oder mehrerer Zähne mit dem die Zähne umgebenden Knochen, dem Alveolarfortsatz, nach lingual oder vestibulär handelt (Alveolarfortsatzfrakturen können mit weiteren Frakturen kombiniert sein).

Klinik und Diagnostik

Klinisch zeigen sich Blutungen aus der Gingiva und dem Knochen selbst. Zähne in der Nachbarschaft müssen genau untersucht werden, um das Ausmaß korrekt einschätzen zu können. Die Diagnosestellung erfolgt mithilfe eines Röntgenbilds (bei größeren Defekten: OPT oder bei umschriebenen Bereichen der Zahnfilm), wobei bei positiver Frakturdarstellung im ersten Röntgenbild eine zweite Aufnahme/Ebene des Bruchs erstellt werden muss. Befindet sich die Alveolarfortsatzfraktur im Oberkiefer, sollte eine eventuelle Eröffnung der Kieferhöhle (MAV) mit in die Therapieplan einfließen.

Therapie

Das Ziel der Behandlung sollte der Erhalt der Knochenfragmente und der Zähne sein. Die Reposition der Zähne kann in der Regel manuell in Lokalanästhesie erfolgen. Die Fixierung der Zähne erfolgt dann über eine Titan-Trauma-Schiene (TTS), die mit Säure-Ätz-Technik auf den Kronen der Zähne befestigt wurde. Diese wird für 4–6 Wochen belassen. Entscheidend für den Erfolg der Behandlung ist neben der Ruhigstellung die Versorgung der Fragmente durch das Periost.

In der Nachsorge sollten wöchentliche Sensibilitätskontrollen der beteiligten Zähne erfolgen, da mögliche Komplikationen eine Pulpanekrose des Zahnes, eine progrediente Parodontopathie und in seltenen Fällen die Bildung eines Knochensequesters beinhalten.

Zusammenfassung

- Definitionen und Formen der primären und sekundären Bruchheilung: Osteosyntheseverfahren vs. Heilung über Kallusbildung
- Die konservativen Verfahren der Frakturversorgung werden heute meist nur noch temporär angewendet, Goldstandard sind die operative Reposition und Osteosynthese.
- Osteosyntheseplatten können funktionsstabil (Load-Bearing-Osteosynthese) und übungsstabil (Load-Sharing-Osteosynthese) sein.
- Bei unkomplizierten Frakturen werden in der Regel Mini-Osteosyntheseplatten verwendet.

Pathogenese und Ätiologie

Der Unterkiefer ist nur über Muskeln und Bänder mit dem Schädel verbunden. Aufgrund seiner exponierten Lage ist er bei Gesichtsverletzungen häufig mitbeteiligt. → Abb. 17.1 zeigt eine Übersicht typischer Lokalisationen von Unterkieferfrakturen. Hat die Fraktur Verbindung zum Parodontalspalt eines Zahnes, so handelt es sich um eine offene Unterkieferfraktur. Ursache für Unterkieferfrakturen (in der Regel Biegungsbrüche) sind hauptsächlich Rohheitsdelikte und Verkehrsunfälle, seltener Sport-, Arbeits- und Freizeitunfälle.
Dabei treten die Frakturen oft an den physiologischen Schwachstellen auf:

- 15–20 % im Bereich des Eckzahnes
- 20–25 % im Kieferwinkelbereich bei retiniertem Zahn
- 25–30 % im Gelenkhalsbereich oder Gelenkkopf

Klinik und Diagnostik

Bei der klinischen Untersuchung sollte gezielt nach den sicheren Frakturzeichen (Dislokation, abnorme Beweglichkeit und Krepitation) gesucht werden. Häufig zeigt sich eine **Okklusionsstörung** (diese kann jedoch auch u. a. durch einen Gelenkerguss oder ein Zahntrauma verursacht sein) und eine unterblutete oder eingerissene Mundschleimhaut. Die Symptome sind zudem abhängig von der Lokalisation der Fraktur. Bei medianen und Gelenkfortsatzfrakturen zeigt sich beispielsweise ein Druck- und Stauchungsschmerz im Bereich des Kinns, bei ein- oder beidseitigen Gelenkfortsatzfrakturen zeigt sich hingegen eher eine erschwerte oder unmögliche Mundöffnung bzw. eine Abweichung **(Deviation)** des Unterkiefers.

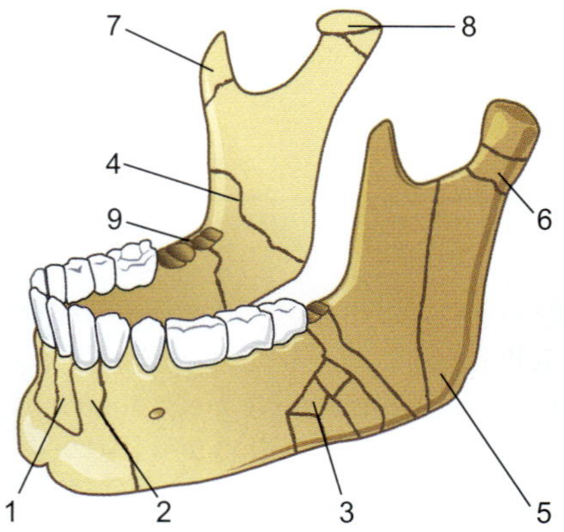

Abb. 17.1 Typische Lokalisationen von Unterkieferfrakturen: Alveolarfortsatz (**1**), innerhalb der Zahnreihe (paramedian, **2**), Trümmerfraktur (**3**), Kieferwinkel quer (**4**), Kieferwinkel längs (**5**), Collum in verschiedenen Höhen (**6**), Proc. coronoideus (**7**), Capitulum (**8**), außerhalb der Zahnreihe (**9**) [L255]

Die Bestätigung der Diagnose bringt das Röntgenbild. Die Diagnosestellung kann zunächst durch konventionelle Bildgebung mittels eines **OPTs** (Orthopantomogramm) und einer **Clementschitsch Aufnahme** (zur Diagnostik im aufsteigenden Unterkieferast) oder einer **Unterkiefer-Aufbiss-Aufnahme** (zur Diagnostik von Korpusfrakturen) erfolgen. Präoperativ empfiehlt sich zusätzlich eine dreidimensionale Schichtaufnahme mittels CT oder DVT (→ Abb. 17.2 und → Abb. 17.3).

Therapie

Die Therapie richtet sich nach der Lage der Unterkieferfraktur.
Frakturen innerhalb der Zahnreihe können über **Schienenverbände** versorgt und dann über eine **MMF (mandibulomaxilläre Fixation)** ruhiggestellt werden, sofern eine plausible Okklusion nach der Reposition erreicht werden kann und der Patient die daraus resultierende Einschränkung der Mundöffnung für mehrere Wochen toleriert. Ist eine Reposition auf diese Art nicht möglich oder machen Weichteilverletzungen einen operativen Eingriff notwendig, empfiehlt sich ein operatives Vorgehen. Die Therapie erfolgt dann mittels übungsstabiler Miniplatten und monokortikaler Schrauben. Hierbei orientiert man sich an den Regeln nach Champy.

> Die **Regeln nach Champy** richten sich nach den Zugkräften, die durch die Kaumuskulatur auf den Unterkiefer wirken. Danach bedarf es zur Frakturversorgung im Unterkiefer mesial der Foramina mentalia zwei Osteosyntheseplatten (aufgrund der Torsionskräfte), während distal der Foramina eine alveolarkammnahe Osteosyntheseplatte ausreicht (da hier die kaudal ansetzende Kaumuskulatur kompressionsfördernd wirkt). Im Bereich des Collum sind dann wieder zwei Platten zur Retention nötig.

Der Unterkiefer bricht häufig mehrfach. Diese Mehrfachbrüche entstehen, indem die Energie am Eintrittspunkt zusätzlich in periphere Knochenbereiche weitergeleitet wird. So entstehen Frakturen am Eintrittspunkt und in der Peripherie.
Typische Bruchkombinationen sind (→ Abb. 17.1, → Abb. 17.2, → Abb. 17.3 und → Abb. 17.4):

- Kinnregion und Gelenkfortsatz (ein- oder beidseitig)
- Kieferwinkel beidseits
- Prämolarenregion ipsilateral und Gelenkfortsatz kontralateral
- Eckzahnbereich ipsilateral und Kieferwinkel kontralateral
- Eckzahnbereich ipsilateral und Gelenkfortsatz kontralateral

Bei Frakturen außerhalb der Zahnreihe (hauptsächlich im Kieferwinkelbereich) ist es entscheidend, ob sie sich innerhalb der **Masseter-pterygoideus-Muskelschlinge** befinden oder davor. Unterkieferfrakturen zwischen endständigem Zahn und der Schlinge sind äußerst dislokationsgefährdet und neigen zu Rezidiven, wenn sie nicht operativ behandelt werden. Es empfiehlt sich das Anbringen einer **Miniplatte auf der Linea obliqua** (→ Abb. 17.3).
Muss zusätzlich ein teilretinierter Weisheitszahn entfernt werden, da er sich im Bruchspalt befindet und Kontakt zur Mundhöhle hat, sollte eine zusätzliche Platte auf der basalen Außenfläche unterhalb des N. alveolaris inferior angebracht werden. Auf die Entfernung vollretinierter Zähne wird aus Stabilitätsgründen in der Regel verzichtet (es sei denn, der Zahn ist zusätzlich fraktioniert oder die Fraktur lässt sich aufgrund des im Bruchspalt liegenden Zahnes schlecht reponieren). Indikationen zur Zahnentfernung im Bruchspalt bestehen außerdem bei ausgeprägten Parodontopathien, apikalen Ostitiden, Wurzelfrakturen und kariösen Zähnen.
Frakturen innerhalb der Muskelschlinge sind häufig nicht oder nur minimal disloziert und haben durch den breiten Ansatz des M. masseter kaum eine Tendenz zur Dislokation. In Fällen ohne Repositionsbedarf ist eine MMF ausreichend. Wenn jedoch reponiert werden muss, sollte operativ vorgegangen werden.

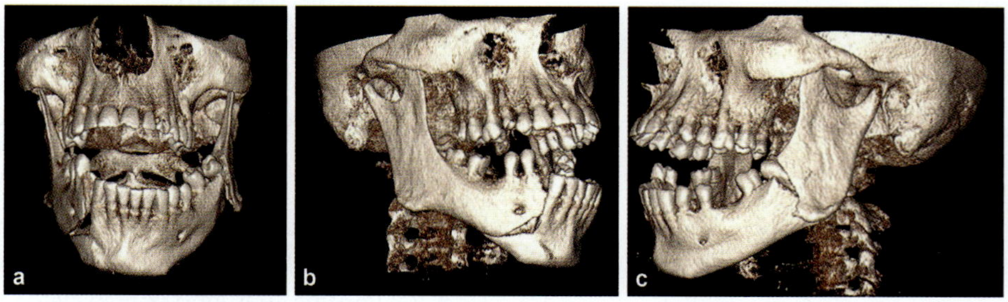

Abb. 17.2 Beispiel einer doppelten dislozierten Unterkieferfraktur in der 3D-Rekonstruktion in der CT-Bildgebung. Die Frakturen finden sich paramedian rechts (zwischen Zahn 43 und 44) sowie am Kieferwinkel links. Zahn 38 liegt im Frakturspalt. [P1430]

Im Bereich des aufsteigenden Unterkieferastes ist bei geringer Dislokation eine MMF möglich. Zugleich besteht bei operativem Vorgehen nicht nur die Möglichkeit einer Miniplattenosteosynthese, sondern auch die Option einer Kompressionsplatte mit bikortikaler Verschraubung. Bei Mehrfachfrakturen ist eine MMF nicht ausreichend, sodass hier ebenfalls auf Miniplatten- und **Zugschraubenosteosynthesen** zurückgegriffen werden sollte. Kommt es bei einer Unterkieferfraktur zu einer starken Dislokation (→ Abb. 17.4) und damit zur Dehnung oder letztendlich zum Abriss des N. alveolaris inferior, sollte versucht werden, diesen mittels mikrochirurgischer Nähte wieder zu rekonstruieren.

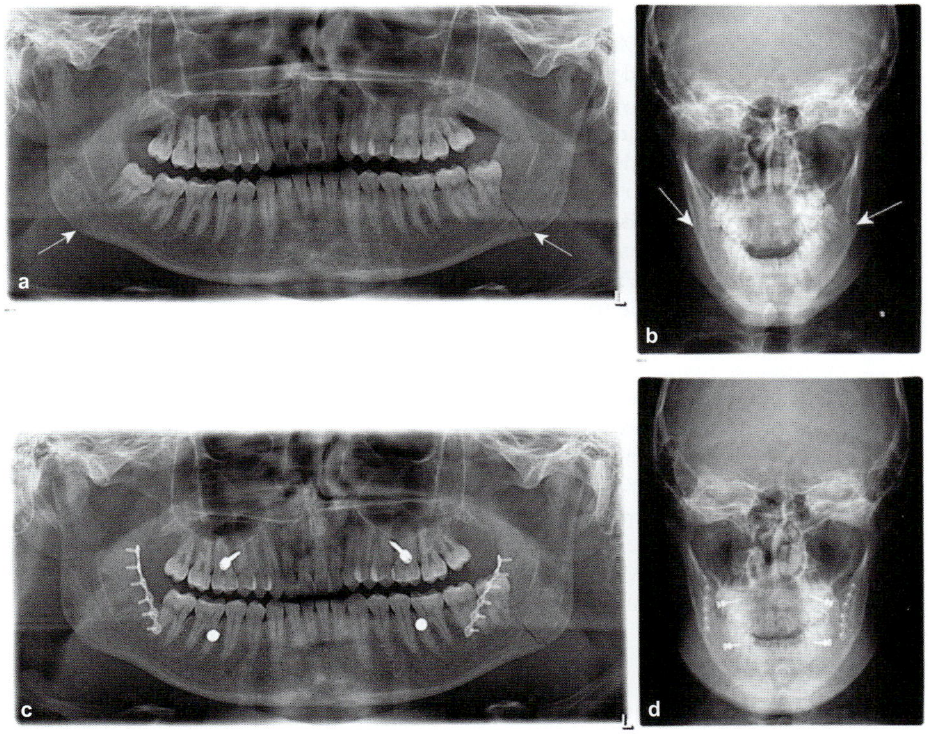

Abb. 17.3 Darstellung einer beidseitigen Kieferwinkelfraktur in zwei Ebenen [P132]
a) OPT einer beidseitigem Kieferwinkelfraktur
b) Clementschitsch einer beidseitigen Kieferwinkelfraktur
c) OPT postoperativ mit einer Platte auf der jeweiligen Linea obliqua und vier Schrauben zur MMF
d) Clementschitsch postoperativ zur Kontrolle der Reposition (zweite Ebene)

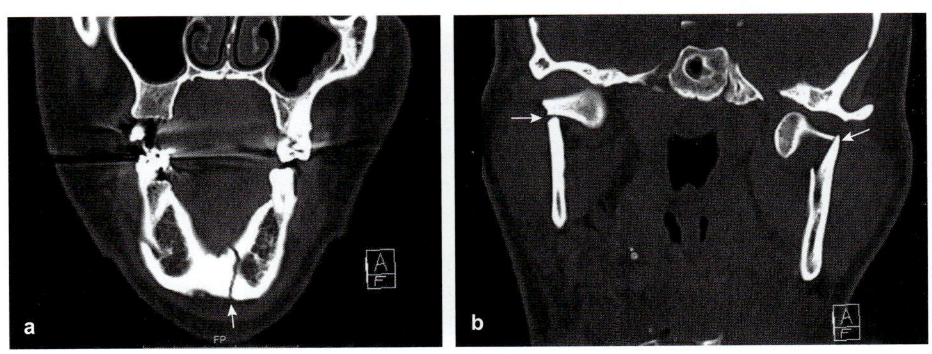

Abb. 17.4 CT in koronarer Schichtung bei dreifacher Unterkieferfraktur (Kiefergelenk beidseits und median) [P132]
a) Medianfraktur
b) Kiefergelenkfraktur beidseits mit Abknickung um 90° nach medial

Zusammenfassung

- Typische Bruchstellen sind die Eckzahnregion, der Kieferwinkel und das Collum.
- Typische Bruchkombinationen sind Kinn/Paramedian mit Kieferwinkel und Kinn/Paramedian mit Collum ggf. beidseits.
- Im Bereich distal der Foramina mentalia bis zum Collum mandibulae genügt eine Osteosyntheseplatte zur Stabilisierung einer Fraktur, mesial der Foramina werden immer zwei Osteosyntheseplatten auf der vestibulären Seite des Unterkiefers angebracht (eine oberhalb und eine unterhalb der Foramina). Diese Regel geht auf Champy zurück.

Das Mittelgesicht ist Teil des Viscerocranium. Es umfasst die Augenhöhlen und Nasen(neben-)höhlen. Es wird von mehreren vertikalen Stützpfeilern stabilisiert, die die Kaulast aufnehmen und sie zur Schädelbasis weiterleiten. Die Pfeiler sind: der Stirn-Nasen-Pfeiler **(nasomaxillärer Pfeiler),** der Jochbeinpfeiler **(zygomatikomaxillärer Pfeiler)** und der Flügelgaumenpfeiler **(pterygomaxillärer Pfeiler).** Frakturen des Mittelgesichts lassen sich in die zygomatikoorbitalen, nasomaxillären, nasoethmoidalen und dentoalveolären Komplexe unterteilen. Diese Unterteilung orientiert sich an den natürlichen Schwachstellen des Mittelgesichts (→ Abb. 18.1). Andere Möglichkeiten der Einteilung sind nach Lokalisation in zentrale und laterale Mittelgesichtsfrakturen, nach dem Verlauf der Frakturlinien in LeFort-Frakturen oder nach dem jeweilig vom Mittelgesicht abgetrennten Knochen nach Wassmund.

LeFort-Frakturen

Epidemiologie und Pathogenese

Die Einteilung nach **LeFort (I, II, III)** folgt typischen Bruchlinienverläufe bei großflächiger, zentraler Gewalteinwirkung. Die Einteilung erfolgt ein- und/oder beidseitig. Gemeinsam sind allen Frakturen der Reihe die Absprengung großer Knochenfragmente des Mittelgesichts inklusive verpflichtend einer Fraktur des Pterygoids und die Mitbeteiligung des zahntragenden Oberkiefers.

- **LeFort I:** basale Absprengung des Oberkiefers vom Gesichtsschädel
  - Frakturlinie: Apertura piriformis → faziale Kieferhöhlenwand →die Crista zygomaticoalveolaris → Tuber maxillae → Hinterfläche der Kieferhöhle → Flügelfortsatz → Nasenhöhle → laterale Nasenwand → Apertura piriformis
  - Der Entstehungsmechanismus beruht meist auf einem stumpfen Trauma, das den Alveolarfortsatz des Oberkiefers in horizontaler Richtung von vorn oder seitlich trifft.
- **LeFort II:** pyramidale Absprengung des Oberkiefers vom Gesichtsschädel
  - Frakturlinie: oberhalb oder innerhalb der Nasenbeine → mediale Orbitawand → Fissura orbitalis inferior → Foramen infraorbitale → laterale Kieferhöhlenwand → Flügelfortsatz
  - Entsteht durch stumpfe horizontale Gewalteinwirkung auf das zentrale Mittelgesicht. Es kann zur Abflachung und Verlängerung des Mittelgesichts **(Dish-Face)** kommen.
- **LeFort III:** hohe Absprengung des Mittelgesichts vom Neurocranium
  - Frakturlinie 1: Tränenbein → mediale Orbitawand → hinterer Anteil der Orbitafissur → Flügelgaumengrube → Flügelfortsatzes
  - Frakturlinie 2: Tränenbein → mediale Orbitawand → hinterer Anteil der Orbitafissur →Sutura zygomaticosphenoidalis → Sutura zygomaticofrontalis (lateraler Orbitarand)
  - Zusätzlich frakturieren der Jochbogen und das Nasenseptum.

Die LeFort-I- und -II-Fraktur stellen zentrale Mittelgesichtsfrakturen dar, während es sich bei der LeFort-III-Fraktur um eine zentrolaterale Mittelgesichtsfraktur handelt. Eine Übersicht über die Frakturformen gibt → Abb. 18.2.

> Handelt es sich um eine echte LeFort-Fraktur, ist auch zwingend das Pterygoid distal des Oberkiefers CT-morphologisch mitfrakturiert.

Besonderes Augenmerk bei der **LeFort-II- und -III-Fraktur** gilt möglichen Begleitfrakturen der Stirnhöhlenvorderwand und der Schädelbasis. Aufgrund der engen Lagebeziehung von Lamina cribrosa und Dura mater kann diese reißen und es kann zum **Austritt von Liquor cerebrospinalis** kommen.

> Eine weitere Einteilungsmöglichkeit der Mittelgesichtsfrakturen ist in die **vier Typen nach Wassmund:**
> - Typ I: Abtrennung der Maxilla
> - Typ II: Abtrennung der Maxilla und der Nasenbeine und kaudalen Flügelfortsätze
> - Typ III: Abtrennung der Maxilla, der Jochbeine, des Nasenseptums und der Flügelfortsätze
> - Typ IV: Abtrennung des gesamten Viscerocranium vom Neurocranium

Diagnostik

Die Diagnostik einer komplexen Mittelgesichtsfraktur gelingt meist aufgrund der Klinik und der tastbaren Knochenstufen sowie der **Beweglichkeit des Oberkiefers/des Mittelgesichtes** gegenüber dem restlichen Schädel. Ein Zeichen für eine En-bloc-Fraktur des Oberkiefers ist zudem ein gedämpfter Klopfschall (Schachtelton) aller Zähne.

Bei der **LeFort-I-Fraktur** ist die Diastase am besten im Bereich der **Crista zygomaticoalveolaris** zu tasten. Sensibilitätsstörungen können am Plexus alveolaris superior, am N. palatinus und am N. incisivus vorliegen.

Da es sich bei den LeFort-Frakturen um große Traumata mit einer massiven Gewalteinwirkung handelt, ist ein CT zum Ausschluss einer intrakraniellen/intrazerebralen Verletzung in den meisten Krankenhäusern obligat, sodass in der gleichen Sitzung das Mittelgesicht mit in die Diagnostik einbezogen wird (→ Abb. 18.3). Somit entfällt das Umlagern für die Röntgenaufnahmen in den verschiedenen Ebenen. Speziell im Bereich des Orbitabodens und der Siebbeinzellen ist das CT zur Diagnostik unerlässlich. Besteht der Verdacht auf eine Eröffnung der Liquorräume, so ist auf durchsichtigen Ausfluss aus der Nase zu achten, der in Kombination mit einem **positiven Glukosetest** beweisend für eine Zerreißung der Dura und den Austritt von Liquor ist. Der Glukosegehalt von Liquor liegt zwischen 60 und 90 mg %, im Nasensekret bei 14–32 mg %. Das **Beta-Trace-Protein** ist ein immunologischer Marker, der bestimmt werden kann. Seine Sensitivität beträgt 97 % und seine Spezifität

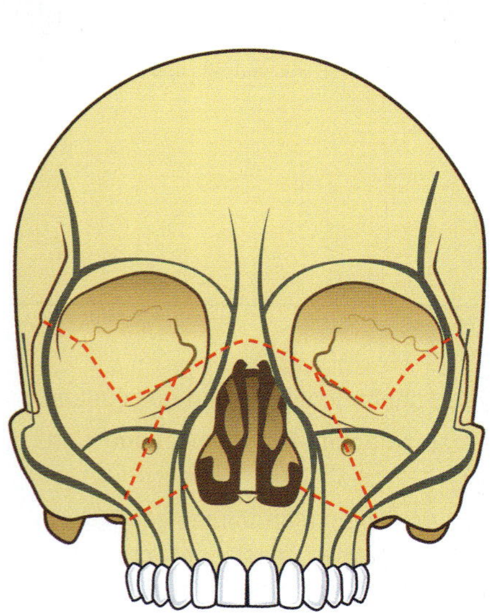

Abb. 18.1 Das Mittelgesicht: Dargestellt sind die Trajektorien des Mittelgesichts mit grauen und die Schwachstellen mit roten Linien. [L255]

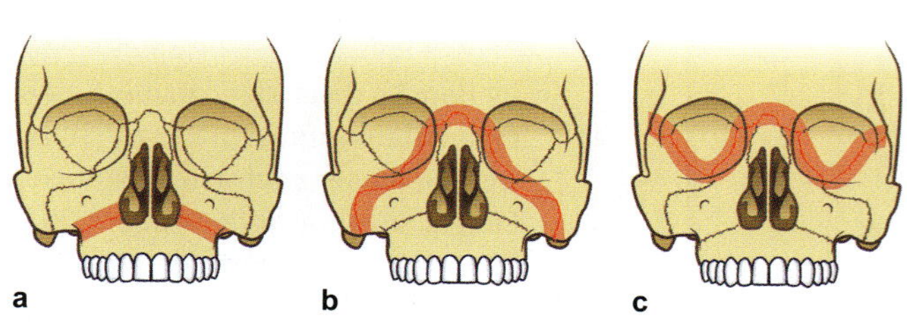

Abb. 18.2 Schematische Darstellung der Frakturverläufe nach Le Fort: LeFort-I-Fraktur (a), LeFort-II-Fraktur (b), LeFort-III-Fraktur (c) [L255]

99 %. In diesen Fällen sollten spätestens nach 36 h die Neurochirurgie oder die HNO hinzugezogen werden, sofern keine Besserung eintritt. Ebenso sollte bei LeFort-II- und -III-Frakturen aufgrund der Orbitabeteiligung ein Augenarzt hinzugezogen werden.

Therapie

Die konservative Therapie wurde wegen der erheblichen Einschränkungen für den Patienten verlassen. Mittel der Wahl ist die operative Therapie also die offene Reposition und Miniplattenosteosynthese (→ Abb. 18.4). Dabei wird zunächst die **Okklusion** (also die Funktion) wieder hergestellt und im Anschluss die Mittelgesichtspfeiler reponiert. Dabei erfolgt die OP von unten nach oben, wobei bei Mitbeteiligung des Unterkiefers dieser zuerst reponiert werden muss. Bei der Reposition werden die kaudal abgesprengten Fragmente an den kranialen fixiert. Die mandibulomaxilläre Fixation (z. B. mit IMF/MMF-Schrauben) wird nur temporär während der OP genutzt, um bei der späteren Einstellung eine sichere Okklusion zu gewährleisten. Handelt es sich um eine LeFort-III-Fraktur, kann ein **Bügelschnitt** die Übersicht über das OP-Gebiet erleichtern. Hierbei wird der Haut-Galea-Lappen bis zum supraorbitalen Wulst vom Periost gelöst. Danach wird der Lappen beidseits über die Temporalisfaszie präpariert. Anschließend wird das Periost entlang der Kranznähte und entlang des M. temporalis durchtrennt und gelöst. Die Schläfenmuskeln werden ventral der Fossa temporalis gelöst, der N. supraorbitalis kann erhalten bleiben. Alternativen dazu sind Augenbrauenrandschnitte und Brillenschnitte. Liegen Wunden in diesem Bereich vor, können auch diese als Zugangswege genutzt werden.

Isolierte Jochbein-Frakturen

Epidemiologie und Pathogenese

Der Jochbein-Jochbogen-Komplex ist, aufgrund seiner exponierten Lage, bei ca. 25 % aller Mittelgesichtsfrakturen beteiligt. Jochbeinfrakturen sind somit die häufigsten Mittelgesichtsfrakturen. Man bezeichnet diese auch als **laterale Mittelgesichtsfrakturen.** Die häufigsten Ursachen sind in absteigender Reihenfolge Verkehrsunfälle, Rohheitsdelikte und Sportunfälle.

Während das Jochbein große Kräfte in vertikaler Richtung toleriert (Kaudruck), ist es bei sagittaler und transversal auftretender Krafteinwirkung frakturgefährdet. Meist frakturiert das Jochbein im Bereich der **Suturen** (→ Abb. 18.5).

Das Jochbein bricht in der Regel an mindestens drei Stellen. Bei jeder Jochbeinfraktur ist die knöcherne Orbita mitbeteiligt (obgleich dies nicht immer mit einer operationswürdigen Situation einhergeht).

Klinik und Diagnostik

Die klinische Untersuchung zeigt bei noch nicht eingetretener Schwellung eine Abflachung der Wangenprominenz durch Impression des Jochbeins. Knochenstufen lassen sich je nach Dislokationsgrad

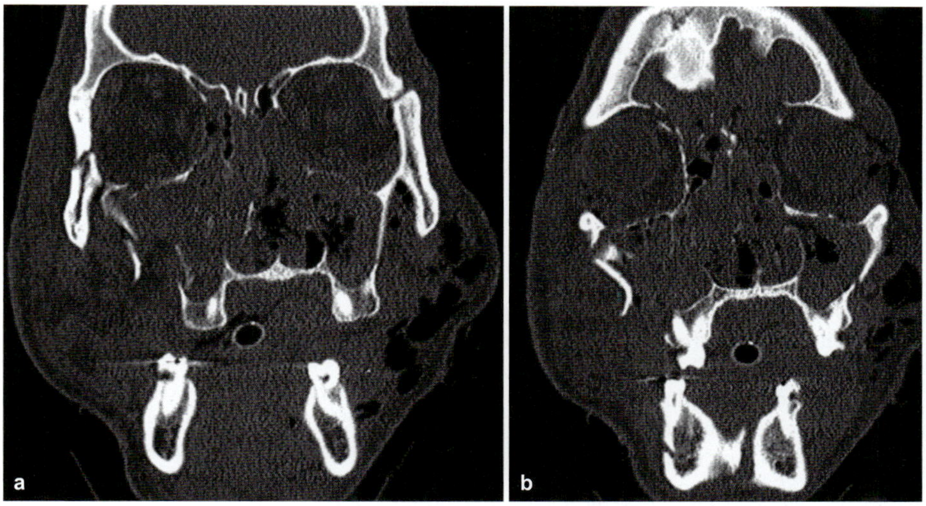

Abb. 18.3 CT in koronarer Schichtung mit einer LeFort-Fraktur I–III beidseits. a) Dorsal zu b). Nebenbefund: stark dislozierte paramediane Unterkieferfraktur links (b). [P132]

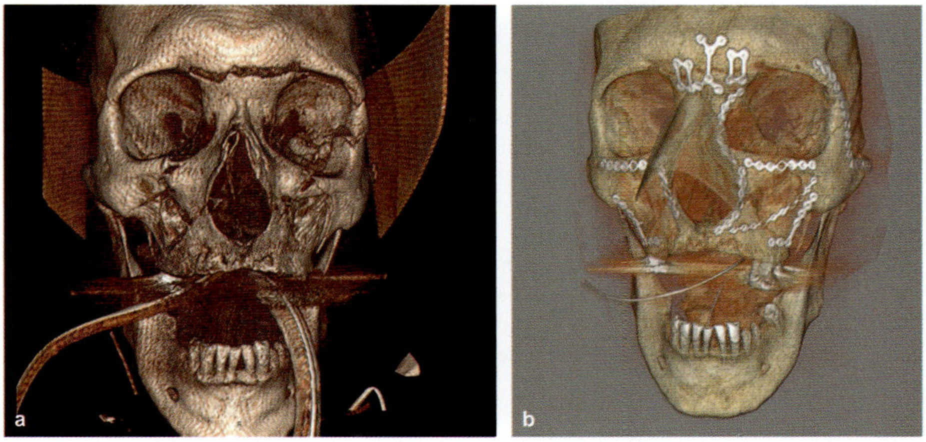

Abb. 18.4 Prä- und postoperative 3D-Rekonstruktion nach komplexem Mittelgesichtstrauma [P132]
a) Komplexes Mittelgesichtstrauma bei einem intubierten Patienten präoperativ
b) Komplexes Mittelgesichtstrauma bei einem intubierten Patienten postoperativ

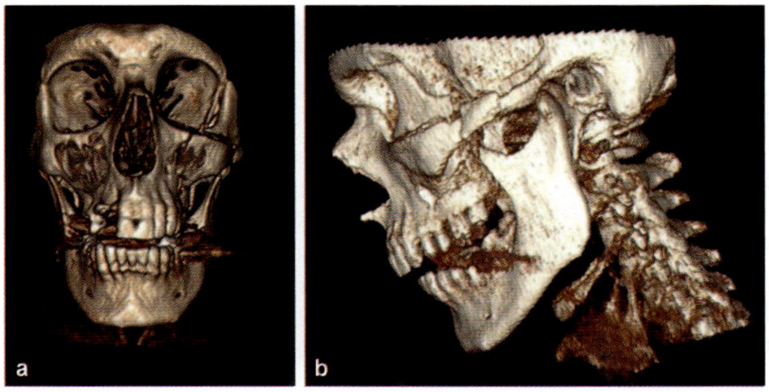

Abb. 18.5 CT-Bildgebung einer linksseitigen Jochbeinfraktur (3D-Rekonstruktion). a) Rekonstruktion von frontal: Hier zeigen sich linksseitig Bruchlinien im Bereich der fazialen Kieferhöhlenwand, des Infraorbitalrandes, des lateralen Orbitarandes und der Crista cygomaticoalveolaris. b) Ansicht von links lateral: Hier zeigt sich der in vier Teile zerbrochene Jochbogen sowie kranial die Fraktur des lateralen Orbitarandes. [P1430]

palpieren, während eine Krepitation oder die Feststellung einer abnormen Beweglichkeit aufgrund der Verkeilung der Knochenfragmente ausbleiben kann. Besteht der Verdacht auf eine Jochbeinfraktur, ist dem Patienten zur Vermeidung eines Luftemphysems umgehend ein Schnäuzverbot auszusprechen. Des Weiteren zeigen die Patienten häufig eine Schwellung im Bereich des Augenlids, ein **Monokelhämatom** und/oder ein **Hyposphagma.** Einseitiges **Nasenbluten (Epistaxis)** und ein Ablauf von Blut aus den Kieferhöhlen in den Rachenbereich können beobachtet werden. In den meisten Fällen treten **Sensibilitätsstörungen im Bereich des N. infraorbitalis** auf (Oberlippe, Nasenflügel, Lippenschleimhaut, Gingiva). In seltenen Fällen kommt es durch die begleitende Orbitafraktur zu **Störungen der Bulbusmotilität** und in dessen Folge zu **Doppelbildern (Diplopie),** die zum einen durch eine Traumatisierung der Augenmuskeln (Einklemmung, Verletzung durch einspießende Knochenfragmente, Verletzung eines motorischen Augenmuskelnervs) hervorgerufen sein kann oder sich durch ein Orbitahämatom und die daraus resultierende Schwellung ergibt. Die am häufigsten betroffenen Muskeln sind der **M. rectus inferior** und der **M. obliquus inferior** durch ihre Lage im Bereich des Orbitabodens. Bei Frakturen des Jochbeins kommt es nicht zu objektivierbaren Okklusionsstörungen, da das Os maxillare nicht mitbeteiligt ist. Durch die Mitbeteiligung des N. infraorbitalis und Sensibilitätsstörungen im Bereich der Zähne kann es sich für die Patienten so anfühlen, als liege eine Okklusionsstörung vor. Motorische Störungen (Beteiligung des N. facialis [VII]) treten sehr selten auf.

- **Lidhämatome** liegen präseptal, **Orbitahämatome** postseptal.
- Unter einem **Hyposphagma** versteht man eine subkonjunktivale Blutung (Unterblutung der Bindehaut des Auges), die sich klinisch in einem „roten Auge" zeigt.

Besteht der klinische Verdacht auf eine Jochbeinfraktur, muss diese radiologisch bestätigt werden. Zwei konventionelle Röntgenaufnahmen können dafür genutzt werden: ideal für die Darstellung der Jochbein-Jochbogen-Region sind die **Nasennebenhöhlenaufnahme (NNH)** und die **axiale Schädelaufnahme (Henkeltopf)** (→ Abb. 18.6), den Goldstandard stellt jedoch die dreidimensionale Bildgebung mittels CT oder DVT dar. Ist ein

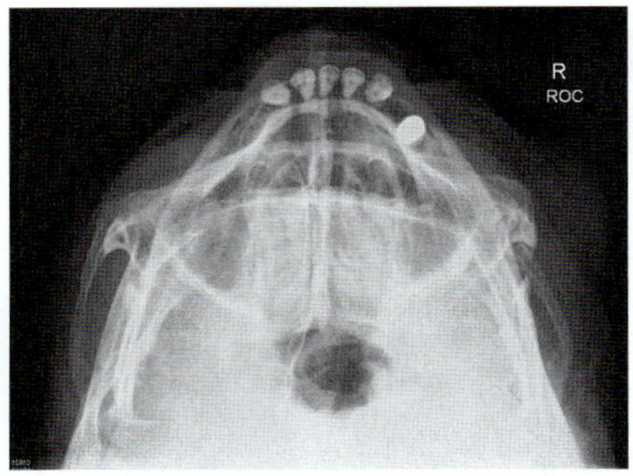

Abb. 18.6 Henkeltopfaufnahme mit Jochbogenfraktur rechts [P132]

Teil des Orbitainhalts in die Kieferhöhle prolabiert, bezeichnet man dies als **„hängenden Tropfen".**

Therapie

Ziel der Therapie ist es, die Gesichtssymmetrie wieder herzustellen, prolabiertes Orbitagewebe zu reponieren und inkarzerierte Nerven (N. infraorbitalis) und/oder Augenmuskeln zu befreien. Die Behandlung erfolgt in der Regel operativ. Lediglich nicht dislozierte Frakturen können durch eine rein konservative Behandlung abheilen.
Die Operation sollte nur im **Notfall (Einklemmung eines Augenmuskels, primäres retrobulbäres Hämatom)** sofort stattfinden. Liegt kein Notfall vor, sollte 4–5 Tage mit der operativen Versorgung gewartet werden, damit sich posttraumatisch bedingte Schwellungen zurückbilden können, um spätere Wunddehiszenzen und überschießende Narbenbildungen zu vermeiden.
Die operative Versorgung kann perkutan oder offen durchgeführt werden. Bei einer perkutanen Frakturversorgung wird versucht, über einen **Hakenzug** am Jochbogen das Jochbein zu mobilisieren und in die ursprüngliche Position zu bringen, in der es aufgrund der Verzahnung der Frakturenden auch ohne Osteosynthese stabilisiert werden kann. Demgegenüber steht die **offene Jochbeinreposition** bei stärker dislozierten Frakturen oder bei Vorliegen einer versorgungsbedürftigen Orbitabodenfraktur. In diesen Fällen erfolgt die Schnittführung aus ästhetischen Gründen z. B. über einen transkonjunktivalen oder mediopalpebralen Zugang und einen intraoralen Zugang im Bereich des Oberkiefer-Vestibulum 5 mm oberhalb der mukogingivalen Grenze regio 16/26 bis 11/21 (je nach Fraktur kann auch einen lateroorbitaler Zugang über einen blepharoplastischen Zugangsweg oder eine bestehende Riss-Quetschwunde notwendig werden). Die Fixation gelingt mittels Miniplattenosteosynthese und Schrauben. Die Reposition einer **isolierten Jochbogenfraktur** erfolgt von extraoral bukkal durch **Hakenzug** bis zum Einrasten der Fragmente. Eine osteosynthetische Versorgung ist nur bei Trümmerbrüchen nötig.

Orbitawandfrakturen

Epidemiologie und Pathogenese

Die Strukturen der knöchernen Orbita sind, wie bereits erwähnt, häufig bei komplexen Mittelgesichtsfrakturen und obligat bei Jochbeinfrakturen mitbeteiligt. Isolierte Frakturen der Orbita ohne Beteiligung des Orbitarandes sind jedoch auch möglich **(Blow-out-Frakturen).** Mögliche Blow-out-Frakturen der Orbita sind Brüche des Orbitabodens, des Orbitadachs und/oder der medialen/lateralen Orbitawand. Die Theorie hinter der Entstehung einer isolierten Orbitabodenfraktur ist, dass die einwirkende Kraft nicht ausgereicht hat, das massive Jochbein oder den Orbitarand zu frakturieren, jedoch die Kompensationsgrenze für den Orbitaboden überschritten hat.

Klinik und Diagnostik

Das klinische Bild entspricht weitgehend dem einer Jochbeinfraktur. Bei Verlagerung von Orbitainhalt in den Bruchspalt kann ein **Enophthalmus** vorliegen (Einsinken des Augapfels oder des umgebenden Fettgewebes und der Muskulatur in die Kieferhöhle) und durch das Einklemmen von Muskeln zu **Störungen der Okulomotorik.** Bei einem Prolaps von 1 cm^3 Orbitainhalt in die Kieferhöhle sinkt der Augapfel um 1 mm nach unten.
Besteht der Verdacht auf eine Orbitabodenfraktur, sollte dem Patienten ein Schnäuzverbot ausgesprochen werden. Andernfalls würde er sich Luft über die Kieferhöhle oder die Siebbeinzellen in die Weichgewebe der Orbita pressen, was ein **Orbitaemphysem** zur Folge hätte. Ein solches Orbitaemphysem wiederum kann zu einer Infektion, einer verzögerten Operation und einer schlechteren Wundheilung führen.
Die Diagnosesicherung über eine dreidimensionale Bildgebung (CT oder DVT) ist obligat (→ Abb. 18.7). In der CT zeigt sich meist eine Verschattung der kaudal gelegenen Kieferhöhle durch eine Einblutung. Zudem sieht man einen hängenden Tropfen bei einem Prolaps des Orbitaboden mit Orbitainhalt in die Kieferhöhle oder eine Unterbrechung der knöchernen Kontinuität. Bei Ausbleiben eines **Hämatosinus** ist eine Fraktur nahezu ausgeschlossen. In der CT-Bildgebung lässt sich außerdem, falls vorliegend, ein primäres **retrobulbäres Hämatom** nachweisen, was eine notfallmäßige Indikation zur OP darstellt.

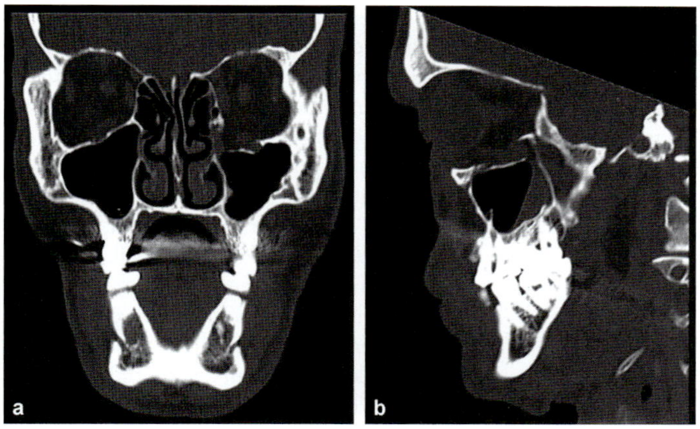

Abb. 18.7 CT-Bildgebung einer linksseitigen isolierten Orbtiabodenfraktur. a) Koronare Ansicht, b) sagittale Ansicht. [P1430]

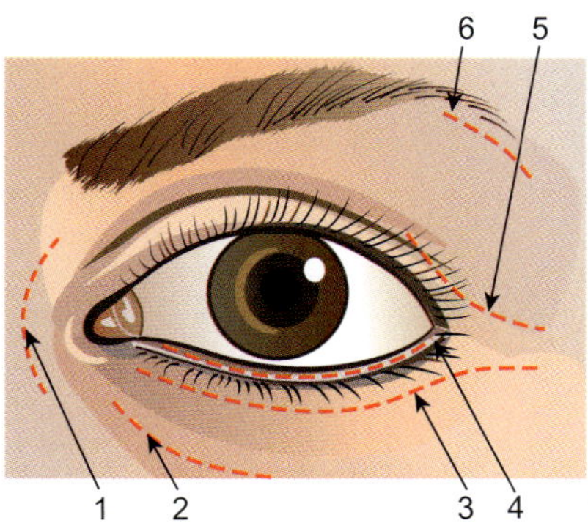

Abb. 18.8 Schnittverläufe und Zugangswege im Bereich des Auges: medialer Kanthusschnitt (**1**), mediopalpebraler Schnitt (**2**), subziliärer Schnitt (**3**), transkonjunktivaler Schnitt (**4**), Blepharoplasieschnitt (**5**), Augenbrauenrandschnitt (**6**) [L255]

Therapie und postoperatives Management

Der Zugang zum Orbitaboden ist vielfältig möglich, aus ästhetischen Gründen wird meist ein **transkonjunktivaler** oder hoch **mediopalpebraler Zugang** verwendet (→ Abb. 18.8).

Ist der Orbitaboden dargestellt, kann der prolabierte Orbitainhalt reponiert werden. Handelt es sich um eine kleinflächige Fraktur, kann es ausreichen, die Bruchstücke zu verkeilen. Bestehen nach Reposition der weiterhin kleine Bruchlücken, können diese mit einer biodegradierbaren Folie (z. B. **PDS-Folie**) oder mithilfe eines Patch abgedeckt und überbrückt werden. Dafür müssen jedoch mindestens drei intakte Randbereiche im Bereich der Orbita vorliegen, damit die Folie sicher aufliegen kann.

Bei großen Defekten (> 2 cm^2) oder ohne sichere Auflagefläche, kann der Defekt mittels eines präformierten, annähernd anatoformen Titangitters (**Titian Mesh**) oder mithilfe eines patientenspezifischen Implantats (**PSIs**) rekonstruiert werden. Diese individuellen Orbitaimplantate werden nach Vorbild des Orbitabodens der gesunden Gegenseite im CAD-CAM-Verfahren hergestellt. Ihr Vorteil ist die aktuell exakteste Möglichkeit, den Orbitaboden zu rekonstruieren. Die Anfertigung eines postoperativen Röntgenbildes bei der Eingliederung eines Titangitters oder Titanimplantats ist zur Lagekontrolle sinnvoll.

> Die größte postoperative Gefahr besteht in der Ausbildung eines (sekundären) retrobulbären Hämatoms mit Erblindungsgefahr. Bei antikoagulierten Patienten kann deshalb eine vorübergehende Drainage erwogen werden.

Frakturen des nasomaxillären und naso-orbito-ethmoidalen (NOE) Komplexes

Isolierte Nasenbeinfraktur

Pathogenese und Klinik

Nasengerüstfrakturen entstehen meist durch einen Schlag oder einen Sturz und können sowohl knöchern und/oder knorpelig frakturieren. Bei knorpeliger Beteiligung bricht v. a. das Septum. Dies kann ggf. zur **Sattelnase** oder Schiefnase führen.

Die Patienten stellen sich posttraumatisch klassischerweise mit einer **Schwellung,** einem **Brillenhämatom** und **Epistaxis** vor. Eine **Deformation/Deviation der Nase** kann dabei durch die bereits eingetretene Schwellug verschleiert werden. Palpatorisch lässt sich meist eine Mobilität der Nase, eine Stufenbildung und ggf. sogar eine Krepitation nachweisen. Unbedingt auszuschließen ist die Bildung eines Septumhämatoms mittels Rhinoskopie. Liegt ein solches **Septumhämatom** vor, kann es aufgrund eingeschränkter Durchblutung des knorpeligen Septums zu einer Nekrose des Septums und dessen Abbau kommen. Liegt ein Septumhämatom vor, muss dieses inzidiert, abgesaugt und durch transseptal fixierte Septumschienen für 1–2 Wochen komprimiert werden.

Diagnostik

Zur Röntgendiagnostik bei isoliertem V. a. eine Nasenbeinfraktur gehören die NNH-Aufnahme (→ Abb. 18.9)und eine Zielaufnahme der Nase im seitlichen Strahlengang bzw. ein Fernröntgen seitlich (FRS). Erweitert werden kann die Diagnostik durch die CT-Diagnostik, die oftmals erst das ganze Ausmaß der Zertrümmerung darstellt (→ Abb. 18.10).

Die Indikation zur operativen Versorgung wird meist nach 3–4 Tagen gestellt, wenn die Schwellung abgeklungen ist. Indikationen zur operativen Versorgung sind eine neu aufgetretene Nasenatmungsbehinderung durch Verlagerung des Septums, ein sichtbarer Schiefstand, eine Sattelnase, ein Telekanthus oder der Wunsch des Patienten selbst.

Therapie

Die Therapie besteht in der Reposition des Nasengerüsts. Dabei wird der eingesunkene Nasenrücken mit einem Elevatorium oder einer Walsham-Zange angehoben und reponiert. Zur Stellung des Septums dient

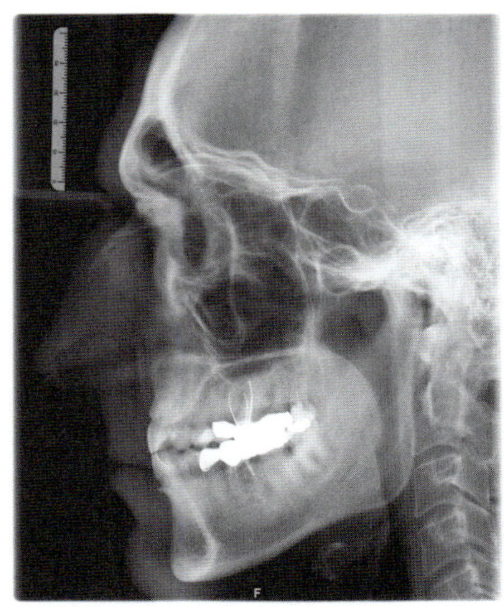

Abb. 18.9 Darstellung einer Nasenbeinfraktur im Fernröntgenbild [P132]

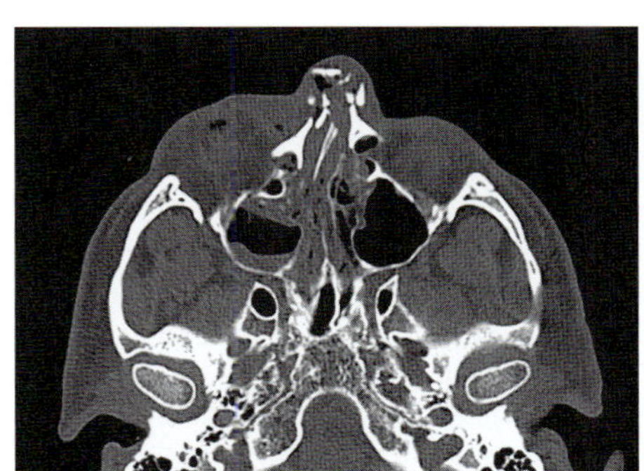

Abb. 18.10 Axiale CT einer Nasenbeintrümmerfraktur mit Mitbeteiligung des Nasenseptums [P132]

die Asch-Zange. Anschließend wird die Nase von endonasal für 2–3 Tage austamponiert, um ein erneutes Einsinken zu vermeiden. Musste das Septum reponiert werden, wird es für 10–14 Tage mit beidseitigen, gegeneinander fixierten Kunststoffsschilden zusätzlich geschient. Zum äußeren Schutz kann ein präformierter Aluminiumsplint (Denversplint®), ein individueller thermoplastischer Kunststoffsplint oder ein an der Stirn abgestützter individueller Nasengips angelegt werden, die jeweils ca. 2 Wochen getragen werden sollten.

NOE-Frakturen

Klinik, Diagnostik und Therapie

Bei Frakturen in diesem Bereich (Siebbein, Tränenbein) sind besonders die Tränenwege und das **Lig. palpebrale mediale** betroffen. Bei Fragmentdislokation des Knochenteils, das dem Lig. palpebrale mediale als Ansatzpunkt dient, kommt es zu einer Verbreiterung des interkanthalen Abstands (Augenabstand), der im Regelfall 32–34 mm beträgt. Ab einem Abstand über 40 mm ist das Vorliegen eines **Telekanthus** sicher. Die fehlende Fixation lässt sich durch Zug am Ober- und Unterlid nachweisen. Als Diagnostikum der Wahl bietet sich die CT oder das DVT an.

Einteilung der NOE-Frakturen nach Markowitz

- Typ I: isoliertes, nicht disloziertes Fragment. Der Ansatz des Lig. palpebrale mediale ist intakt.
- Typ II: mehrfragmentäre Fraktur des zentralen, ligamenttragenden Fragments. Der Ansatz des Lig. palpebrale mediale ist noch mit einem Fragment verbunden.
- Typ III: Trümmerfraktur des zentralen, ligamenttragenden Fragments. Der Ansatz des Ligaments ist abgerissen.

Bei allen Formen kann das Nasenbein beteiligt sein.

Die Reposition bei NOE-Frakturen erfolgt häufig über einen **koronaren Zugang,** sodass das knöcherne Nasenskelett und die medialen Orbitawände dargestellt werden können. Nach Ablösung der Trochleae sind die Tränensäcke, die Fossa lacrimales und die Lidbandansätze einsehbar. Ist das Lidband noch an einem Knochenfragment fixiert, wird dieses reponiert und mit einer Mikroplatte fixiert. An einer solchen Platte kann auch ein abgerissenes Lidband fixiert werden. Ist eine Fixierung auf der ipsilateralen Seite nicht möglich, kann diese auf der kontralateralen Seite erfolgen.

Zusammenfassung

- Oft treten die Frakturen nach LeFort nicht lehrbuchhaft auf, sondern sind ggf. nur einseitig zu finden oder mit weiteren Frakturen kombiniert.
- Bei den LeFort-I/II-Frakturen handelt es sich um zentrale Mittelgesichtsfrakturen und bei der LeFort-III-Fraktur um eine zentrolaterale.
- Jochbeinfrakturen sind laterale Mittelgesichtsfrakturen und gehen häufig mit einer Sensibilitätsstörung des ipsilateralen N. infraorbialis einher.
- Das retrobulbäre Hämatom oder die Inkarzeration eines Augenmuskels im Frakturspalt sind absolute Notfallindikationen für einen operativen Eingriff.
- Das diagnostische Mittel der Wahl ist die CT, weil diese mit nur einer Aufnahme alle Informationen liefert und Frakturverläufe besser erkannt werden können.

Epidemiologie und Pathogenese

Das Kiefergelenk ist eine Kombination aus zwei Gelenkarten: einem Scharniergelenk (discomandibulär) und einem Schiebegelenk (discotemporal). Es ermöglicht eine Dreh-Gleit-Bewegung des Unterkiefers. Obwohl sich das Kiefergelenk geschützt in der Fossa temporalis befindet, ist es häufig in den Frakturmechanismus von Unterkieferfrakturen mit einbezogen (ca. 1/3). Häufigste Ursache ist die direkte Gewalteinwirkung auf die Kinnregion (Sturz, Schlag, Aufpralltrauma). Die Therapie der Kiefergelenkfrakturen gestaltet sich aufgrund der Lage des Gelenks oftmals schwierig. Im Verlauf können deshalb beispielsweise (Pseud-)Arthrosen, Schmerzen bei der Kiefergelenksbewegung oder beim Kauen auftreten.
Man unterscheidet die Kontusion, die Distorsion, die Luxation und die Fraktur:

Kontusion und Distorsion

Definition

Unter dem Begriff **Kontusion (= Prellung)** versteht man im Bereich des Kiefergelenks eine Kraft, die auf den Unterkiefer einwirkt, aber nicht in der Lage ist, diesen zu brechen.

Klinik

Die Patienten berichten in der Folge über Schmerzen (insbesondere Stauchungsschmerz bei Druck auf das Kinn), Bewegungseinschränkungen des Unterkiefers und Okklusionsstörungen. Kommt es zur Ruptur kleinerer Gefäße und zu einem Einbluten in den Gelenkspalt **(Hämarthros),** kann der Unterkiefer zur gesunden Seite hin abweichen, was als **Bonnet-Stellung** bezeichnet wird. Gleichzeitig kann es zu einem **ipsilateral offenen Biss** und zu einer **Kieferklemme** kommen. Wird die Gelenkkapsel, in der sich das Kiefergelenk befindet, überdehnt ohne zu reißen, bezeichnet man dies als **Distorsion.**

Diagnostik

Unabdingbar ist ein Frakturausschluss. Dieser erfolgt über das Erstellen eines Röntgenbilds **(OPT + Clementschitsch-Aufnahme),** auf dem bei einem Hämarthros der Gelenkspalt verbreitert erscheint.

Therapie und Nachsorge

Eine operative Intervention ist in den meisten Fällen nicht nötig. Oft reicht eine Ruhigstellung mittels **Kopf-Kinn-Kappe.** Da in mindestens einem Gelenkspalt ein Erguss vorliegt, ist die maximale Interkuspidation nicht möglich und sollte nicht erzwungen werden. Lediglich bei einem massiven und persistierenden Gelenkerguss kann eine Punktion notwendig werden.
Spezielles Augenmerk in der Nachsorge sollte bei Kindern erfolgen, da es in Folge von traumatisch bedingten Knorpelnekrosen oder Kapselrissen zur Ausbildung von Ankylosen oder **Wachstumsstörungen** kommen kann.

Luxation

Definition

Unter einer Luxation versteht man die **ventrale Verlagerung** (ein- oder beidseitig) des Gelenkkopfes und des Discus articularis vor das Tuberculum articulare. Die Luxation nach dorsal ist eher selten. Die häufigste Ursache ist eine zu starke Öffnung des Mundes (z. B. beim morgendlichen Gähnen).

Klinik

Im Falle einer ventralen Luxation ist die **Gelenkpfanne leer** und druckschmerzhaft. Genau wie bei der Kontusion/Distorsion weicht der Unterkiefer zur gesunden Seite hin ab und es besteht eine **Kiefersperre.**

Diagnostik

Auch in diesem Fall muss ein Frakturausschluss erfolgen. Im Röntgenbild (OPT oder KG-Spezialaufnahme) steht der Gelenkkopf vor dem Tuberculum articulare.

Therapie und Nachsorge

Die Therapie besteht in der umgehenden manuellen Reposition des luxierten Kiefergelenks mittels **Handgriff nach Hippokrates** (→ Abb. 19.1). Dabei sollten beide Daumen mit einer Kompresse geschützt werden, da es nach erfolgter Reposition zum reflektorischen Zusammenbiss kommen kann. Je länger die Luxation bereits besteht, desto schwieriger ist die Reposition.
In manchen Fällen muss vorher ein Lokalanästhetikum appliziert werden, um einen möglichen Muskelspasmus auszuschalten oder zu reduzieren. Die Applikation erfolgt dabei in das Gelenk und den Gelenkspalt. Eine Alternative dazu ist die Injektion von **Botulinumtoxin (Botox),** die jedoch 2 Tage vor der Intervention erfolgen sollte und sich deshalb nur bei chronischen Kiefergelenkluxationen eignet.
Um eine erneute Luxation zu verhindern, sollte der Patient für 2 Wochen eine **mandibulomaxilläre Fixation (MMF)** erhalten oder eine **Kopf-Kinn-Kappe** tragen.
In der Folge können Reluxationen bzw. habituelle Luxationen auftreten, da der Bandapparat mit jeder Luxation schwächer wird.

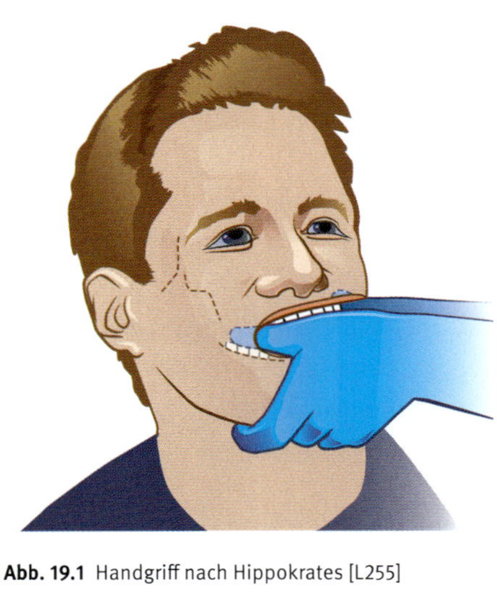

Abb. 19.1 Handgriff nach Hippokrates [L255]

Fraktur

Einteilung

Die Einteilung der Kiefergelenksfrakturen erfolgt nach **Lindahl** (→ Abb. 19.2) oder **Spiessl und Schroll:** Dabei unterscheidet man bei Frakturen die **Höhe der Fraktur** (Capitulum: 15 %, Collum: 25 % und Basis: 60 %), den **Grad der Dislokation** (nicht disloziert, disloziert mit Bruchflächenkontakt, disloziert ohne Bruchflächenkontakt) und den **Grad der Luxation** (nicht luxiert, sub-luxiert, luxiert).

Klinik

Die Patienten berichten über **Schmerzen,** die sich als Druckschmerz und Stauchungsschmerz (Druck unterhalb des Kinns nach kranial) verifizieren lassen, und über eine **Okklusionsstörung.** Zusätzlich kommt es ggf. zu einer Kieferklemme und zur weichen Schwellung im Bereich des Gelenkspalts. Bei einseitiger Fraktur weicht der Unterkiefer zur kranken Seite ab und es entsteht ein **einseitig offener Biss** auf der gesunden Seite (→ Abb. 19.3).

- Bei Luxationen und Kontusionen weicht der Unterkiefer aufgrund der Schwellung zur gesunden Seite hin ab, bei einer Fraktur zur kranken Seite.
- Sind beide Kiefergelenke frakturiert, kommt es zum frontal offenen Biss und einer Dorsalverlagerung des Unterkiefers mit Frühkontakt im Molarenbereich.

Diagnostik

Die definitive Bestätigung einer Fraktur kann nur durch ein Röntgenbild erfolgen. In der konventionellen Bildgebung empfehlen sich ebenfalls ein OPT in Kombination mit einer Clementschitsch-Aufnahme. Sinnvoll ist jedoch auch hier eine dreidimensionale Bildgebung mittels CT oder DVT, um eine adäquate Einschätzung der Fraktur zu ermöglichen.

Therapie und Nachsorge

Eine operative und eine konservative Frakturversorgung sind möglich. Ziel beider

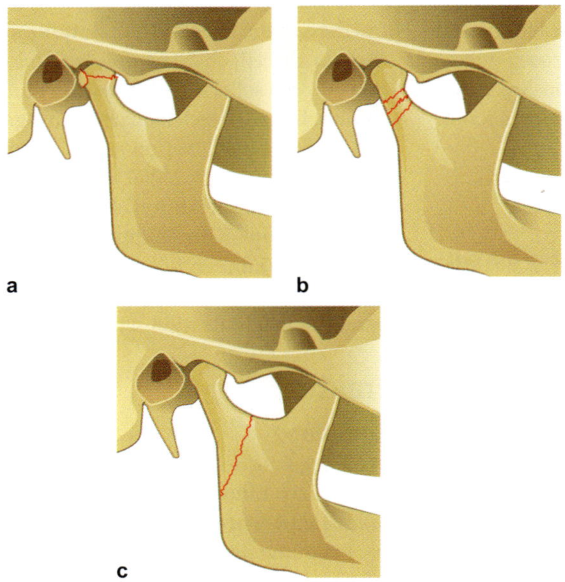

Abb. 19.2 Einteilung der Kiefergelenkfrakturen nach Lindahl [L255]
a) Capitulum-Fraktur (intrakapsulär gelegene Gelenkkopf-Fraktur)
b) Hohe, mittelhohe und tiefe Collum-Fraktur
c) Gelenkbasisfraktur

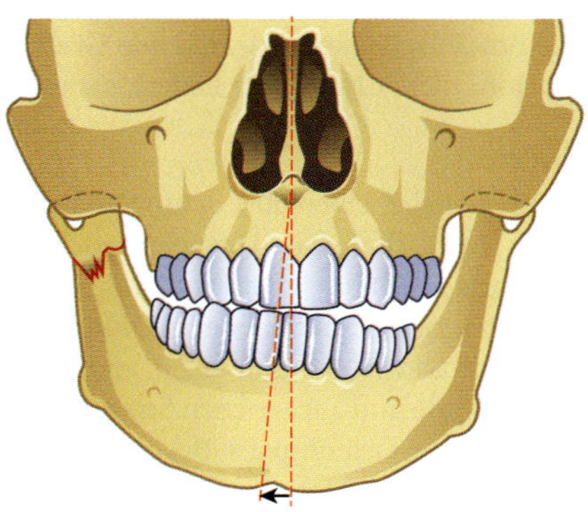

Abb. 19.3 Entstehung eines offenen Bisses bei Collum-Frakturen: offener Biss auf der kontralateralen Seite und Frühkontakt auf der ipsilateralen Seite der Fraktur bei dislozierter Collum-Fraktur rechts [L255]

Therapieoptionen ist die einwandfreie Gelenkfunktion.
Die konservative Therapie umfasst die Reposition und die Ruhigstellung der Fragmente.
In der initialen Phase empfiehlt sich lediglich die Ruhigstellung, bis das Hämatom oder der Gelenkerguss abgebaut sind. Erst danach kann eine maximale Interkuspidation angestrebt werden. Die maximale Interkuspidation kann durch das Einbringen von **MMF-Schrauben** (2–3/Kiefer) oder eine **Schuchardt-Schienung** erreicht werden, die zunächst starr mit Draht, später mit zunehmend lockeren Gummis ligiert werden. Abweichend von anderen Frakturbehandlungen muss die starre MMF im Verlauf gelockert werden, weil sonst das Risiko einer Ankylose steigt. Grob gilt: je höher die Fraktur, desto kürzer das Intervall der absolut starren Fixation. Ab einer Luxation der Kiefergelenke von 45° ist auch bei Jugendlichen eine konservative Therapie trotz besserer Adaptationsmöglichkeiten nicht mehr möglich, sodass operativ interveniert werden muss.
Die Indikationen zur **operativen Therapie** beim Erwachsenen sind:

- Verlust der Condylus-Discus-Fossa-Relation
- Eine Luxation von > 15°
- Ein Vertikalverlust ≥ 4 mm
- Die Interposition von Weichgewebe
- Eine konservativ nicht einstellbare Okklusion

Bei der operativen Frakturversorgung werden eine anatomische Reposition der Knochenfragmente und eine Revision der Gelenkbinnenstruktur angestrebt. Repositionen der Collum-Basis erfolgen am besten über einen präaurikulären, retromandibulären oder submandibulären Zugang. Der präaurikuläre Zugang dient dem Zugang in die Gelenkpfanne zur Herstellung der internen Gelenkstrukturen, ermöglicht aber zugleich die Behandlung von Collum- und Capitulum-Frakturen (→ Abb. 20.1). Die übungsstabile Fixation erfolgt im Bereich der Gelenkbasis mittels zweier, im Winkel nach unten offener Osteosyntheseplatten, wobei eine am Dorsalrand zu liegen kommen sollte. Bei Platzmangel oder höher liegenden Frakturen können auch einzelne, speziell geformte Osteosyntheseplatten, z. B. Deltaplatten, eingesetzt werden.
Die größten Risiken einer operativen Versorgung sind die **Schädigung des N. facialis** (Risiko einer temporären Schädigung: 25 %, dauerhafte Schädigung: 1–2 %) und das Entstehen einer **Speichelfistel** der Gl. parotis.

Traumatologie im Kindes- und Jugendalter

Eine Sonderstellung bei der Behandlung nehmen Kiefergelenkfrakturen im Kindes- und Wachstumsalter ein. Hier erfolgt die Behandlung hauptsächlich konservativ-kieferorthopädisch (z. B. **Aktivator nach Andresen und Häupl**), sofern eine plausible Okklusion schmerzfrei eingenommen werden kann. In diesen Fällen findet keine Ruhigstellung statt, sondern es kann sofort mit funktionellen Übungen begonnen werden.
Bei Kindern profitiert der Behandler von der ausgeprägten Reparaturkraft und der Adaptation des Gelenks an neue Gegebenheiten. Gefürchtete Spätkomplikation ist die Bildung einer **Ankylose** oder einer **Wachstumsstörung/-hemmung.**

Zusammenfassung

- Liegt ein Erguss im Kiefergelenk vor, weicht der Unterkiefer zur gesunden Seite ab; bei einer Collum-Fraktur weicht der Unterkiefer zur kranken Seite hin ab.
- **Kieferklemme** = Mund geht unzureichend oder nicht auf („die Tür KLEMMt“)
- **Kiefersperre** = Mund lässt sich nicht schließen („die Tür ist SPERRangelweit auf“)
- Der Handgriff nach Hippokrates dient der Reposition des luxierten Kiefergelenks.

Die Indikation für eine operative Behandlung des Kiefergelenks ist eng zu stellen, da das OP-Gebiet eher schwer zugänglich ist und sich mehrere sensible Strukturen in diesem Gebiet befinden (u. a. N. facialis [VII]). Zudem ist bei diffusen und funktionsunabhängigen Beschwerden chirurgische Intervention selten Erfolg versprechend. Je konkreter eine funktionelle Einschränkung des Kiefergelenks auf eine bestimmte Ursache zurückzuführen ist, desto erfolgreicher ist eine chirurgische Therapie. Vor einer Operation des Kiefergelenks stehen daher eine ausführliche Anamnese und Befundung sowie der Versuch einer konservativen Therapie (Aufbissschiene und Physiotherapie) für rund 12–18 Monate. Eine Operation ist die Ultima Ratio.
Erkrankungen des Kiefergelenks, die dennoch eine chirurgische Intervention notwendig machen, sind:

- Tumoren
- Entwicklungsstörungen
- Form- und Lageveränderungen des Diskus
- Arthrosen/Ankylosen
- Diskusperforationen
- Hypermobilitätsstörungen

Operative Techniken

Man unterscheidet bei Art der Operationen des Kiefergelenks minimal-invasive Techniken, wie die Arthrozentese und die Arthroskopie, von der offen-chirurgisch durchgeführten Arthrotomie. Nach dem Eingriff erfolgt in der Regel eine Phase der Rehabilitation und Physiotherapie.

Arthrozentese

Bei der Arthrozentese handelt es sich um das am wenigsten invasive Verfahren. Ziele der Arthrozentese sind sowohl die vorsichtige Aufdehnung des Gelenkspalts durch eine Spüllösung als auch eine **Lavage** im Bereich des Gelenks, um Entzündungszellen auszuspülen.
Dazu wird der obere Gelenkspalt mit zwei Kanülen punktiert, von denen über eine die Spülflüssigkeit (Ringer-Lösung) injiziert wird, während über die andere die Spülflüssigkeit wieder abfließt.
Indikationen zu dieser Therapie sind z. B. die akute Diskusverlagerung oder Entzündungen im Gelenkbereich.

Arthroskopie

Bei der Arthroskopie wird zusätzlich zur Arthrozentese eine Optik in den Gelenkspalt eingebracht, welche das Arbeiten unter Sicht ermöglicht. Das Spülverfahren ist identisch zu dem bei der Arthrozentese. Hinzu kommt jedoch, dass bei der Arthroskopie durch einen eingeführten Taststab auch aktiv **Adhäsionen im Gelenkspalt** gelöst werden können sowie durch **Shaving** die Oberfläche des **Discus articularis** bearbeitet werden kann.
Die Arthroskopie ist zudem eine Möglichkeit, bildgebende Verfahren zu ergänzen oder zu umgehen, da ihre Sensitivität die der CT- und MRT-Untersuchungen übertrifft. Sie dient der Behandlung von habituellen Condylusluxationen, Diskusverlagerungen und Arthrosen.

Arthrotomie

Die Arthrotomie beschreibt den **offenen Zugang zum Kiefergelenk,** wobei eine Reihe von etablierten Zugangswegen zur Verfügung steht (→ Abb. 20.1). Die Wahl des Zugangs richtet sich nach der Indikation. Allen gemeinsam ist die Schonung des R. frontalis des N. facialis. Am ästhetisch günstigsten hat sich der retroaurikuläre Zugang erwiesen, da die Narbe in einem nicht sichtbaren Bereich zu liegen kommt (**Cave:** Keloidgefahr hoch!). Nachteil dieses Zugangs ist der weitere Weg zum Kiefergelenk im Vergleich zum präaurikulären Zugang.

Kiefergelenksersatz

In seltenen Fällen ist das natürliche Kiefergelenk eines Patienten so zerstört, dass es entfernt und ersetzt werden muss. Gelegentlich sind auch Teile des Kiefergelenks nicht angelegt oder unterentwickelt, sodass das Kiefergelenk neu aufgebaut werden muss.
Es wird entweder komplett (Fossa und Condylus) durch eine individuelle alloplastische **Kiefergelenkprothese** (z. B. ein CAD/CAM gefertigtes neues Kiefergelenk) oder teilweise (nur Ersatz des Condylus) mit einem freien **autogenen Knochen-Knorpel-Transplantat** ersetzt/aufgebaut (→ Abb. 20.2). Bei einer dauerhaften Rekonstruktion mit einem alloplastischen Gelenk muss immer auch die Gelenkpfanne ersetzt werden. Bei der Gelenkrekonstruktion ist ein Zugang von prä-aurikulär und submandibulär obligat.

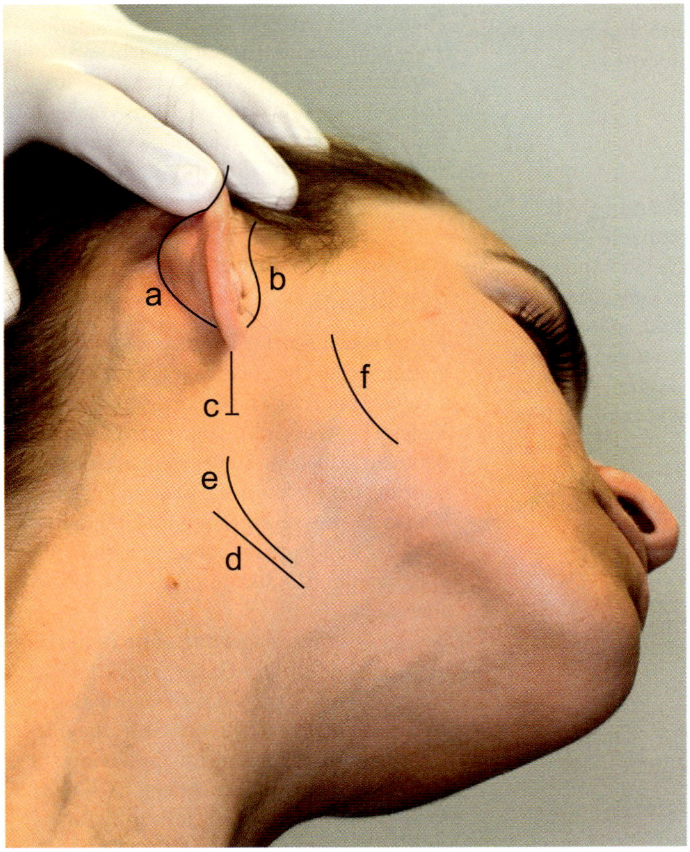

Abb. 20.1 Zugangswege zum Kiefergelenk und mögliche Schnittführungen: retroaurikulär nach Bockenheimer und Axhausen (a), präaurikulär nach Lindemann (b), retromandibulär (nach Ellis c), submandibulär (d), periangulär (e), intraoral (nach Steinhäuser, f) [P132]

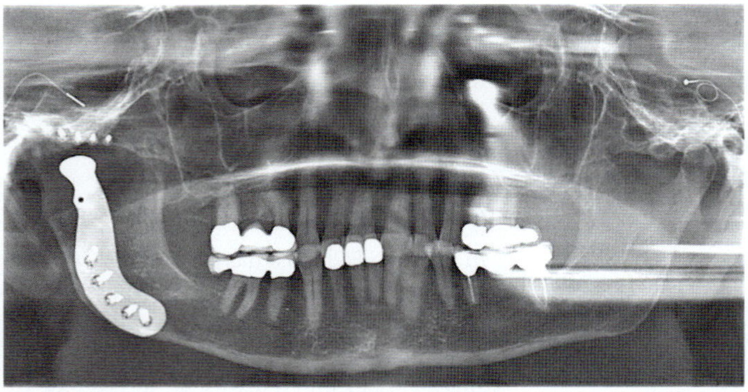

Abb. 20.2 OPT mit einer rechtsseitigen patientenspezifischen Kiefergelenkprothese. Das natürliche Kiefergelenk wurde reseziert. Die mit fünf Schrauben befestigte Fossa ist aus Kunststoff und nicht röntgendicht. Der Condylus ist aus Titan und mit ebenfalls fünf Schrauben am aufsteigenden Unterkieferast befestigt. (Nebenbefundlich sieht man ein Cochleaimplantat über dem ersetzten rechten Kiefergelenk.) [P1430]

Operative Indikationen am Kiefergelenk

Tumoren

Wie bei allen anderen Tumoren im Körper unterscheidet man auch im Gelenkbereich zwischen gutartigen und bösartigen, wobei die gutartigen seltener sind. Der häufigste gutartige Tumor ist das **Osteochondrom,** das ein appositionelles Wachstum im Bereich des Condylus zeigt. Der Condylus kann in der Regel erhalten werden, es wird lediglich der Tumor vom Unterkiefer abgetrennt. Weitere mögliche gutartige Tumoren sind:

- Osteome
- Myxome
- Hämangiome
- Ameloblastome

Die Klinik ist unspezifisch und zeichnet sich durch eine langsam progrediente Beschwerdesymptomatik aus (Schmerzen und Gelenkgeräusche, Abweichen des Kiefers zu einer Seite mit **einseitiger Nonokklusion** sowie zunehmende **Kieferklemme/-sperre**). Bei den bösartigen Tumoren kommt der Gruppe der **osteogenen Metastasen** die größte Bedeutung zu. Im Gegensatz zu den gutartigen Tumoren ist bei den bösartigen Tumoren der Erhalt des Gelenks und der umliegenden Strukturen meist nicht möglich.

> Die häufigsten ossär-metastasierenden Tumore sind Mamma-, Nieren- und Prostatakarzinome.

Entwicklungsstörungen

Ein Beispiel ist die **kondyläre Hyperplasie,** die gehäuft zwischen dem 5. und 25. Lebensjahr auftritt und zu einem einseitigen Wachstumsschub des Unterkiefers durch autonome Aktivierungen in der Kambiumschicht führt. Aufgrund des einseitig verstärkten Wachstums des Unterkiefers kann es zu einer mandibulären **Laterognathie** mit **Mittellinienverlagerung** und **einseitig offenem Biss** auf der betroffenen Seite kommen. Die Sicherung der Diagnose erfolgt über die Anamnese mit klinischer Untersuchung sowie über radiologische Verlaufskontrollen. Am sichersten lässt sich ein Abschluss des Wachstums durch eine **Skelettszintigrafie** nachweisen. Um übermäßiges Wachstum zu stoppen, ist die **hohe Kondylektomie** Therapie der Wahl. Dabei wird die subchondrale Schicht und damit die Wachstumszone reseziert und im Anschluss der Condylus neu modelliert. Befindet sich das Wachstum in der inaktiven Phase, kann die entstandene Dysgnathie durch eine **mono- oder bignathe Umstellungsosteotomie** korrigiert werden.

Form- und Lageveränderungen des Diskus

Als Ursachen für eine Diskusverlagerung kommen eine Hyperaktivität der Kaumuskulatur, Traumata, Hyperextensionen des Kiefergelenks und okklusale Interferenzen in Betracht. Dabei unterscheidet man eine Verlagerung des Diskus mit und ohne Reposition. Bei der **Diskusverlagerung mit Reposition** wird der Bandapparat überdehnt, eine direkte Behandlungsindikation resultiert daraus aber nicht.

Bei der **Diskusverlagerung ohne Reposition** hingegen kommt es zu einer eingeschränkten Mundöffnung sowie einer Deviation des Unterkiefers zur betroffenen Seite, die mit Schmerzen einhergeht. Eine Indikation zur operativen Therapie besteht erst nach dem Ausschöpfen aller konservativen Maßnahmen und beginnt mit der Arthrozentese/Arthroskopie und endet bei der Arthrotomie. Mithilfe der **Arthroskopie** können bei anteriorer Diskusverlagerung mit verlängertem, hinterem Aufhängungsband durch einen Thermokauter punktförmige Koagulationen erzeugt werden, die einen Schrumpfungsprozess auslösen und so zu einer Straffung des hinteren Gelenkbands führen. Eine Alternative ist die Durchtrennung des vorderen Aufhängungsbands. Bei Misslingen der arthroskopischen Reposition ist eine **offene Diskusrepositionsoperation** im Verlauf indiziert. Dabei werden z. B. die Aufhängungsbänder verkürzt oder ein MITEK-Anker eingebracht, um die Position des Diskus zu fixieren.

Ankylose

Unter dem Begriff versteht man die bindegewebige (fibröse) oder knöcherne (ossäre) Versteifung des Kiefergelenks, die häufig nach einem Trauma, einer **Entzündung (Arthritis, Otitis media, Mastoiditis)** oder einer Radiatio ihren Ursprung findet und auch in einer Mischform vorliegen kann. Klinisch zeigt sich eine **Kieferklemme** (relativ: ≤ 35 mm SKD, absolut ≤ 4 mm SKD), die mithilfe einer CT/DVT nachgewiesen werden kann. Sind Vor- und Seitwärtsbewegungen uneingeschränkt möglich, ist eine Ankylose sehr unwahrscheinlich. Im Zweifelsfall muss die Untersuchung in Narkose stattfinden. Indikationen zur operativen Therapie sind bei stärkerer Ausprägung eine insuffiziente Möglichkeit zur Mundhygiene und eine Vermeidung von Komplikationen (z. B. Aspiration → Intubation erschwert oder unmöglich). Konservative Dehnungsübungen sollten ausgeschöpft sein, haben aber auch nur einen begrenzten Effekt und sind für den Patienten schmerzhaft (Kieferspreizgeräte).

Die operative Therapie hat das Ziel, den ankylosierten Bereich zu reosteotomieren und somit eine **Neoarthrose** zu schaffen. Das Ergebnis der OP ist abhängig von der Compliance des Patienten und der Intensität der **Mundöffnungsübungen** (Spatelübungen, Terabyte), die über mindestens 1 Jahr durchgeführt werden sollten. Stellt sich das Kiefergelenk intraoperativ nach Lösen der Ankylose weiterhin als mangelhaft beweglich dar, kann man zusätzlich den Proc. muscularis durchtrennen. Ist im Rahmen der Operation eine **vollständige Kondylektomie** nötig, kann ein **alloplastischer Gelenkersatz** inseriert werden, um das Gelenk sofort zu rekonstruieren. Die MMF erfolgt in diesem Fall für 2–3 Wochen elastisch. Um eine Reankylose zu vermeiden, hat es sich bewährt, eine Interpositionsplastik (autologer/xenogener Knorpel, Fascia temporalis, Dura mater, Silaplastik) einzubringen. Dennoch besteht eine Rezidivwahrscheinlichkeit von 5–10 %.

Hypermobilitätsstörung

Unter dem Begriff Hypermobilitätsstörung werden Auslenkungen des Condylus und des Discus articularis, die eine übermäßige Motilität des Unterkiefers bedingen, zusammengefasst. Sie lassen sich in eine fixierte Luxation (Verschiebung des Condylus vor das Tuberculum articulare) und eine schmerzhafte Hypermobilität mit Reposition unterscheiden.
Die Reposition einer **fixierten Luxation** geschieht durch den **Handgriff nach Hippokrates**. Hierbei werden die Daumen des Behandlers auf die Unterkieferzahnreihe oder die Linea obliqua gelegt und der Unterkieferrand mit den anderen Fingern fixiert (→ Abb. 19.1). Danach wird der Unterkiefer nach kaudal und ventral distrahiert, um den Condylus im Anschluss durch eine Dorsalbewegung zu reponieren. Gelingt dies nicht, kann versucht werden, die Muskulatur (M. pterygoideus lateralis) durch die Injektion von **Lokalanästhetika** oder **Botulinumtoxin A** zu entspannen oder die **Reposition in Intubationsnarkose** durchzuführen.
Im Anschluss sollte der Unterkiefer in der Position durch einen Verband oder eine **Kopf-Kinn-Kappe** fixiert werden, die 2 Wochen getragen werden sollte. Zusätzlich können postoperativ eine Physiotherapie zur Detonisierung und Entspannungstraining durchgeführt werden.
Eine operative Therapie einer Hypermobilitätsstörung kann zwei Ansätze verfolgen:

- **Verriegelungsosteoplastik:** Erhöhen des Tuberculum articulare durch Auflagerungsosteoplastik mit Beckenkamm (nach Rehrmann) oder durch Osteotomie des Jochbogens (nach Le Clerc)
- **Erleichterung der Spontanreposition** durch modellierende Ostektomie im Bereich des Tuberculum articulare, wodurch eine Luxation des Condylus nicht verhindert werden kann, jedoch die Reposition erleichtert wird

Diskusperforation

Die Diskusperforation resultiert meist aus einer langjährigen Überlastung der Kiefergelenke und stellt in vielen Fällen eine präarthrotische Veränderung dar. Klinisch werden Schmerzen bei der Mundöffnung sowie ein **Gelenkreiben** nachgewiesen, radiologisch sichtbare Umbauvorgänge haben noch nicht stattgefunden. Eine Möglichkeit der visuellen Bestätigung der Erkrankung ist die Arthrografie/Arthroskopie, wobei die Arthroskopie in gleicher Sitzung eine Glättung des Diskus und des Perforationsrands ermöglicht. Ist die Glättung nicht ausreichend, kann versucht werden, ein **Interponat** in den Defekt einzubringen, das aus dem hinteren Aufhängungsband gewonnen wird. Bei großen und im Diskus selbst gelegenen Perforationen ist die **Diskusentfernung** indiziert.

Zusammenfassung

- Die Therapie erfolgt von wenig invasiv zu maximal invasiv (Arthrozentese, Arthroskopie, Arthrotomie, offene chirurgische Behandlung, Kiefergelenksersatz).
- Das gängigste Diagnostikum im Bereich des Kiefergelenks und der umgebenden Bandstrukturen ist das MRT.
- Eine Dysgnathie-OP bei kondylärer Hyperplasie darf erst nach Ende des Wachstums erfolgen. Zur Absicherung sollte daher präoperativ ein Skelettszintigramm erstellt werden.

Während die Haut als äußere Bedeckung des menschlichen Körpers einen dreischichtigen Aufbau aus Epidermis, Dermis und Subkutis zeigt, ist die Mundschleimhaut ähnlich den restlichen Schleimhäuten organisiert. Sie gliedert sich in **Mukosa, Lamina propria und Submukosa.** Zuoberst befindet sich ein mehrschichtiges unverhorntes Plattenepithel, das reich an antimikrobiellen Peptiden ist. Wie die restliche Haut des Körpers kann auch die Schleimhaut des Mund- und Rachenraums Veränderungen unterschiedlicher Genese zeigen. Häufig sind dabei Infektionen mit viralen, bakteriellen oder mykotischen Erregern. Zudem kann die Schleimhaut lokal wie auch systemisch auf unterschiedliche Medikamente, Chemotherapeutika oder Bestrahlungstherapien reagieren. Auch können sich chronische oder autoimmune Erkrankungen an der Schleimhaut manifestieren. Somit ist die Inspektion der gesamten Mundschleimhaut zentral und die Diagnose häufig schon klinisch zu stellen.

> Veränderungen der Mundschleimhaut und des Zahnfleischs müssen nicht zwingend eine lokale Ursache haben. Vielmehr können sie eine erste Manifestation einer **Allgemeinerkrankung** sein!

Aphthen

Aphthen sind oberflächliche Erosionen und treten häufig sporadisch auf. Ihre Ätiologie ist noch unbekannt, es werden aber familiäre Häufungen und bestimmte Auslöser wie kleine Traumata, Nahrungsmittelunverträglichkeiten und Stress beobachtet. Je nach Auftreten unterscheidet man eine **Minorform,** eine **Majorform** und eine **herpetiforme Aphthe** (→ Abb. 21.1).
Während erstere durch ihren Durchmesser unterteilt werden, erscheint bei der herpetiformen Klinik eine gruppierte Ansammlung kleiner runder Erosionen. Alle Formen gehen mit einer starken Schmerzhaftigkeit einher, heilen aber von alleine ab. Eine kausale Therapie ist somit nicht nötig.

Virale Erkrankungen

Herpes-simplex-Virus

Zu unterscheiden sind zwei Serotypen: Herpes-simplex-Virus (HSV)-**Typ 1 (oraler Typ),** der v. a. die Mundschleimhaut, aber auch Lippen und die Haut von Gesicht und Hals befallen kann, und HSV-**Typ 2 (genitaler Typ),** der zu Infektionen im Genitalbereich führt.
Je nach Alter und Immunabwehr können Infektionen mit dem HSV zu unterschiedlichen Krankheitsbildern führen. Erstinfektionen verlaufen häufig inapparent, können aber gerade bei Säuglingen eine **fulminante Herpessepsis** verursachen.

Klinik

Bei Kindern und Jugendlichen kann es gehäuft zu einer **Gingivostomatitis herpetica** kommen. Diese zeigt sich durch multiple schmerzhafte Bläschen und Ulzerationen vorwiegend im vorderen Abschnitt der Mundhöhle → Abb. 21.2.
Damit einhergehend bestehen oft ein allgemeines Krankheitsgefühl und Fieber. Bei Erwachsenen verläuft eine **Primärinfektion häufig symptomlos.** Erst durch innere oder äußere Reize (z. B. Stress oder Sonneneinstrahlung) kann es zur **Reaktivierung** des Virus kommen, das in den Ganglien der Nerven persistiert. Klinisch zeigt sich meist ein **Herpes labialis** mit kleinen gruppierten Bläschen an der Lippe oder im Mund. Diesen geht häufig ein Jucken oder Brennen in der betroffenen Region voraus.

Therapie

Sowohl die Gingivostomatitis herpetica als auch der Herpes labialis heilen nach etwa einer Woche spontan aus. Die Abheilung kann durch lokale Anwendung von virostatischen Salben (z. B Aciclovir) beschleunigt werden. Bei fulminantem Verlauf oder immunsupprimierten Patienten können die Virostatika auch systemisch verabreicht werden.

Varizella-Zoster-Virus

Klinik

Bei einer Erstinfektion mit dem Varizella-Zoster-Virus (VZV) kommt es zum klinischen Bild der **Windpocken.** Diese kommen gehäuft im Kindesalter vor und heilen in der Regel innerhalb von einer Woche spontan aus. Das Virus persistiert im Körper und kann im höheren Alter oder bei Immunschwäche reaktiviert werden. Dann entsteht ein **Herpes Zoster** (auch Gürtelrose genannt). Es kommt zum Auftreten von **kleinen Bläschen auf einem erythematösen Grund** (→ Abb. 21.3). Diese folgen typischerweise dem Innervationsgebiet sensibler Nerven. So kann bei Befall des N. trigeminus die Gesichtshaut genauso wie die intraorale Schleimhaut im jeweiligen Innervationsgebiet betroffen sein.

Therapie

Je nach Ausprägung kann **Aciclovir** lokal oder systemisch angewandt werden. Nach Abheilung kann es zu persistierenden Schmerzen in der betroffenen Region kommen **(Post-Zoster-Neuralgie).**
Gegen VZV kann eine **Impfung** erfolgen. Diese wird für alle Säuglinge im Alter von 9 und 12 Monaten empfohlen und wird vorzugsweise mit einem kombinierten MMRV-Impfstoff, der gegen vier Krankheiten (Masern, Mumps, Röteln und Varizellen) schützt, appliziert. Der Impfstoff wirkt jedoch nur prophylaktisch, bereits bestehende Infektionen können durch eine Impfung nicht behandelt werden.

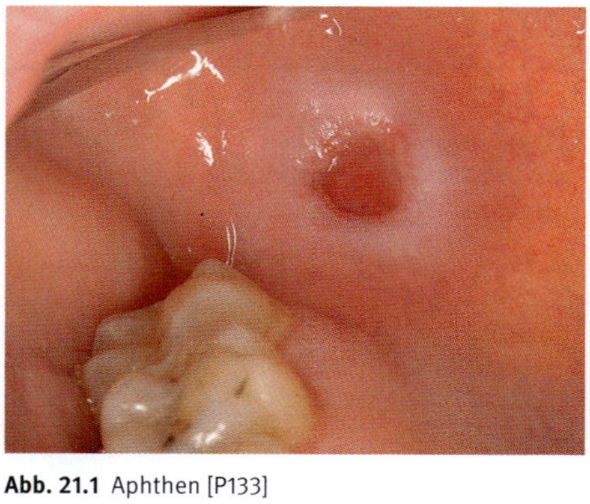

Abb. 21.1 Aphthen [P133]

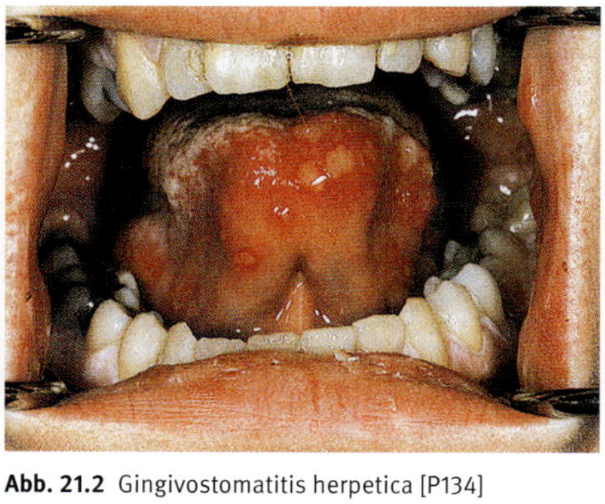

Abb. 21.2 Gingivostomatitis herpetica [P134]

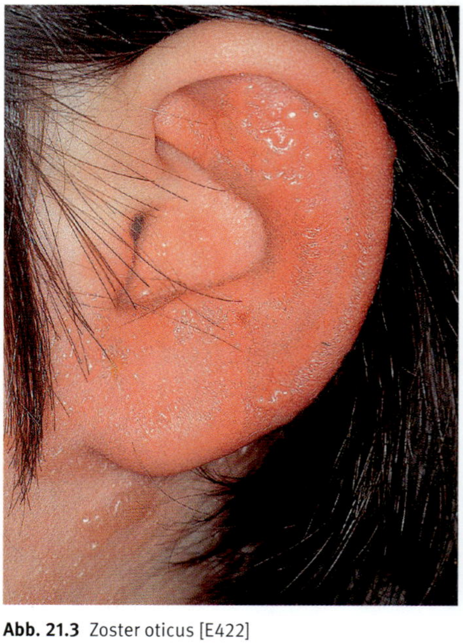

Abb. 21.3 Zoster oticus [E422]

Humane Papillomaviren

Bei den Humanen Papillomaviren (HPV) handelt es sich um eine große Gruppe von DNA-Viren, welche die Epithelzellen von Haut und Schleimhaut befallen. Dort führen sie zu gutartigen Wucherungen (Warzen), die im Anogenitalbereich auch maligne entarten können. Dies ist für die orale Schleimhaut nicht sicher nachgewiesen. Jedoch wurde insbesondere bei **Oropharynxkarzinomen** und einem kleinen Teil der **Mundhöhlenkarzinome** (ca. 5 %) eine deutliche Assoziation mit dem HPV-Typ 16 festgestellt. Eine Infektion mit diesem Virustypen führt zu einer gesteigerten Expression des Proteins p16. In der klinischen Histopathologie hat sich dieses Protein zu einem wichtigen prognostischen Marker entwickelt. P16-positive Tumoren sprechen hierbei deutlich besser auf eine Bestrahlung an als p16-negative Tumoren.
Die Serotypen 2 und 4 führen zu der **Verruca vulgaris,** einer exophytisch wachsenden Läsion. Durch die Serotypen 6 und 11 werden **Condylomata acuminata** ausgelöst. Dabei handelt es sich um flache, breitbasige Wucherungen.

Therapie

Die Therapie p16-positiver Oropharynxkarzinome (und gelegentlich auch Mundhöhlenkarzinome) erfolgt aufgrund des guten Ansprechens auf eine Radiatio in der Regel strahlentherapeutisch.
Bei Infektionen mit den Serotypen 2,4, 6 und 11 ist die Therapie der Wahl die operative Abtragung mittels Skalpells oder Laser. Rezidive sind jedoch häufig.
Seit ca. 20 Jahren gibt es eine Impfung gegen einige HPV-Subtypen. Aktuell ist ein Neunfach-Impfstoff, der vor den HPV-Typen 6, 11, 16, 18, 31, 33, 45, 52 und 58 schützt, in Europa zugelassen. Der Impfstoff wirkt jedoch ebenfalls nur prophylaktisch, bereits bestehende Infektionen können damit nicht behandelt werden.

Coxsackie-Virus

Klinik

Im Bereich der Mundschleimhaut können Coxsackie-Viren sowohl zu einer Herpangina als auch zur Hand-Fuß-Mund-Krankheit führen. Beide betreffen vorranging Kinder im ersten Lebensjahrzehnt.
Bei der **Herpangina** kommt es v. a. im Bereich des hinteren Gaumens und der Tonsillarregion zu Ulzerationen und Bläschen. Diese sind durch einen dunkelroten Hof umgeben und heilen innerhalb 1 Woche aus. Während dieser Zeit zeigen sich häufig allgemeine Abgeschlagenheit und Fieber.
Bei der **Hand-Fuß-Mund-Krankheit** ist das Krankheitsgefühl von einem Ausschlag der Mundschleimhaut wie auch der Haut der Handinnenflächen und Fußsohlen begleitet. Das orale Enanthem findet sich eher im vorderen Bereich der Mundhöhle und der Zunge. Es zeigen sich schmerzhafte Bläschen und Aphthen. Der distale Extremitätenbefall tritt zeitgleich auf und kann mit Schmerzen und Juckreiz einhergehen.

Therapie

Beide Erkrankungen heilen spontan aus und werden lediglich symptomatisch therapiert.

Bakterielle Erkrankungen

Infektionen mit bakteriellen Erregern werden der breiten bakteriellen Besiedlung des Mundraums entsprechend als Mischinfektionen bezeichnet. Diese sind häufig odontogenen Ursprungs und sowohl mit mangelnder Mundhygiene als auch einer systemischen Immunschwäche assoziiert. Es kommt zur Weichteilinfektion mit der Gefahr der Abszedierung (→ Kap. 14).

Mykosen

Der wichtigste Vertreter der oralen Mykosen ist die Candidiasis (auch Soor genannt). Sie wird v. a. durch *Candida albicans* ausgelöst. Dabei handelt es sich um einen humanpathogenen Hefepilz, der sich bei lokaler oder systemischer Immunschwäche ausbreiten kann.

Klinik

Klinisch imponieren weiße Beläge auf einer erythematösen Schleimhaut (→ Abb. 21.4). Diese sind im Vergleich zu Leukoplakien **abstreifbar.** Je nach Verlauf wird von einer akuten und chronischen Form gesprochen.

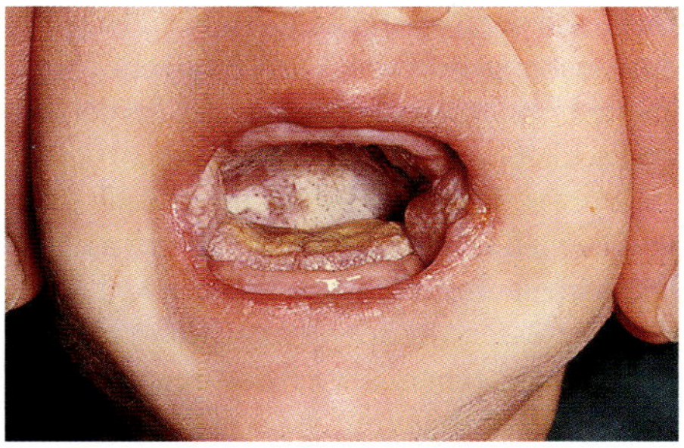

Abb. 21.4 Mundsoor [T409]

Im Vordergrund der Behandlung steht meist das Grundleiden, das zu der Immunschwäche führt (z. B. eine HIV-Infektion, Diabetes mellitus, Einnahme von Glukokortikoiden). Sicher nachgewiesen werden kann eine orale Mykose durch einen Bürstenabstrich und nachfolgend eine zytopathologische oder mikrobiologische Untersuchung.

Therapie

Je nach Befall und Abwehrlage werden Antimykotika lokal (z. B. Nystatin Lutschtabletten) oder systemisch verabreicht.

Nichtinfektiöse Mukositis

Als nichtinfektiöse Mukositiden werden Entzündungen der Mundschleimhaut bezeichnet, die nicht durch einen Erreger, sondern durch Reizung des Gewebes auftreten. Diese werden häufig durch Chemotherapeutika und Radiotherapien verursacht. Beide Therapien wirken in der Regel hemmend auf die schnelle Zellteilung des entarteten Gewebes. Als häufige Nebenwirkung leiden deswegen besonders regenerationsfähige Gewebe wie die Mundschleimhaut besonders unter der Therapie. Klinisch kann es zu Rötungen, Ulzerationen und Blutungen kommen. Diese heilen normalerweise wenige Wochen nach Absetzen der Noxe spontan ab. Mundspülungen und Schmerzmittel können zur Symptomlinderung eingesetzt werden.

Zusammenfassung

- Die meisten viralen Erkrankungen heilen von alleine aus. Eine unterstützende Gabe von Virostatika ist meist nur bei einer gleichzeitigen Immunsuppression nötig.
- Je nach Alter bei Primärinfektion können unterschiedliche klinische Verläufe einer viralen Infektion entstehen.
- Viele Viren persistieren in den körpereigenen Zellen. Bei Stress kann es zu einer Reaktivierung kommen.

Das Plattenepithel der äußeren Haut ist durchgehend verhornt. Die Verhornung beginnt im Stratum spinosum der Epidermis und schließt im äußersten Stratum corneum ab. Dort verlieren die Zellen ihren Zellkern und flachen zu einer dichten Barriere ab. Diese dient als natürlicher Schutz vor externen Einflüssen wie schädlichen Substanzen, Strahlung, mechanischer Belastung und pathogenen Erregern.
Im Gegensatz dazu ist die Schleimhaut des Mundes je nach Lokalisation an seine unterschiedlichen Anforderungen adaptiert. Die **auskleidende Mundschleimhaut** bedeckt den Mundvorhof, den weichen Gaumen, die Zungenunterseite sowie den Mundboden. Sie ist stets unverhornt. Der harte Gaumen und der Alveolarkamm werden von der **mastikatorischen Schleimhaut** bedeckt. Im Bereich des Alveolarkamms wird sie auch Gingiva genannt und nochmals in eine freie und eine befestigte Unterform (attached Gingiva) eingeteilt. Als dritte Form der Mundschleimhaut kommt auf dem Zungenrücken die **spezialisierte Schleimhaut** vor. Sie enthält Papillen zur Geschmackswahrnehmung.

> Die Mundschleimhaut weist je nach Belastung ein unterschiedliches Verhornungsmuster auf. Dank ihrer hohen Regenerationsfähigkeit passt sie sich schnell an einwirkende Reize an. Verhornungsanomalien sind dementsprechend häufig!

Verhornungsanomalien

Die Verhornungsanomalien stellen eine heterogene Gruppe an Mundschleimhautveränderungen dar, die alle auf einer **Störung der Keratinisierung** beruhen. Diese kann sowohl eine Hyperkeratose als auch den Verlust der Hornschicht bedeuten. Durch das feuchte Milieu der Mundhöhle imponiert eine Hyperkeratose klinisch meist als weißlicher, nicht abwischbarer Belag.

Leukokeratosis nicotinica palati

Ätiologie und Klinik

Durch langjährigen Tabakkonsum (v. a. Pfeifen- und Zigarrenkonsum) kommt es zur chronischen Reizung der Schleimhaut des harten und weichen Gaumens. Klinisch imponiert eine grob gefelderte, weißliche Schleimhaut mit roten punktförmigen Knötchen (→ Abb. 22.1). Zudem kommt es zur entzündlichen Reaktion der Ausführungsgänge kleiner Speicheldrüsen. Beides wird als Reaktion auf die toxischen Substanzen des Tabaks verstanden. Die Veränderung zeigt sich unter striktem Tabakverzicht schnell regredient. Da eine maligne Entartung möglich ist, sollten regelmäßige klinische Kontrollen erfolgen.

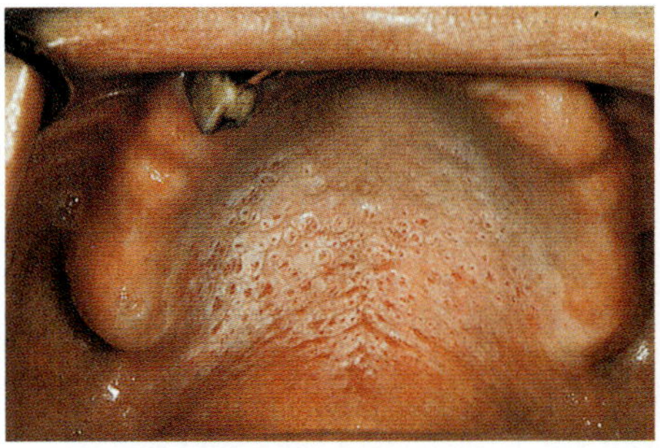

Abb. 22.1 Leukokeratosis nicotinica palati [P134]

Therapie

Eine chirurgische Intervention ist nur bei vorliegender Dysplasie nötig.

Traumatische Hyperkeratose

Ätiologie und Klinik

Auch bei der traumatischen Hyperkeratose liegt eine Reaktion auf einen chronischen Reizzustand vor (z. B. Prothesenirritation, scharfe Zahnkanten, Wangenbeißen und -saugen). Es kommt zu einer Hyperkeratose, die als weißlicher, nicht abwischbarer Schleimhautbelag an der belasteten Stelle imponiert.

Therapie

Die konservative Therapie besteht in der Ausschaltung des chronischen Reizes.

Veränderungen des Zungenrückens

Lingua geographica

Ätiologie und Klinik

Diese harmlose Normvariante wird auch als **Landkartenzunge** bezeichnet. Den Namen verdankt sie ihrem klinischen Bild der rötlichen Felderung des Zungenrückens, der von weißlichen Randsäumen durchzogen wird (→ Abb. 22.2). Zugrunde liegt eine vermehrte Epithelabschilferung und damit eine Hypokeratinisierung im Bereich der Papillae filiformes. Diese sind im Bereich der Zunge für deren sensiblen Tastsinn verantwortlich.

Therapie

Eine Therapie ist nicht nötig. Es kann zu einer Spontanremission kommen.

Lingua plicata

Bei der Lingua plicata, auch **Faltenzunge** genannt, handelt es sich um eine Normvariante (etwa 10 % der Bevölkerung). Der Zungenrücken ist durch eine verstärkte Längs- und Querfaltenbildung geprägt. Da kein Krankheitswert besteht, ist auch keine Therapie notwendig.

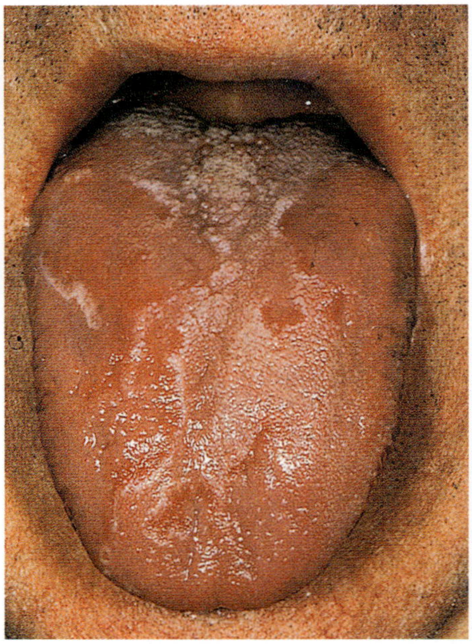

Abb. 22.2 Lingua geographica [P134]

Lingua pilosa

Ätiologie und Klinik

Auch als Haarzunge bezeichnet, imponieren bei der Lingua pilosa dunkelbraune Beläge auf dem mittleren bis dorsalen Bereich des Zungenrückens. Es kann sich eine Schwarzfärbung entwickeln, welche dann als schwarze Haarzunge oder **Lingua nigra** bezeichnet wird. Diese Verfärbungen beruhen auf einer **Hyperplasie und Hyperkeratose der Papillae filiformes.** Durch Anhaftung von Bakterien, Nahrungsmitteln und Tabakbestandteilen kommt es zur typischen Färbung. Eine Induktion durch hochkonzentrierte Mundspüllösung (Chlorhexidin), Tee, Antibiotika (Linezolid, Erythromycin, Doxycyclin), Einnahme von Glukokortikoiden, Psychopharmaka (z. B. Olanzapin) oder Antimykotika, oder Immunsuppression (z. B. HIV-Infektion), oft in Kombination mit fester Nahrungskarenz, wird beobachtet.

Therapie

Therapeutisch können die Beläge mit einer Bürste vorsichtig entfernt werden.

Glossitis rhombica mediana

Die Zunge entwickelt sich embryologisch durch das Verschmelzen eines Gewebewulstes **(Tuberculum impar)** zwischen den ersten beiden Kiemenbögen mit den lateralen Zungenwülsten. Bei einer unvollständigen Rückbildung des Tuberculum impar kann median im mittleren bis hinteren Zungendrittel eine rautenförmige Oberflächenveränderung zurückbleiben. Je nach Ausprägung kann diese als erhaben, eingesunken oder durch weißliche Auflagerungen auffallen. Der Befund hat keinen Krankheitswert, kann aber zu chronischen Entzündungen führen. Diese sollten regelmäßig kontrolliert und bei Beschwerden therapiert werden.

Präkanzerosen

Als Präkanzerosen werden Gewebeveränderungen bezeichnet, die sich zu einem **malignen Tumor** entwickeln können. Je nach Entartungsrisiko unterscheidet man **fakultative** (Entartungsrisiko < 30 %) von **obligaten** (Entartungsrisiko> 30 %) Präkanzerosen.

Leukoplakie

Ätiologie, Klinik und Diagnostik

Bei der Leukoplakie handelt es sich um eine fakultative Präkanzerose. Die weißliche Schleimhautveränderung ist nicht abwischbar und kann keiner anderen Genese zugeordnet werden (→ Abb. 22.3).

> **WHO**
> „Jede weißliche Verfärbung, die nicht Teilsymptom einer übergeordneten Krankheit ist und auch nicht nach Beseitigung lokaler irritierender Faktoren verschwindet, muss als potentiell präkanzerös betrachtet werden!"

Je nach Oberflächenbeschaffenheit wird eine **homogene** von einer **inhomogenen** Leukoplakie unterschieden (→ Abb. 22.4). Inhomogene Leukoplakien gehen mit einem höheren Entartungsrisiko einher als homogene Leukoplakien. Risikofaktoren für eine Dysplasie sind Entzündungen, Ulzerationen und die Lokalisation an Mundboden oder dem lateralen Zungenrand. In diesen Fällen sollte eine Probenentnahme erfolgen. Bei einer Leukoplakie zeigt die histologische Untersuchung eine Hyperkeratose als Reaktion auf einen chronischen Reizzustand. Hier können bereits vorhandene Epitheldysplasien festgestellt werden. Diese werden in gering-, mittel- oder hochgradig eingeteilt.

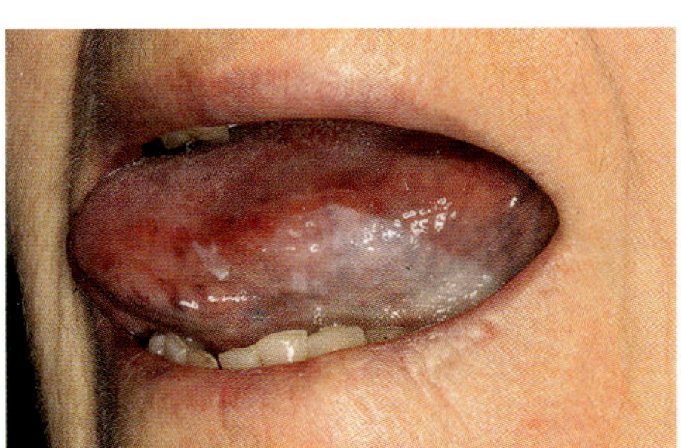

Abb. 22.3 Leukoplakie [P133]

Bei einer homogenen Leukoplakie kann zunächst unter regelmäßigen Kontrollen konservativ vorgegangen werden. Bildet sich die Veränderung nicht zurück oder liegt eine inhomogene Leukoplakie vor, sollte eine Exzision erfolgen.

Erythroplakie

Ätiologie, Klinik und Diagnostik

Analog zur Leukoplakie wird die Erythroplakie als **rötlicher Fleck** der Mundschleimhaut definiert, der nicht abwischbar ist und keiner anderen Erkrankung zugeordnet werden kann (→ Abb. 22.4). Sie kann auch als Sonderform der Leukoplakie gelten (→ Abb. 22.5).
Die Erythroplakie kommt insgesamt **seltener** als die Leukoplakie vor, ist aber mit einem erhöhten Risiko der malignen Entartung verbunden. Deshalb wird sie den **obligaten Präkanzerosen** zugeordnet. Sie kommt häufiger bei Männern vor und ist oft mit einem langjährigen Nikotinkonsum verbunden. In der histopathologischen Untersuchung zeigt sich eine Ausdünnung oder ein Fehlen der Keratinschicht. Oftmals ist das gesamte Epithel abgeflacht. Dadurch ergeben sich eine vermehrte Irritation und leichtere Verletzbarkeit des Epithels. Es kann bei Kontakt bluten und Schmerzen oder Brennen verursachen. Aufgrund des erhöhten Entartungsrisikos wird immer eine **chirurgische Exzision im Gesunden** empfohlen. Danach sollten regelmäßige Nachkontrollen erfolgen.

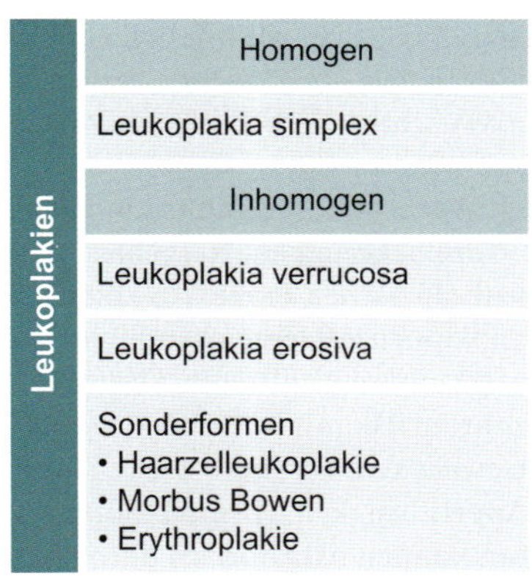

Abb. 22.4 Einteilung der Leukoplakien [P1430, L231]

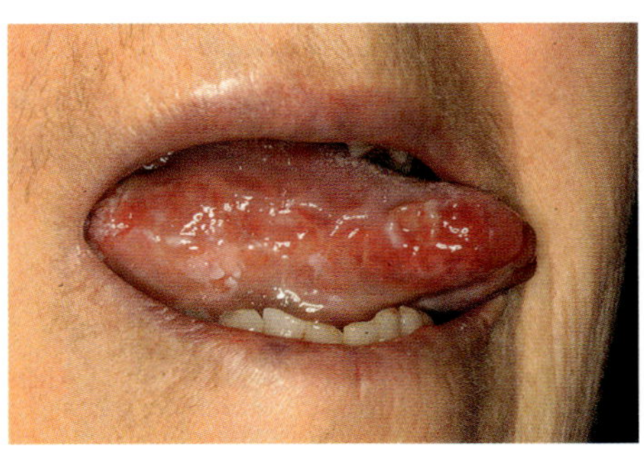

Abb. 22.5 Erythroplakie [P133]

Lichen ruber planus

Ätiologie, Klinik und Diagnostik

Im Rahmen des Lichen ruber planus der Haut (auch Knötchenflechte genannt) treten bei ca. 25–70 % der Patienten auch Mundschleimhautveränderungen auf **(Lichen ruber mucosae).** Diese zeichnen sich durch eine weißliche Verfärbung oder schmerzhafte offene Stellen **(Lichen ruber erosivus mucosae)** aus. Die seitlichen Wangenschleimhäute und die Seitenflächen der Zunge sind am häufigsten befallen. Ursachen und Auslöser für das Auftreten sind bisher nicht eindeutig geklärt, es handelt sich jedoch vermutlich um eine T-Zell-vermittelte Autoimmunerkrankung.
Klinisch zeigen sich typischerweise feine, matt-weißliche, farnartige Streifen der Mundschleimhaut **(Wickham-Streifen).** Diese können symptomlos oder mit Schmerzen, einem Brennen der Mundschleimhaut oder Ulzerationen einhergehen. Die Diagnose kann über eine histologische Probe oder eine Bürstenbiopsie gesichert werden. In 0,5–2 % der Fälle kann sich auf dem Boden eines Lichen ruber eine bösartige Neoplasie entwickeln.

Therapie

Die Therapie erfolgt patientenspezifisch in Abhängigkeit von der jeweiligen Symptomatik. Extrem saure, heiße oder scharfe Speisen und Getränke sowie Nikotin- und Alkoholkonsum sollten vermieden werden. Zudem kann eine topische Anwendung von **kortisonhaltigen Haftpasten oder Mundspülungen** die Symptome deutlich bessern. Gelegentlich wird auch eine systemische Therapie unter stationärer Überwachung notwendig (sog. Kortisonstoßtherapie). Aufgrund des Entartungsrisikos sollten regemäßige Verlaufskontrollen erfolgen.

> ### Zusammenfassung
> - Verhornungsanomalien sind häufig Reaktionen auf einen chronischen Reiz.
> - Präkanzerosen sind Gewebeveränderungen, die zu einer malignen Entartung führen können. Je nach Risiko werden fakultative und obligate Präkanzerosen unterschieden.

Plattenepithelkarzinom der Mundhöhle

Definition

Das Plattenepithelkarzinom ist ein maligner Tumor, der von der Epithelzellschicht der Schleimhaut des Mundes ausgeht.

Ätiologie

Zu den Risikofaktoren, die eine maligne Entartung der Mundschleimhaut begünstigen, zählen Tabakkonsum (Hauptursache), Alkoholkonsum, mangelnde Mundhygiene, chronische Entzündungszustände, Lichen ruber planus, HPV-Besiedelung (5 % aller Mundhöhlenkarzinome) sowie der übermäßige Konsum von Fleisch und angebratenen Speisen. Eine familiäre Häufung wird beobachtet.

> Bei einem gleichzeitigen Alkohol- und Tabakabusus ist das Erkrankungsrisiko bis zu 30-fach erhöht!

Epidemiologie

Das Plattenepithelkarzinom ist der häufigste maligne Tumor der Mundhöhle. Mit einer Inzidenz von ca. 12.000 Neuerkrankungen pro Jahr verursacht er 2 % aller Malignome in Deutschland. Männer sind häufiger betroffen, es wird jedoch eine zunehmende Inzidenz unter Frauen beobachtet. Der Altersgipfel bei der Erstdiagnose liegt bei Männern im Mittel bei 63 Jahren, während Frauen etwas später, im Alter von um die 65 Jahre, erkranken.

Klassifikation

Mithilfe der **TNM-Klassifikation** können maligne Tumorerkrankungen anhand ihrer Ausbreitung eingeteilt werden. Dabei kodiert der Buchstabe **T** (Tumor) die Größe und Ausdehnung des Primärtumors. **N** (Nodus) beschreibt den Status der regionären Lymphknoten und **M** (Metastasen) das eventuelle Vorhandensein von Fernmetastasen. Die TNM-Klassifikation unterstützt die Therapieentscheidung und erlaubt statistische Prognosen. Sie ist in für das Mundhöhlenkarzinom in → Tab. 23.1 dargestellt. Basierend auf der TNM-Klassifikation werden die Tumorstadien nach **UICC-Kriterien** eingeteilt (→ Tab. 23.2).

Klinik

Ein Plattenepithelkarzinom kann prinzipiell überall in der Mundhöhle vorkommen. Bei der klinischen Untersuchung sollte inspiziert und palpiert werden. Der anteriore und seitliche Mundboden, die Retromolarenregion, der Gaumenbogen und der seitliche Zungenrand sind jedoch am häufigsten betroffen. Es zeigt sich eine anfänglich oft **schmerzlose Schleimhautläsion,** die sowohl endo- wie auch exophytisch wachsen kann (→ Abb. 23.1). Dabei gilt jede Schleimhautläsion, die länger als **2 Wochen** besteht, als tumorverdächtig und bedarf einer Abklärung.

Je nach Wachstum und Infiltration kann es zu Zahnlockerungen, Nervenläsionen und pathologischen Frakturen kommen. Zudem können Allgemeinsymptome einer Tumorerkrankung auftreten. Dazu zählt die **B-Symptomatik** mit Fieber, Nachtschweiß und Gewichtsverlust (inkl. Leistungsabfall und Appetitlosigkeit). Lymphknotenmetastasen können palpatorisch durch harte, nicht verschiebliche, subkutane Knoten auffallen.

Tab. 23.2 Tumorstadien, vereinfacht nach UICC-Kriterien [G924]

UICC-Stadium	
0	Tis, N0, M0
I	T1, N0, M0
II	T2, N0, M0
III	Ab T3 oder N1, solange M0 vorliegt
IV	Ab T4 oder N2 oder M1

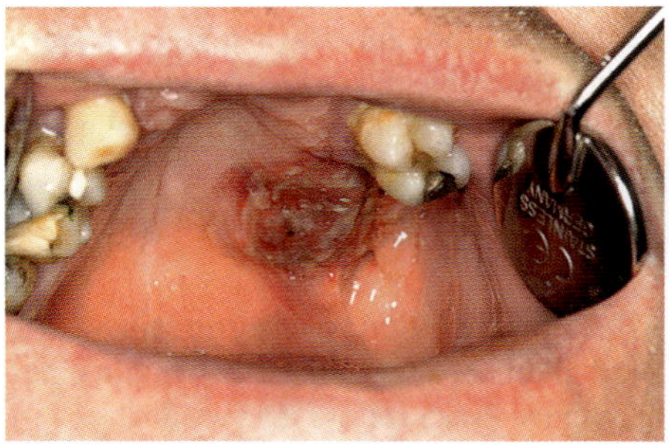

Abb. 23.1 Plattenepithelkarzinom der Mundhöhle am Gaumen [M562]

Diagnostik/Staging

Besteht ein Verdacht auf eine Tumorerkrankung, müssen **Staginguntersuchungen** und eine **histologische Diagnosesicherung** folgen. Das Staging dient dazu, die Ausdehnung des Tumors einzuschätzen, um eine entsprechende Therapieentscheidung treffen zu können. Hierzu wird ein **CT oder MRT** des Kopfes und Halses mit Kontrastmittel (ggf. + **Sonografie**) und ein CT-Thorax und Abdomen (oder auch ein CT-Thorax und ein Sono Abdomen) durchgeführt. Zudem sollte ein OPT zur Erfassung des Zahnstatus angefertigt werden. Nach erfolgter Bildgebung im Kopf-Hals-Bereich sollte eine **Probeentnahme** bei großen Tumoren in Kombination mit einer Panendoskopie (HNO-ärztlich) erfolgen.

Tab. 23.1 TNM-Klassifikation der Karzinome des Lippenrots und der Mundhöhle (inkl. kleiner Speicheldrüsen) [G924]

Primärtumor (T)		Regionäre Lymphknoten (N)		Fernmetastasen (M)	
TX	Nicht beurteilbar	**NX**	Nicht beurteilbar	**MX**	Nicht beurteilbar
T0	Kein Anhalt	**N0**	Kein Anhalt	**M0**	Kein Anhalt
Tis	Carcinoma in situ	**N1**	Solitär, ipsilateral, < 3 cm, ohne extranodale Ausbreitung	**M1**	Nachweis von Fernmetastasen
T1	Tumor ≤ 2 cm mit Invasionstiefe (DOI) ≤ 5 mm	**N2a**	Solitär, ipsilateral, 3–6 cm, ohne extranodale Ausbreitung		
T2	Tumor ≤ 2 cm, mit DOI > 5 mm und ≤ 10 mm oder Tumor > 2 cm und ≤ 4 cm, mit DOI ≤ 10 mm	**N2b**	Multipel, ipsilateral, < 6 cm, ohne extranodale Ausbreitung		
T3	Tumor > 2 cm und ≤ 4 cm mit DOI > 10 mm oder Tumor > 4 cm mit DOI ≤ 10 mm	**N2c**	Bilateral oder kontralateral, < 6 cm, ohne extranodale Ausbreitung		
T4a	Mäßig fortgeschrittene lokale Erkrankung Tumor > 4 cm mit DOI > 10 mm Oder der Tumor dringt in benachbarte Strukturen ein (z. B. Kortikalis des Ober- oder Unterkiefers, äußere Muskulatur Zunge, Kieferhöhle, Gesichtshaut)	**N3a**	> 6 cm ohne extranodale Ausbreitung		
T4b	Sehr fortgeschrittene lokale Erkrankung Infiltration Spatium masticatorium/Proc. pterygoideus/ Schädelbasis oder Ummauerung A. carotis interna	**N3b**	Extranodale Ausbreitung (Invasion Weichteile/Haut/klinische Nervenbeteiligung)		

> Eine Probeentnahme sollte bei Tumorverdacht erst **nach** der Bildgebung im Kopf-Hals-Bereich erfolgen, da durch die Probeentnahme der Primärtumor falsch eingeschätzt werden kann und reaktive Lymphknotenvergrößerungen nach der Probeentnahme auftreten können.

Nach der Probeentnahme wird im pathologischen Befund der Tumor weiter differenziert und graduiert (→ Tab. 23.3).
Die gesammelten Befunde werden daraufhin im **interdisziplinären Tumorboard** vorgestellt. Dieses beinhaltet die Fachdisziplinen: MKG-Chirurgie, HNO, Radiologie, Pathologie und Strahlentherapie. Je nach Ausdehnung des Tumors können weitere Fachdisziplinen hinzugerufen werden (z. B. Neurochirurgie). Dort wird basierend auf der Ausdehnung und Lage des Primärtumors, dem Allgemeinzustand und Wünschen des Patienten und dem zu erwartendem Erfolg ein Behandlungskonzept beschlossen.

Tab. 23.3 Graduierung

Grading	Definition
GX	Differenzierungsgrad kann nicht bestimmt werden
G1	Gut differenziert
G2	Mäßig differenziert
G3	Schlecht differenziert
G4	Undifferenziert

Differenzialdiagnose
Differenzialdiagnostisch sind andere Raumforderungen maligner und benigner Dignität zu erwägen. Dazu zählen vorrangig mesenchymale Tumoren. Zudem geht das adenoidzystische Karzinom im Gegensatz zu anderen Speicheldrüsentumoren häufig von den kleinen Speicheldrüsen der Gaumenschleimhaut aus.

Therapie
Als kurativer Ansatz kommt eine chirurgische Therapie, je nach Ausdehnung ergänzt durch eine adjuvante (postoperative) Strahlentherapie, ggf. in Kombination mit einer Chemotherapie, infrage. Bei klinisch sehr umschriebenem Befund und insbesondere bei HPV-positiven Tumoren kann auch eine primäre Radiochemotherapie in kurativer Absicht durchgeführt werden. Eine alleinige Chemotherapie kann nur palliativ erfolgen.

Chirurgische Therapie
In den meisten Fällen wird eine **primäre Resektion des Tumors** durchgeführt. Dabei sollte ein klinischer **Sicherheitsabstand von 10 mm** vom makroskopisch tastbaren Befund eingehalten werden. Dieser wird durch eine histologische Schnellschnittuntersuchung intraoperativ bestätigt **(Randschnitte).** Ein mikroskopischer Abstand über 5 mm vom Tumor gilt dabei als sicher. Gerade bei großen Tumoren entstehen durch die Resektion voluminöse Defekte der Weichgewebe. Sobald der Tumor die benachbarte Kortikalis der Kieferknochen arrodiert oder der Knochen infiltriert ist, muss der betroffene Abschnitt reseziert werden. Je nach Ausdehnung wird dann ein Teil des Kiefers **(Kastenresektion/Spangenresektion)** oder eine vollständige Durchtrennung des Knochens **(Kontinuitätsresektion)** durchgeführt (→ Abb. 23.2). Die Rekonstruktion von Gewebe ist besonders für die Wiederherstellung der Kau-, Schluck-, Sprachfunktion sowie der Ästhetik wichtig. Das genaue Verfahren wird dabei individuell festgelegt. Aufgrund der häufig großen Defekte eignen sich lokale Rekonstruktionstechniken dafür nur selten. Die Patienten profitieren oft von einem freien Gewebetransfer, der je nach Bedarf Haut, Muskel und Knochen beinhalten kann (→ Kap. 33)

Neck Dissection Neben der Resektion des Haupttumors erfolgt zumeist eine Neck Dissection. Dabei handelt es sich um die chirurgische Ausräumung der zervikalen Lymphknoten. Diese ist ein wichtiger Bestandteil der onkologischen Therapie, da Tumoren im Kopf-Hals-Bereich häufig und früh **lymphogen metastasieren.** Patienten mit Mundhöhlenkarzinomen weisen in bis zu 50 % der Fälle am Operationstag eine Lymphknotenmetastasierung auf. In 20–40 % kann diese auch bei präoperativ unauffälligem Staging vorliegen (cN0-Hals).

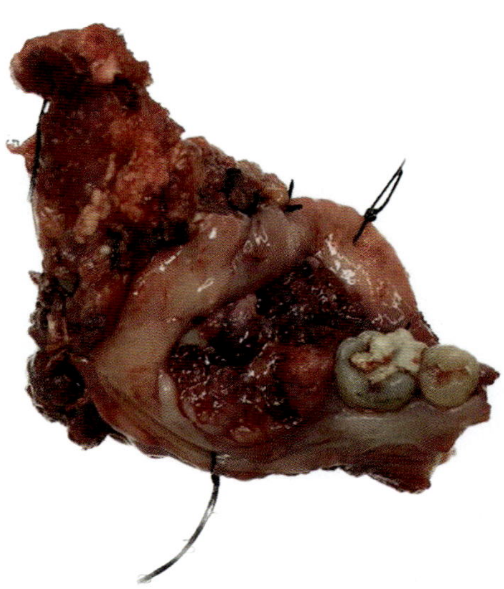

Abb. 23.2 Beispiel eines Tumorresektats (Z. n. Unterkieferkontinuitätsresektion) mit Markierungsfäden zur Orientierung [P1430]

In diesen Fällen spricht man auch von okkulten Metastasen. Aufgrund dieser Zahlen wird im Rahmen der chirurgischen Therapie immer eine **elektive Neck Dissection** empfohlen. Bei Mittellinien-nahen Karzinomen sowie Tumoren des Mundbodens und des Zungengrunds sollte diese bilateral erfolgen. Die Neck Dissection orientiert sich in ihrem Ausmaß an den Robbins-Leveln (→ Kap. 1). Es werden folgende Formen der Neck Dissection unterschieden:

- **Radikale Neck Dissection:** Umfasst die Lymphknoten der Level I–V sowie den M. sternocleidomastoideus, die V. jugularis interna und den N. accessorius. Sie ist heutzutage aufgrund der hohen Morbidität nahezu obsolet.
- **Modifizierte radikale Neck Dissection:** umfasst die Level I–V und schont mindestens eine nichtlymphatischen Struktur (M. sternocleidomastoideus, V. jugularis interna, N. accessorius). Sie wird durchgeführt, wenn eine Lymphknotenmetastase bereits extranodales Wachstum zeigt.
- **Funktionelle Neck Dissection:** umfasst die Level I–V unter Schonung aller nichtlymphatischen Strukturen. Sie wird bei positivem Lymphknotenbefall im Staging (cN +) durchgeführt.
- **Selektive Neck Dissection:** Wie der Name schon vermuten lässt, werden hierbei nur gezielt einzelne Level ausgeräumt. Dabei werden mindestens zwei, jedoch weniger als fünf Level entfernt. Sie ist Mittel der Wahl bei einem cN0-Hals im Staging. Beim Mundhöhlenkarzinom sind dies meistens die Level I–III (supraomohyoidal). Beim Zungenkarzinom wird die Neck Dissection auf die Level I–IV ausgedehnt. Bei mittellinien-nahen Tumoren wird oftmals zudem eine selektive Neck Dissection der Gegenseite durchgeführt.
- **Erweiterte Neck Dissection:** Hierbei werden zusätzliche Lymphknotengruppen oder nichtlymphatische Strukturen entfernt.

Radiotherapie
Eine Radiotherapie kann sowohl allein als auch kombiniert als Radiochemotherapie eingesetzt werden. Bei besonders großen, nicht operablen oder besonders kleinen, nicht metastasierten Tumoren kommt sie als kurativer Ansatz in Betracht. Des Weiteren wird sie selten noch neoadjuvant angewandt, um eine Verkleinerung des Tumors zu erzielen und somit seine Resektabilität zu verbessern. Bei Tumoren im Stadium T3 und T4, bei knappen oder positiven Resektionsrändern (falls eine Nachresektion nicht möglich ist), bei histologischer Perineuralscheideninfiltration oder positivem Lymphknotenbefall wird sie **adjuvant** an eine Operation angeschlossen

(z. B. 60 Gy in 27–30 Fraktionen über 6 Wochen). Zwischen Operation und adjuvanter Bestrahlung sollten maximal 11 Wochen liegen.
Da eine Bestrahlung die lokale Immunabwehr des benachbarten Knochens herabsetzt und den Patienten anfälliger für odontogene Infektionen macht, muss vor einer Bestrahlung eine zahnärztliche Untersuchung erfolgen. Eventuelle Herde sollten saniert und eine **Fluoridierungsschiene (Strahlenschutzschiene)** angepasst werden. Durch orale Gabe von Pilocarpin wird die Speichelproduktion angeregt, was einer Kariesbildung zusätzlich vorbeugt.

Chemotherapie

Eine meist platinhaltige Chemotherapie wird im kurativen Ansatz nur ergänzend eingesetzt (z. B. Cis-Platin/5FU + Doxetaxel). In der palliativen Situation kann sie auch ausnahmsweise alleinig gegeben werden.

Immuntherapie

Mittlerweile gibt es neue immunonkologische Therapieansätze. **Cetuximab** ist ein monoklonaler Antikörper gegen den epidermalen Wachstumsfaktor **EGFR,** der bei rezidiviertem oder metastasiertem Plattenepithelkarzinom des Kopf-Hals-Bereichs zusätzlich zu einer platinbasierten Chemotherapie gegeben werden kann. Weiterhin werden in Studien gerade Checkpoint-Inhibitoren untersucht. Diese greifen als Antikörper in Signalwege ein und ermöglichen ein Wiedererkennen der Tumorzellen durch das körpereigene Immunsystem. Der PD-L1-Checkpoint-Inhibitor **Pembrolizumab** wird im Rahmen von Studien eingesetzt. Hierzu muss der **PD-L1-Expressionsstatus** mittels Immunhistochemie bestimmt werden. Ein **Combined Positive Score (CPS)** ≥ 1 wird als positiv klassifiziert.

Prognose

Die Prognose ist v. a. vom Stadium, der Ausbreitung und dem Grading des Primärtumors abhängig. Aktuell besteht eine allgemeine 5-Jahres-Überlebensrate von 52,4 %. Das Risiko eines metachronen **Zweitkarzinoms** ist mit 15 % relativ hoch. Da diese in über zwei Drittel der Fälle innerhalb der ersten 2 Jahre auftreten, empfiehlt sich anfänglich eine besonders dichte Nachsorge. Im 1. und 2. Jahr nach der primären Behandlung wird mindestens alle 3 Monate eine klinische Untersuchung der Mundhöhle und der Halslymphknoten durchgeführt. Im 3.–5. Jahr erfolgt diese alle 6 Monate.

Exkurs: Tracheotomie

Definition

Bei der Tracheotomie wird operativ ein Zugang zur Luftröhre geschaffen, um so die Atemwege des Patienten zu sichern. Dies kann notfallmäßig bei bestehender oder drohender Verlegung der Atemwege auf Glottisebene oder supraglottisch indiziert sein. Gründe hierfür können z. B. aspirierte Fremdkörper, verlegende Tumoren, Blutungen oder Schwellungen sein. Bei großen Tumoroperationen im Kopf-Hals-Bereich wird häufig elektiv eine temporäre Tracheotomie durchgeführt, um einer Atemwegsverlegung aufgrund einer Nachblutung oder postoperativen Schwellung vorzubeugen. Eine weitere Indikation für eine Tracheotomie kann eine Aspirationsneigung (z. B. nach Apoplex) sein. Wenn der Schluckakt des Patienten gestört ist, kann Speichel in die Luftröhre gelangen und so in die Lunge aspiriert werden. Da dies zu Lungenentzündungen führen kann, ist hier oftmals eine Tracheotomie mit Einlage einer geblockten Kanüle empfohlen. Weiterhin kann eine Tracheotomie die Atmung der Patienten erleichtern oder sogar unterstützen (z. B. bei Muskeldystrophien oder COPD). Oftmals werden auch Patienten, die auf einer Intensivstation langzeitbeatmet werden müssen oder bei denen das Weaning (Beatmungsentwöhnung) erschwert ist, tracheotomiert.

Operationstechniken

Die Tracheotomie kann konventionell chirurgisch oder als perkutane Dilatationstracheotomie erfolgen. Beide Techniken werden als gleichwertig betrachtet, auch wenn die chirurgische Tracheotomie bei komplizierten Fällen (Adipositas, Voroperationen am Hals oder Schilddrüsenpathologien) vorzuziehen ist.
Bei der **chirurgischen Tracheotomie** wird zunächst die Trachealvorderwand freipräpariert. Danach wird diese eröffnet und ein kleiner Lappen ausgeschnitten, der nach vorne geklappt und mit der Haut vernäht wird. In das so entstandene Fenster kann dann die Trachealkanüle eingelegt werden (→ Abb. 23.3). Ein chirurgisch angelegtes Tracheostoma sollte, wenn nicht mehr notwendig, chirurgisch verschlossen und die Trachea rekonstruiert werden.
Bei der **perkutanen Dilatationstracheotomie** wird die Trachea unter bronchoskopischer Sicht punktiert. Über einen Führungsdraht kann die Punktionsstelle nun schrittweise aufgedehnt werden, bis die Trachealkanüle eingeführt werden kann. Ohne einliegende Kanüle kann sich der Atemweg spontan wieder verschließen.
Von der Tracheotomie ist die **Koniotomie** als Notfalleingriff bei akuter Erstickungsgefahr abzugrenzen. Hierbei wird das meist gut tastbare Lig. conicum zwischen Schild- und Ringknorpel durchtrennt und so eine Beatmungskanüle in die Luftröhre eingeführt (→ Kap. 15).

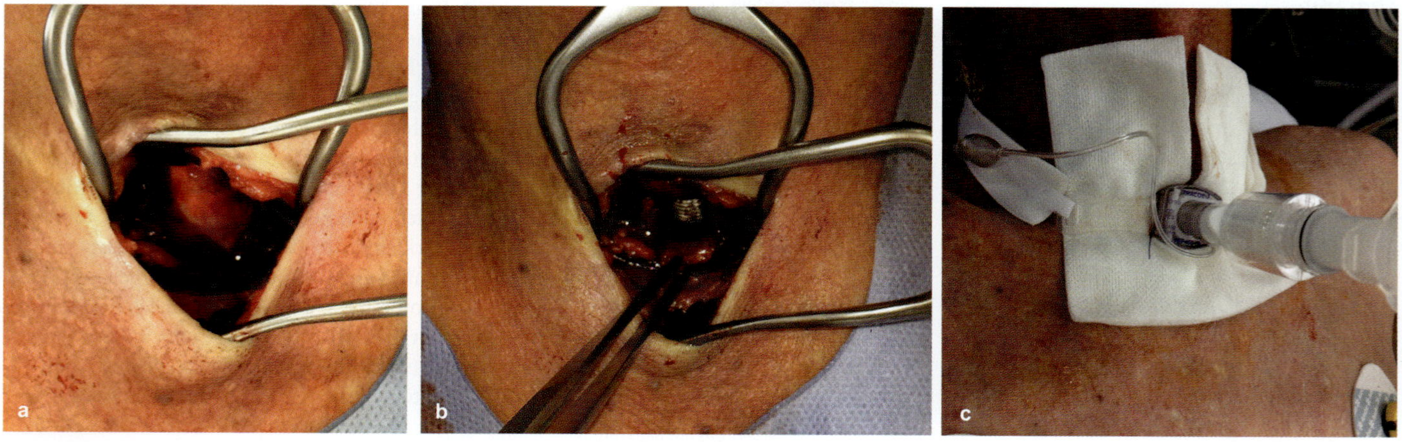

Abb. 23.3 Chirurgische Tracheotomie: Präparation bis auf die Trachea (a), Fensterung (b), Einlage einer Trachealkanüle (c) [P133]

Hauttumoren

Basalzellkarzinom

Definition

Das Basalzellkarzinom (früher auch als **Basaliom** bezeichnet) ist ein maligner Tumor, der aus den Basalzellen hervorgeht. Diese sind in der Epidermis und der Wurzelscheide der Haarfollikel lokalisiert. Früher wurde er als **semimaligne** bezeichnet, da er zwar ein infiltratives und lokal destruktives Wachstum zeigt, aber nur in extrem seltenen Fällen Fernmetastasen bildet.

Ätiologie

Basaliome entstehen nach **langjähriger UV-Einstrahlung** v. a. in lichtexponierten Bereichen wie dem Gesicht. Auch hier prädisponiert ein heller Hauttyp die Entartung. Des Weiteren zählen unterschiedliche Noxen (wie z. B. Arsen) als Risikofaktoren. Ein gehäuftes Auftreten kann zudem mit erblich bedingten Hauterkrankungen wie der Xeroderma pigmentosum oder dem **Gorlin-Goltz-Syndrom** assoziiert sein.

Epidemiologie und Klassifikation

Mit einer Inzidenz von 170:100.000 pro Jahr ist das Basalzellkarzinom der **häufigste maligne Hauttumor** in Deutschland. Das durchschnittliche Erkrankungsalter beträgt 60 Jahre. Wie alle malignen Tumoren kann auch das Basalzellkarzinom anhand der TNM-Klassifikation eingeteilt werden. Aufgrund des atypischen Verhaltens ohne Metastasierung nimmt diese jedoch klinisch keinen großen Stellenwert ein. Das breite klinische Spektrum der Basalzellkarzinome führt zu einer Unterteilung in **15 Unterformen.**

Klinik und Komplikationen

Der häufigste Vertreter ist das noduläre Basalzellkarzinom. Dieses imponiert als rötliche Papel. Diese zeigt ein progredientes Wachstum. Im Verlauf bildet sich ein perlschnurartiger Randsaum (→ Abb. 23.4). Es können Erosionen und Ulzerationen auftreten. Da eine Metastasierung extrem selten ist, ergeben sich nur durch lokale Destruktion wichtiger angrenzender Strukturen Komplikationen.

Diagnostik

Die Diagnose wird in der Regel klinisch gestellt und histologisch gesichert. Auch wenn sich 80 % der Basaliome im Kopf-Hals-Bereich finden, sollte eine Inspektion der gesamten Hautoberfläche erfolgen. Verdächtige Läsionen werden durch eine **Dermatoskopie** genauer beurteilt.

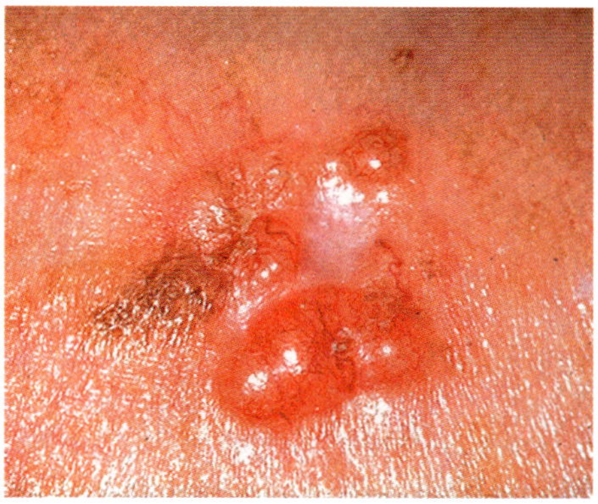

Abb. 23.4 Noduläres Basalzellkarzinom [R299]

Therapie und Prognose

Als Primärtherapie sollte das Basalzellkarzinom mit tumorfreien Resektionsrändern (Sicherheitsabstand von 5 mm) **ausgeschnitten** werden. Bei inoperablen Befunden können eine Radiotherapie, Kryotherapie, unterschiedliche Laserverfahren, lokal medikamentöse oder systemische medikamentöse Verfahren (Vismodegib oder Sonidegib – beides sog. Hedgehog-Inhibitoren) erwogen werden. Die Prognose ist sehr gut. Da es häufig zu Rezidiven und Zweitkarzinomen kommt, sollten regelmäßig Nachkontrollen stattfinden.

Prophylaxe

Die beste Prophylaxe stellt die Vermeidung von chronischer Sonnenexposition dar. Zudem sollte eine regelmäßige Inspektion der Haut erfolgen, um eine Entartung früh zu diagnostizieren.

Plattenepithelkarzinom der Haut

Definition und Ätiologie

Ebenso wie das Plattenepithelkarzinom der oralen Schleimhaut kann ein solcher maligner Tumor auch vom Plattenepithel der Haut ausgehen.
Eine chronische Sonnenexposition stellt den wichtigsten Risikofaktor dar. In vielen Fällen geht eine **aktinische Keratose** als fakultative Präkanzerose voraus. Diese Läsion entsteht ebenfalls v. a. in lichtexponierten Arealen und bei einem hellen Hauttyp als Zeichen einer chronischen Schädigung durch die Einwirkung von UV-Strahlen. Andere chronische Reize wie z. B. Entzündungen, Narben und Verbrennungen können ebenso zu einer malignen Entartung führen.

Epidemiologie

Nach dem Basalzellkarzinom ist das Plattenepithelkarzinom der **zweithäufigste maligne Tumor der Haut.** Er tritt in der Regel um das 70. Lebensjahr auf und zeigt bei Erstdiagnose nur in etwa 5 % eine Metastasierung. Diese ist fast immer lokal lymphogen.

Klassifikation

Anhand der histologischen Differenziерungsmuster wird das Plattenepithelkarzinom in fünf Subtypen unterteilt. Wie beim Plattenepithelkarzinom der Mundhöhle kann das Plattenepithelkarzinom der Haut nach der **TNM-Klassifikation** eingeteilt werden (→ Tab. 23.4).

Klinik

Das Plattenepithelkarzinom imponiert als rasch wachsende, hyperkeratotische Plaque oder flacher Ulkus mit erhabenem Randwall. Je nach Subtyp können Krusten, Ulzerationen oder Verhornungen auftreten (→ Abb. 23.5).

Diagnostik

Die Diagnose ist in der Regel klinisch zu stellen. Eine histologische Sicherung erfolgt

Tab. 23.4 TNM-Klassifikation PEC der Haut

TNM-Klassifikation	Tumormerkmal
T1	Tumor ≤ 2 cm in größter horizontaler Ausdehnung
T2	Tumor > 2 cm in größter horizontaler Ausdehnung
T3	Tiefe Infiltration (Skelettmuskel, Knorpel, Knochen)
T4	Infiltration der Schädelbasis bzw. Wirbelsäule
N1	Solitäre Lymphknotenmetastase, maximaler Durchmesser < 3 cm
N2	Solitäre Lymphknotenmetastase, maximaler Durchmesser ≥ 3 cm bis max. 6 cm Oder multiple Lymphknotenmetastasen, alle mit einem max. Durchmesser ≤ 6 cm
N3	Lymphknotenmetastase mit einem Durchmesser > 6 cm
M1	Fernmetastasen vorhanden

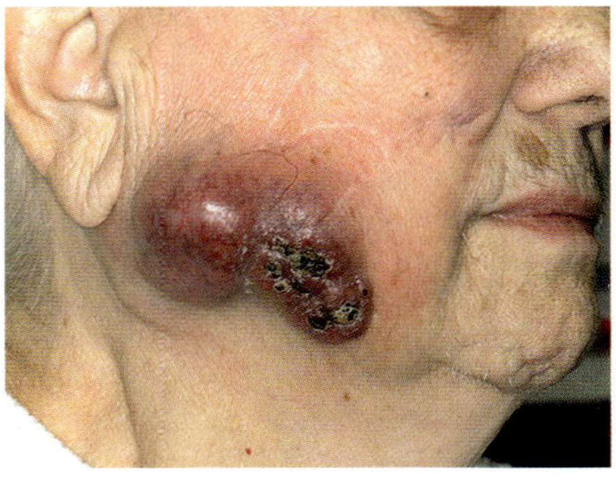

Abb. 23.5 Plattenepithelkarzinom der Haut [M562]

je nach Größe und Lage des Tumors durch eine Inzisionsbiopsie oder eine totale Exzision. Ab einer Tumordicke von 2 mm wird eine sonografische Untersuchung der Lymphabflussgebiete durchgeführt. Nur bei fortgeschrittenen Tumoren oder dem Verdacht auf eine Fernmetastasierung erfolgt individuell eine weitere Bildgebung.

Therapie und Prognose

Therapie der Wahl ist die vollständige **chirurgische Exzision** mit einem Sicherheitsabstand von > 5 mm. Je nach Tumortyp und Stadium kann eine Neck Dissection erwogen werden. Auch bei diesem Tumor kann bei Inoperabilität eine Radiotherapie durchgeführt werden. Die 5-Jahres-Überlebensrate liegt bei nicht metastasierten Tumoren zwischen 60 und 80 %.

Merkelzellkarzinom

Definition

Das Merkelzellkarzinom ist ein **neuroendokrines Karzinom der Haut.** Die Tumorzellen ähneln dabei den Merkelzellen der Haut, auch wenn weiterhin unklar ist, ob diese die Ausgangszellen für die maligne Entartung darstellen.

Ätiologie und Epidemiologie

Mit einer Inzidenz von 0,13/100.000 Neuerkrankungen pro Jahr in Europa ist das Merkelzellkarzinom ein sehr seltener Hauttumor. Er tritt bevorzugt im höheren Lebensalter auf. Männer sind dabei häufiger als Frauen betroffen. Die Tumoren befinden sich typischerweise im Kopf-Hals-Bereich und an den Extremitäten. Es wird angenommen, dass eine erhöhte UV-Exposition einen wichtigen Risikofaktor darstellt. Ein weiterer Risikofaktor ist eine Immunsuppression.

Klinik

Klinisch imponiert das Merkelzellkarzinom als glatter, runder Tumor mit einer rötlichlividen Färbung (→ Abb. 23.6).
Der Tumor ist meist schmerzlos und wird in vier Stadien eingeteilt (→ Tab. 23.5).

Diagnostik

Die Diagnosestellung erfolgt meist erst nach Exzision des Hautbefunds und seiner histopathologischen Aufarbeitung. Aufgrund der hohen Metastasierungsrate sind eine Sonografie des Lymphabflussgebiets sowie eine Bildgebung mittels CT zum Ausschluss von Fernmetastasen wichtig. Da zudem häufig okkulte Lymphknotenmetastasen auftreten, wird eine Sentinel-Node-Biopsie empfohlen.

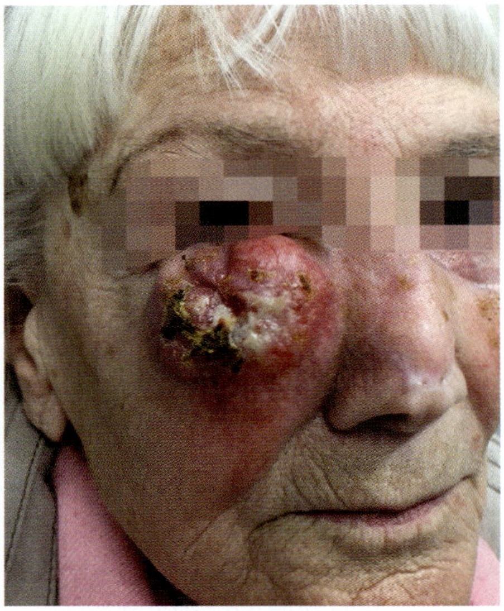

Abb. 23.6 Merkelzellkarzinom [M562]

Tab. 23.5 Stadieneinteilung nach der AJCC-Klassifizierung, 2017 [W318-015]

Stadium	Beschreibung
I	Primärtumorgröße ≤ 2 cm
II	Primärtumorgröße > 2 cm
III	Positiver Lymphknotenbefall
IV	Fernmetastasen

Bei 10 % der Patienten bestehen bei Erstdiagnose bereits Fernmetastasen in Lymphknoten, Lunge, Leber, ZNS, Knochen und entfernten Hautpartien.

Sentinel-Node-Biopsie

Bei der Sentinel-Node-Biopsie wird der Primärtumor intraoperativ mit einem Radionuklid angefärbt. Dieses wird über den Lymphabflussweg des Tumors drainiert und reichert in den ersten Lymphknoten besonders an. Diese können intraoperativ über eine γ-Sonde aufgespürt und gezielt entfernt werden.

Therapie und Prognose

Der Primärtumor sollte **chirurgisch exzidiert** werden. Aufgrund einer hohen Rezidivrate muss hierbei ein ausreichender **Sicherheitsabstand** berücksichtigt werden. In Stadium I beträgt dieser 1 cm, ab Stadium II 2 cm. Postoperativ schließt sich immer eine **adjuvante Bestrahlung** an. Sollte in der Sentinel-Node-Biopsie eine Lymphknotenmetastase gefunden werden, kann eine Neck Dissection angeschlossen werden.
Bei solitären Fernmetastasen kann abhängig von der chirurgischen Resektabilität eine operative Entfernung erfolgen. Bei multiplen Fernmetastasen ist eine systemische Therapie angezeigt. Letztere kann als Immun- oder Chemotherapie erfolgen.
Die Prognose ist aufgrund der frühen Metastasierung und hohen Rezidivrate schlecht.

Malignes Melanom

Definition

Beim Malignen Melanom handelt es sich um einen bösartigen Tumor, der von den Melanozyten der Haut ausgeht. Diese liegen im Stratum basale der Epithelschicht und produzieren dort das schützende Hautpigment.

Ätiologie

Der wichtigste Risikofaktor bei der Entstehung des Melanoms ist die UV-Einstrahlung. Menschen mit einem hellen Hauttyp sind besonders gefährdet. Es wird angenommen, dass v. a. schwere Sonnenbrände im Kindesalter das Risiko einer Melanomentstehung signifikant erhöhen. Etwa zwei Drittel der Melanome entstehen aus einem Nävuszellnävus (gewöhnlicher „Leberfleck"). Dadurch steigt das Risiko bei Patienten, die besonders viele Nävi haben.

Epidemiologie

Innerhalb der kaukasischen Bevölkerung liegt aktuell eine Inzidenz von 21:100.000 pro Jahr vor. Die Tendenz ist steigend.

Klassifikation

Die **Tumordicke nach Breslow** (metrisch in Millimetern angegeben) ist der wichtigste prognostische Faktor und bildet somit die **Grundlage der TNM-Klassifikation** (→ Tab. 23.6). Weiterhin werden das Vorliegen von Ulzerationen sowie die Mitoserate miteinbezogen. Im Gegensatz dazu ist die Eindringtiefe nach Clark in den Hintergrund getreten.

Tab. 23.6 Klassifikation des Primärtumors Malignes Melanom

T-Klassifikation	Tumordicke	Prognostische Faktoren
Tis	Melanoma in-situ	Keine Tumorinvasion
Tx	Keine Angabe	Nicht bestimmbar
T1	≤ 1,0 mm	a: ohne Ulzeration b: mit Ulzeration
T2	1,01–2,0 mm	a: ohne Ulzeration b: mit Ulzeration
T3	2,01–4,0 mm	a: ohne Ulzeration b: mit Ulzeration
T4	> 4 mm	a: ohne Ulzeration b: mit Ulzeration

Es werden **fünf wichtige Subtypen** des Malignen Melanoms unterschieden:

- **Lentigo-maligna-Melanom:** entsteht aus einer Lentigo maligna, einer flächigen intraepithelialen Neoplasie. Aus der ursprünglich flachen Läsion wird ein zunehmend knotiger, erhabener Befund.
- **Superfiziell-spreitendes Melanom:** langsam wachsende, oberflächliche, unregelmäßig begrenzte Läsion (→ Abb. 23.7)
- **Noduläres Melanom:** wächst vorranging vertikal und infiltriert schnell die tieferen Schichten. Dies begünstigt eine frühe Metastasierung.
- **Akrolentiginöses Melanom:** tritt palmar, plantar und unterhalb des Nagels auf. Häufigster Melanomtyp in der dunkelhäutigen Bevölkerung.
- **Amelanotisches Melanom:** Entartete Melanozyten produzieren kein Hautpigment. Imponiert dadurch untypischerweise als helle, rötliche Läsion, was eine frühzeitige Diagnosestellung erschwert.

> Melanome können nicht nur auf der Körperoberfläche, sondern auch auf der Schleimhaut (z. B. intraoral oder in den Nasennebenhöhlen) vorkommen.

Klinik

Jede progrediente Veränderung eines Nävus sollte dermatologisch abgeklärt werden. Klinisch bietet dabei die **ABCDE-Regel** eine erste Einschätzung über die Dignität des Befunds. Treffen zwei oder mehr Kriterien zu, empfiehlt sich die Entfernung und histologische Aufarbeitung.

> **ABCDE-Regel**
> A = Asymmetrie
> B = Begrenzung ist unregelmäßig
> C = Colour (inhomogene Pigmentierung)
> D = Durchmesser über 5 mm
> E = Erhabenheit

Diagnostik und Differenzialdiagnosen

Am Anfang der Diagnostik steht die Inspektion des gesamten Integuments. Dabei dürfen die angrenzenden und einsehbaren Schleimhäute nicht vergessen werden. Fallen dabei verdächtige Läsionen auf, werden diese mithilfe eines Dermatoskops vergrößert.
In frühen Stadien wird eine Sonografie der Lymphabflussgebiete empfohlen. Eine weitere Bildgebung zur Abklärung eventueller Fernmetastasen wird nur individuell in fortgeschrittenen Tumorstadien unternommen. Differenzialdiagnostisch ist das Maligne Melanom von gutartigen Nävi abzugrenzen.

Therapie und Prognose

Besteht der Verdacht auf ein Malignes Melanom, wird dieses **primär mit einem Sicherheitsabstand von 1–2 cm** (je nach Tumordicke nach Breslow) **exzidiert.** Dabei werden die Haut und das Subkutangewebe bis auf die Faszie entfernt. Ab einer Tumordicke von 1 mm wird zudem der Wächterlymphknoten szintigrafisch aufgespürt, entnommen und histologisch aufgearbeitet (auch Sentinel-Node-Biopsie, s. o.). Nur bei großen Läsionen, deren Entfernung benachbarte Strukturen gefährden würde, ist eine vorherige Biopsieentnahme zur Planung des weiteren Vorgehens vertretbar. Bei inoperablen Befunden kann eine Radiotherapie zur lokalen Tumorkontrolle eingesetzt werden.
Die 10-Jahres-Überlebensrate beträgt allgemein 75–80 %. Als prognostische Faktoren zählen die oben genannte Tumordicke nach Breslow und die Tiefenausbreitung nach Clark.

Komplikationen

Das Maligne Melanom metastasiert vorrangig lymphogen und lokal. Eine hämatogene Streuung wird nur in fortgeschrittenen Stadien beobachtet.

Prophylaxe

Die Vermeidung einer häufigen und intensiven Sonneneinstrahlung stellt die wichtigste Schutzmaßnahme dar. Patienten ab dem 35. Lebensjahr wird alle 2 Jahre ein **Hautkrebsscreening** empfohlen.

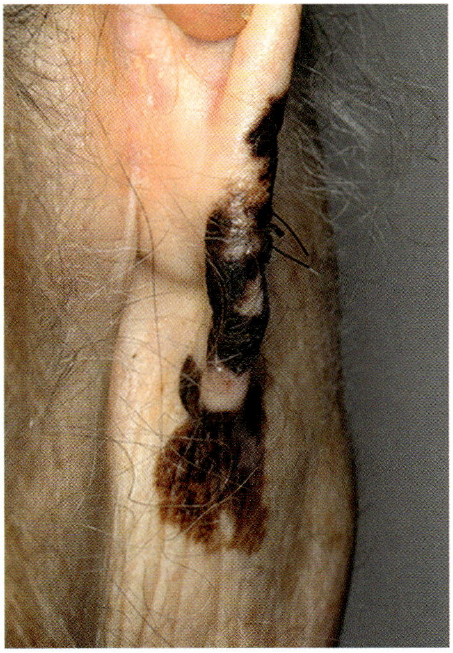

Abb. 23.7 Superfiziell-spreitendes Melanom [P133]

Zusammenfassung

- Jede Schleimhautläsion, die länger als 2 Wochen besteht, ist verdächtig und muss abgeklärt werden.
- Die funktionelle Neck Dissection wird bei einem cN-positivem-Hals durchgeführt, die selektive Neck Dissection bei einem cN0-Hals.
- Die meisten Rezidive und Zweitkarzinome nach Mundhöhlenkarzinomen treten innerhalb von 2 Jahren nach Primärtherapie auf.
- Eine chronische Sonnenexposition ist der wichtigste Risikofaktor für die Entwicklung eines Hauttumors.
- Das Basalzellkarzinom ist der häufigste Hauttumor und wächst lokal infiltrativ, metastasiert jedoch nicht.
- Das Merkelzellkarzinom zeigt eine hohe Rezidivrate, deswegen erfolgt postoperativ immer eine adjuvante Bestrahlung.

Nicht maligne Läsionen

Solides/multizystisches Ameloblastom

Das solide/multizystische (klassische) Ameloblastom ist ein lokal invasiver, langsam wachsender und häufig rezidivierender epithelialer odontogener Tumor des Kiefers. Die Ätiologie des Ameloblastoms ist nicht gänzlich geklärt. Es wird im Allgemeinen von einer Entstehung aus Resten der Zahnleiste ausgegangen. In klinischen Studien konnte eine Dysregulation der Expression bestimmter Gene nachgewiesen werden, welche an der Zahnentwicklung beteiligt sind.

Klassifikation

Laut Klassifikation der WHO werden fünf Typen des Ameloblastoms unterschieden. Man differenziert den Subtyp des multizystischen/soliden Ameloblastoms vom unizystischen, desmoplastischen und peripheren Typ. Seit dem Update der WHO-Klassifikation im Jahr 2022 wurde das adenoide Ameloblastom als neue Entität beschrieben.

Klinik

Das Ameloblastom zählt zu den drei häufigsten odontogenen Tumoren. Es tritt gehäuft zwischen der 3. und 6. Lebensdekade auf. Zu etwa 80 % ist die Prämolaren- und Molarenregion des Unterkiefers betroffen, wobei Manifestationen im Frontzahnbereich und im Oberkiefer etwas seltener vorkommen. Es gibt keine eindeutige Prävalenz zwischen Männern und Frauen. Klinisch zeigen sich in der Regel schmerzlose Schwellungen oder Zahnlockerungen bis hin zu Zahnwanderungen. Häufig werden Ameloblastome erstmals im Rahmen der zahnärztlichen Routinediagnostik (z. B. im OPT) entdeckt.

Diagnostik

Typische Röntgenbefunde sind uni- oder multilokuläre Osteolysen mit einer sog. honigwabenartigen Abgrenzung. Retinierte Zähne können im Lumen enthalten sein. Auch Resorptionen an Zahnwurzeln können dabei vorkommen. Zudem können aufgrund des verdrängenden Wachstums die umgebende Kortikalis, Zähne und der Nervkanal verdrängt sein (→ Abb. 24.1).

Differenzialdiagnosen

Im konventionellen Röntgen ist die eindeutige Unterscheidung zu follikulären Zysten, Keratozysten oder anderen primär knöchernen Läsionen wie dem Riesenzellgranulom nicht möglich. Darüber hinaus sind weitere maligne, nichtodontogene Tumoren differenzialdiagnostisch in Betracht zu ziehen. Aus diesem Grund ist die bioptische Sicherung vor einer therapeutischen Intervention obligat.

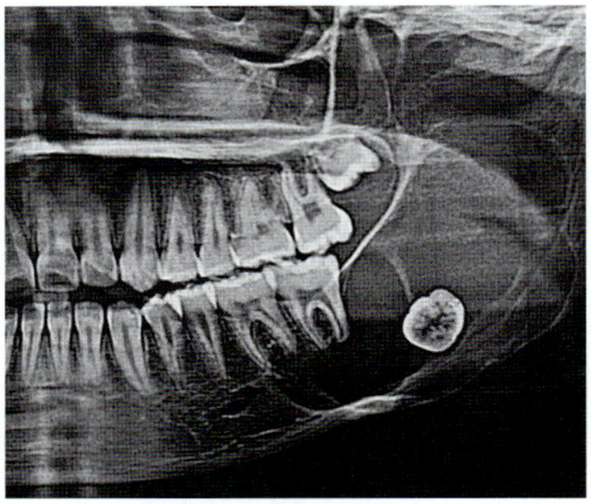

Abb. 24.1 OPT einer 16-jährigen Patientin mit persistierenden leichten Schmerzen und Kieferschwellung im Bereich des linken Kieferwinkels. Es zeigt sich eine multilokuläre Osteolyse, welche die Kortikalis des Kieferwinkels und R. ascendens bis hin zum Proc. coronoideus stark ausdünnt. Der retiniert-verlagerte Zahn 38 liegt zentrobasal im Lumen der Osteolyse. Resorptionen an Zahn 36 distal sind zu erahnen. [E1331]

Therapie

Die Therapie der Wahl ist die vollständige Resektion im Gesunden mit einem Mindestabstand von 0,5 cm zur makroskopischen Tumorgrenze. Je nach Lokalisation und Ausdehnung kann hierbei eine partielle Resektion des Kieferknochens notwendig werden. Nicht fortgeschrittene Ameloblastome können mithilfe von autologen avaskulären Knochentransplantaten, z. B. vom Beckenkamm, und lokalem Weichgewebsverschluss suffizient versorgt werden. Ausgedehnte Ameloblastome der Mandibula können allerdings eine Kontinuitätsresektion notwendig machen. Eine gängige Methode zur primären oder zweizeitigen Defektrekonstruktion ist dabei die operative Versorgung mithilfe eines autologen mikrovaskulär-anastomosierten Knochentransplantates (z. B. Fibula- oder Skapula-Transplantat). Im Fall von Infiltrationen des umliegenden Weichgewebes ist ein mikrovaskulär-anastomosiertes osteomyo-/osteoseptokutanes Transplantat zu bevorzugen (→Kap. 33).
Fast 50 % der Lokalrezidive entstehen erst nach ca. 5 Jahren, weshalb eine regelmäßige klinische und röntgenologische Nachsorge dringend zu empfehlen ist.

Kalzifizierender epithelialer odontogener Tumor (Syn.: Pindborg-Tumor)

Definition

Der Pindborg-Tumor ist ein odontogener epithelialer Tumor, der lokal invasiv wächst und verkalkendes amyloidähnliches Material produzieren kann.
Es konnte in Studien gezeigt werden, dass sich das gebildete Amyloid von einem speziellen Protein ableitet, das Bestandteil des *odontogenic ameloblast-associated protein* (ODAM) ist.

Klinik

Mit einem Anteil von ca. 1 % an allen odontogenen Tumoren ist der Pindborg-Tumor äußerst selten. Am häufigsten tritt er in der Unterkiefermolarenregion auf. Die Klinik zeigt sich meist symptomarm mit schmerzhafter Schwellung, wobei es keine alters- oder geschlechtsspezifische Prävalenz gibt.

Diagnostik

In der radiologischen Diagnostik zeigen sich scharf begrenzte unilokuläre bis multilokuläre Osteolysen. In über 50 % der Fälle kommen diese in den Randbereichen von retinierten Zähnen oder Odontomen vor. In diesen Osteolysen können typischerweise unterschiedlich konfigurierte Mineraleinlagerungen („Verkalkungszonen") erkannt werden (→ Abb. 24.2).

Differenzialdiagnosen

Die oben genannte „Verkalkungszone" ist für eine Unterscheidung von anderen odontogenen Tumoren von zentraler Bedeutung. Insbesondere beim Vorliegen von multilokulären Läsionen, die mit verlagerten oder impaktierten Zähnen einhergehen, kann eine auf diese Weise eine Differenzierung z. B. zum Ameloblastom gelingen. Die bioptische Sicherung ist in aller Regel jedoch das diagnostisch wichtigste Verfahren.

Therapie

Für den kalzifizierenden epithelialen odontogenen Tumor ist die Exzision mit schmalem Sicherheitsabstand ausreichend. Für ausgedehnte Befunde ist eine Osteoplastik z. B. mittels autologem kortikalem oder spongiö-

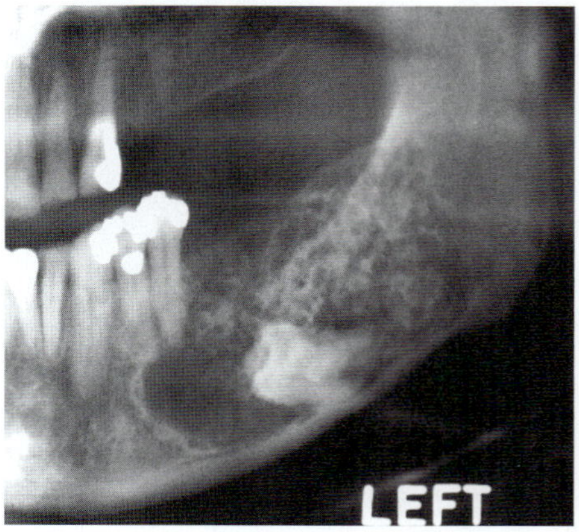

Abb. 24.2 Die Läsion geht mit einem verlagertem Zahn 38 einher und erstreckt sich vom Kieferwinkel bis in die Prämolarenregion. Sie imponiert als osteolytische Läsion mit inhomogen verteilter mehr oder weniger verkalkter Matrix. [E1332]

sem Beckenkammtransplantat sinnvoll. Rezidive sind zwar auch nach vielen Jahren noch möglich, allerdings ist die Rezidivrate niedriger einzustufen als beispielsweise beim Ameloblastom. Die klinisch-röntgenologische Langzeitkontrolle ist empfehlenswert.

Odontom

Definition

Als Odontome werden tumorähnliche, entwicklungsbedingte, unterschiedlich große Fehlbildungen aus Zahnhartsubstanz bezeichnet. Es werden zwei Subtypen differenziert. Das sog. „zusammengesetzte Odontom" (auch Verbund- oder Compound-Odontom) manifestiert sich als Ansammlungen von voll entwickelten kleinen Zähnen oder zahnähnlichen Gebilden. Das „komplexe Odontom" hingegen tritt als unorganisiertes Gebilde aus Schmelz-, Dentin- und Zementsubstanz auf.

Klinik

Eine Altersprävalenz in den ersten zwei Lebensjahrzehnten ist für beide Formen des Odontoms beschrieben. Eine geschlechtsspezifische Prävalenz ist nicht bekannt. Das komplexe Odontom tritt vorwiegend im Seitenzahnbereich auf, wobei das zusammengesetzte Odontom am häufigsten in der Oberkieferfrontzahnregion vorkommt. Beide Typen präsentieren sich häufig im Zusammenhang mit retinierten Zähnen oder zwischen Zahnwurzeln. In der Regel handelt es sich um Zufallsbefunde oder schmerzlose Schwellungen.

Diagnostik

Das komplexe Odontom imponiert radiologisch wie eine zahndichte Verschattung ohne Sichtbarkeit einer zahnartigen Formation bzw. im Sinne einer amorphen

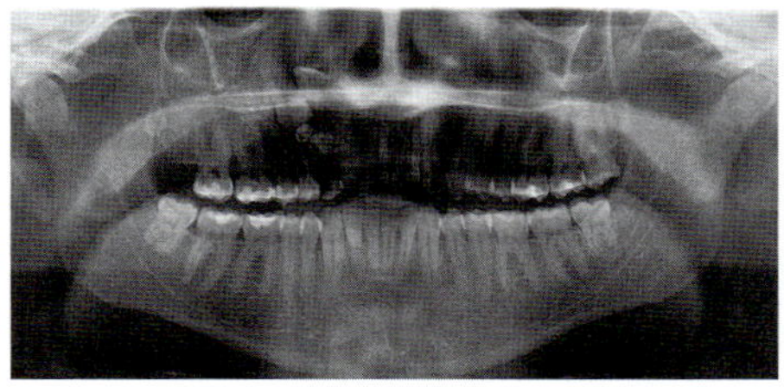

Abb. 24.3 OPT eines 23-jährigen Patienten mit persistierenden Milchzähnen 52 sowie 53 und retiniert verlagerten Zähnen 12 und 13. Im Bereich der rechtsseitigen, paramedianen Oberkieferfront zeigt sich als Hauptbefund eine amorphe gut abgrenzbare Verschattung im Sinne eines komplexen Odontoms. Kraniolateral hiervon gelegen zeigt sich ein deutlich kleineres zahnartiges Gebilde im Sinne eines Odontoms vom Verbundtyp. [P1429]

Masse (→ Abb. 24.3). Das Verbundodontom zeigt sich radiologisch hingegen als Ansammlung mehrerer zahnartiger Gebilde (→ Abb. 24.4)

Differenzialdiagnosen

In Frühstadien der Läsion ist die Unterscheidung zu lytischen Pathologien des Kieferknochens nur anhand des radiologischen Befunds schwierig. In diesem Fall sind anamnestische Kriterien, wie das genaue Beschwerdebild, ein möglicher Zahnfokus oder das Alter des Patienten von großer Wichtigkeit für die adäquate Differenzierung.

Therapie

Die Therapie der Wahl ist die Enukleation bzw. Kürettage unter strikter Schonung von Nachbarstrukturen, z. B. benachbarter Zahnwurzeln. Eine Schädigung dieser Strukturen ist durch eine genaue Operationsplanung und Analyse ergänzender bildgebender Verfahren (DVT oder CT) sicher zu vermeiden. Für ausgedehnte Befunde ist eine Osteoplastik mittels autologem Beckenkammtransplantat oder die Anwendung von Knochenersatzmaterialen sinnvoll. Insbesondere kann diese Maßnahme für den weiteren Durchbruch bleibender Zähne im Wechselgebiss wichtig sein.

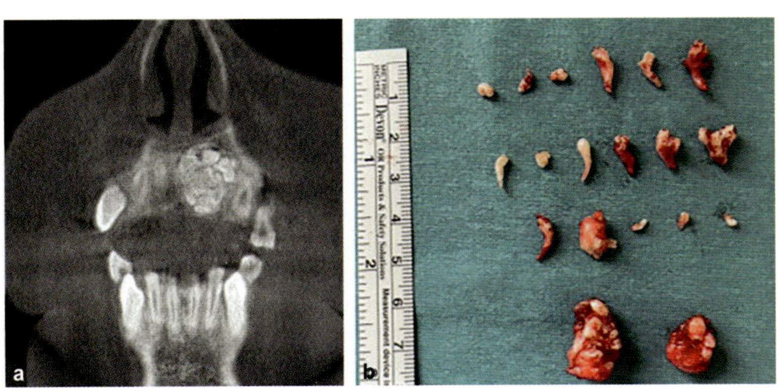

Abb. 24.4 a) Koronare Ansicht einer digitalen Volumentomografie (DVT) eines 12-jährigen Patienten mit einem ausgedehnten Odontom vom Verbundtyp in der linksseitigen anterioren Maxilla. Der Befund ist gut abgrenzbar mit zahlreichen ineinander verkeilten zahnartigen Gebilden.
b) Intraoperatives Bild nach Entfernung. Es zeigen sich Verbundodontome unterschiedlicher Ausprägung mit bis zu 1,9 cm Durchmesser. [P1429]

Odontogenes Fibrom

Definition

Das odontogene Fibrom ist ein sehr seltener vorwiegend intraossär auftretender odontogener Tumor. Histologisch besteht er vorwiegend aus reifem Stroma, indem in unterschiedlicher Häufigkeit inaktive odontogene Epithelien eingelagert sind. Auch extraossäre Manifestationen sind möglich.

Klinik

Ähnlich wie bei anderen odontogenen Tumoren ist die Symptomatik oft durch langsam fortschreitende Schwellungen bzw. Knochenvorwölbungen oder Zahnlockerungen charakterisiert. Auch hier sind Zufallsbefunde im Rahmen der zahnärztlichen Routinediagnostik häufig. Eine Assoziation mit retinierten Zähnen ist eher selten. Frauen sind häufiger betroffen als Männer, wobei ein Auftreten in der dritten und vierten Lebensdekade am häufigsten ist.

Diagnostik

In der Röntgendiagnostik zeigen sich in der Regel gut abgrenzbare solitäre oder multilokuläre Osteolysen mit sklerosierter Begrenzung. Resorptionen von Zahnwurzeln können gehäuft auftreten.

Differenzialdiagnosen

Sowohl klinisch als auch radiologisch ist eine Abgrenzung zu anderen uni- oder multilokulären osteolytischen Läsionen oft schwierig. Selbst die histopathologische Differenzierung zu Läsionen wie dem odontogenen Myxom, einem hyperplastischem Zahnfollikel oder gar einem Pindborg-Tumor ist häufig erschwert und erfordert immunhistochemische Verfahren. Eine Korrelation mit dem klinischen und radiologischen Bild ist hierbei essenziell für die korrekte Diagnosestellung.

Therapie

Die Exkochleation/Enukleation ist die Therapie der Wahl, da für das odontogene Fibrom in der Regel nicht zu infiltrativen Wachstum tendiert. In der Literatur werden Rezidive nur vereinzelt beschrieben. Klinische Beobachtungen zeigen, dass Tumorresiduen eher nicht zu erneuter Progression führen und somit kein aktives Wachstum aufweisen. Eine Osteoplastik mit Eigenknochen ist ein probates Mittel zur Defektrekonstruktion.

Odontogenes Myxom (Myxofibrom)

Definition

Als odontogenes Myxom wird ein intraossärer odontogener Tumor bezeichnet, der aus spindelförmigen bzw. sternförmigen Zellen besteht, die von einer myxoiden Grundsubstanz umgeben werden. Im Falle einer übermäßigen assoziierten Kollagenbildung spricht man von einem Myxofibrom.

Klinik

Ein gehäuftes Auftreten des odontogenen Myxoms findet sich bei Patienten im Adoleszenten- oder jungen Erwachsenenalter. Hierbei sind Frauen etwas häufiger betroffen als Männer. Etwa 60 % der Tumoren sind in der Molarenregion des Unterkiefers lokalisiert. Klinisch wird das odontogene Myxom durch langsam progrediente Schwellungen, Gesichtsdeformationen oder spürbare Knochenauftreibungen erst spät apparent. Zahnlockerungen und -verdrängungen sind ebenso möglich.

Diagnostik

Radiologisch zeigen sich honigwabenartige Osteolysen mit unregelmäßiger Begrenzung. Zudem können vereinzelt sonnenstrahlenartige Periostreaktionen (Sun-ray-Phänomen) wie bei Osteosarkomen oder aber auch einer Osteomyelitis oder ossären Metastasen sichtbar werden. Daher ist die bioptische Sicherung immer anzustreben, um die Diagnose zu sichern.

Differenzialdiagnosen

Prinzipiell kommen alle odontogenen Tumoren als mögliche Differenzialdiagnosen infrage. Zwar ist die histologische Einordnung des Tumors gut möglich, allerdings können Verwechslungen mit follikulären Kieferzysten erfolgen, wenn klinischer Situation und Röntgendiagnostik zu wenig Aufmerksamkeit geschenkt werden. Hier ist eine genaue Absprache zwischen dem Kliniker und dem Pathologen notwendig, um eine Fehlbehandlung, z. B. eine versäumte Tumorresektion, zu vermeiden.

Therapie

Aufgrund der häufig unscharfen Tumorbegrenzung ist eine Tumorresektion mit schmalem Sicherheitsabstand adäquat. In der Literatur wird eine Rezidivrate von ca. 25 % beschrieben. Während initiale Läsionen zwischen den Zahnwurzeln auftreten und zu Zahnverdrängungen führen können, können ausgedehnte odontogene Myxome neben Kieferknochen auch angrenzende Strukturen wie die Orbita, die Schädelbasis oder die Weichgewebe infiltrieren. Während kleinere Befunde mittels osteoplastischer Verfahren rekonstruiert werden können, können für ausgedehnte Befunde besondere Maßnahmen, z. B. ein osteofaszio- oder osteomyokutanes Transplantat, notwendig werden.

Zementom (Syn. Zementoblastom)

Definition

Zementome sind aus Zementmassen bestehende odontogene Läsionen, die unmittelbaren Kontakt zur Wurzeloberfläche eines Zahns aufweisen.

Klinik

Die Läsionen tritt überwiegend im mittleren Alter (3. bis 4. Lebensdekade) und etwas häufiger bei Frauen auf. Die Prämolaren- und Molarenregion im Unterkiefer wird als häufigster Manifestationsort beschrieben. Patienten bemerken hier häufig langsam progrediente, harte Knochenauftreibungen, die oft mit Schmerzen einhergehen. Benachbarte Zähne bleiben häufig vital.

Diagnostik

Radiologisch erkennt man unmittelbar der Zahnwurzel anliegende oder umschließende, knochendichte Verschattungen mit lytischem Randsaum. Diese weisen mit zunehmendem Alter der Läsion einen immer stärkeren zentralen Mineralisierungsgrad auf, bis nur noch ein dünner osteolytischer Randsaum verbleibt. In der Regel ist eine Abgrenzung des Parodontalspalts von der knochendichten Mineralisierungszone in diesen Regionen nicht mehr möglich.

Differenzialdiagnosen

Die wichtigste Differenzialdiagnose zum Zementom ist das Osteoblastom, das jedoch keine Beziehung zu Zahnwurzeln aufweist. Auch anderer sklerosierende Knochenveränderungen sind differenzialdiagnostisch in Betracht zu ziehen. Histopathologisch ist die Unterscheidung zum Osteoblastom anhand kleiner Biopsien häufig nicht möglich, weshalb die Entfernung in toto zur endgültigen histologischen Aufarbeitung angestrebt werden sollte.

Therapie

Aufgrund des gutartigen Wachstumsverhaltens und der lockeren bindegewebigen Begrenzung zum umliegenden Knochen ist eine Exzision das therapeutische Mittel der Wahl. Aufgrund einer in der Literatur beschriebenen Rezidivneigung von ca. 20 % wird die simultane Entfernung der mit der Läsion verbundenen Zahnwurzeln empfohlen. Eine Osteoplastik mittels Eigenknochen oder die Verwendung von Knochenersatzmaterialien ist in aller Regel Teil der operativen Versorgung.

Maligne Läsionen

Odontogene Karzinome

Im folgenden Abschnitt sind maligne Tumoren aufgeführt, die nach WHO-Klassifikation unter dem Oberbegriff der odontogenen Karzinome zusammengefasst werden. Das ameloblastische Karzinom entsteht aus dem primär nicht malignen „konventionellen“ Ameloblastom und stellt somit eine maligne Entartung dar. Primär intraossäre Karzinome können hingegen durch maligne Transformation aus dentogenen Zysten oder Keratozysten entstehen. Letzteres ist von oralen Plattenepithelkarzinomen, die von Weichgeweben, z. B. der Gingiva, der oralen Mukosa oder Speicheldrüsengewebe ausgehen, zu differenzieren.

Ameloblastisches Karzinom

Definition

Das ameloblastische Karzinom ist ein seltener, primär maligner odontogener Tumor, der zelluläre Atypien im Sinne maligner Entartungen aufweist, allerdings anhand seiner sonstigen Charakteristika dem „klassischen Ameloblastom“ ähnelt. Diese vorwiegend intraossär auftretende, maligne Läsion kann auch primär oder sekundär aus Residuen vorbeschriebener nicht karzinomartiger Ameloblastome hervorgehen. Weiterhin ist es vom metastasierenden Ameloblastom zu unterscheiden. Dieses erscheint histologisch wie ein „klassisches“ Ameloblastom, kann jedoch Metastasen ausbilden und ist somit als maligne Erkrankung einzustufen.

Klinik

Die Klink des ameloblastischem Karzinoms entspricht der Klinik des klassischen Ameloblastoms mit dem Zusatz von Symptomen für maligne Veränderungen. Hierbei ist die Tendenz zur Invasion bzw. Destruktion benachbarter Strukturen bis hin zu funktionellen Ausfallerscheinungen z. B. von nervalen Strukturen zu nennen. Letztere ist bedingt durch eine häufige Infiltration von Perineuralscheiden. In der Literatur ist als häufigste Lokalisation die Molarenregion der Mandibula mit einer relativen Häufigkeit von ca. 60 % beschrieben.

Diagnostik

Im dentalen Röntgenbild zeigen sich uni- oder multilokuläre Osteolysen, die im Gegensatz zum konventionellen Ameloblastom unscharf begrenzt sind und die Kortikalis des Knochens auflösen können. Dieses maligne Wachstumsverhalten resultiert nicht selten in einer Infiltration der umliegenden Weichgewebe und kann in den gängigen Schnittbildverfahren (CT oder MRT) am besten dargestellt werden. Im Gegensatz zum konventionellen Ameloblastom sind zudem häufig dystrophische Verkalkungen sichtbar.

Differenzialdiagnosen

Zu den wichtigsten Differenzialdiagnosen zählen das wenig mineralisierte Osteosarkom oder eine Karzinommetastasen. Prinzipiell sind aber alle malignen odontogenen Läsionen in Betracht zu ziehen, die ein invasives osteodestruktives Wachstumsmuster aufweisen.

Therapie

Nach genauer dreidimensionaler Bildgebung sollte die Resektion mit weitem Sicherheitsabstand im Gesunden erfolgen. Der so entstehende Defekt kann ein- oder zweizeitig mithilfe eines mikrovaskulär-anastomosierten Transplantats rekonstruiert werden. Bei kleineren Defekten kann ein lokaler plastischer Wundverschluss ausreichen. Eine elektive Lymphknotenexstirpation wie beim oralen Plattenepithelkarzinom ist in der Regel nicht angezeigt. Im Fall von metastasierenden Ameloblastomen ist eine Metastasenresektion anzustreben, wobei die Prognose der Patienten in aller Regel eher ungünstig ist.

Primär intraossäres Karzinom (PIOC)

Das primär intraossäre Karzinom (engl. *primary intraosseus carcinoma* – PIOC) leitet sich von odontogenem Epithel ab und entsteht primär im Kieferknochen. Man unterscheidet hierbei einen soliden Typen, den Subtypen mit Bezug zu odontogenen Zysten und einen aus Keratozysten hervorgehenden Subtypen. Der aus odontogenen Zysten hervorgehende Typ weist die größte Häufigkeit auf.

Klinik

Der Unterkiefer ist häufiger betroffen als der Oberkiefer. Darüber hinaus gibt es eine höhere Prävalenz für Männer im mittleren Alter. Im Gegensatz zum oralen Plattenepithelkarzinom sind Nikotin- und Alkoholkonsum keine besonderen Risikofaktoren für die maligne Entartung. Klinisch imponieren Schmerzen, Parästhesien, Zahnlockerungen und Schwellungen auch ohne initiale Veränderungen der umgebenden Strukturen.

Diagnostik

Radiologisch zeigen sich in aller Regel unscharf begrenzte Osteolysen mit initialer Ähnlichkeit zu zystischen odontogen Läsionen (→ Abb. 24.5). Im fortgeschrittenen Stadium kann ein mottenfraßähnliches

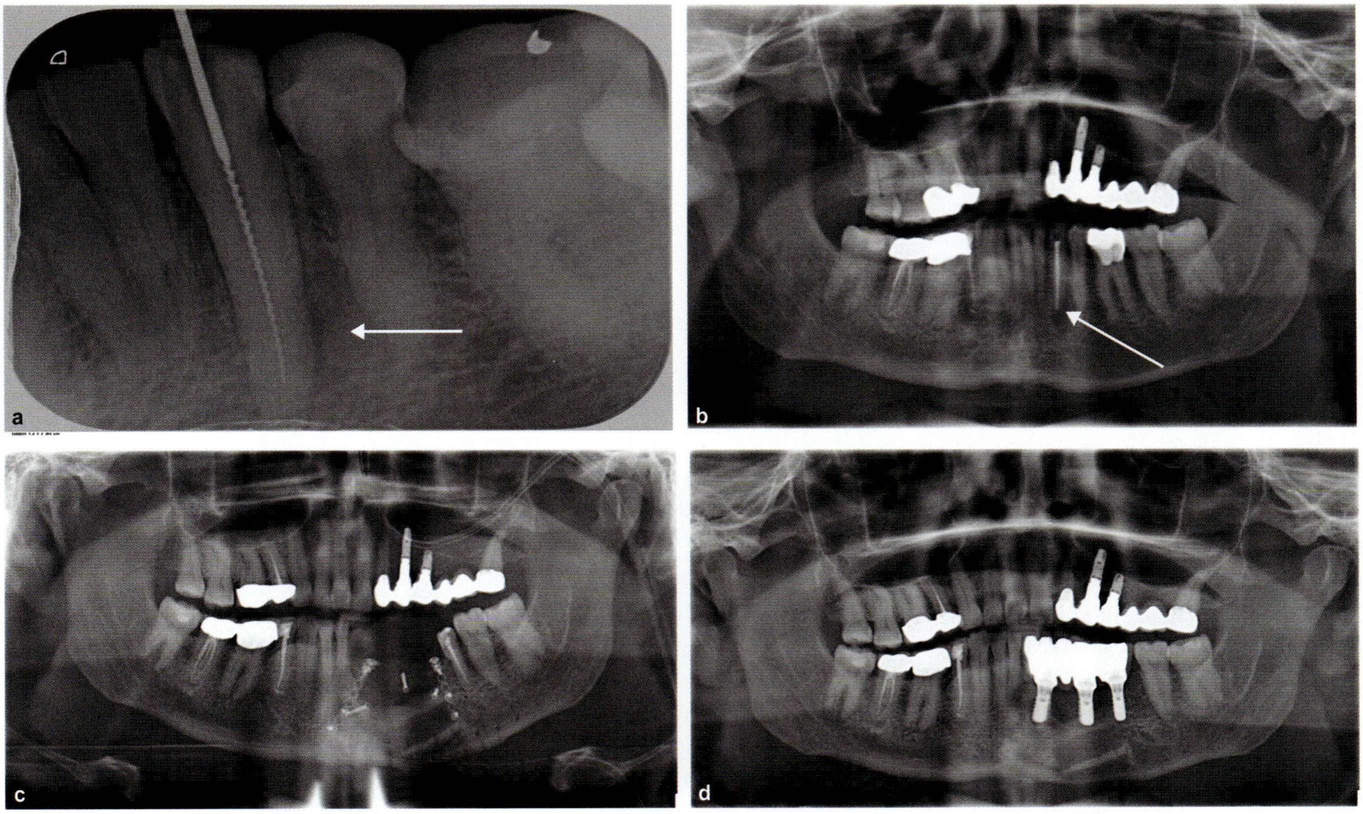

Abb. 24.5 Fallbericht eines 45-jährigen Patienten bei primär intraossärem Karzinom des Unterkiefers in Regio 33/34 [P1429]

a) Dentale Zahnfilmaufnahme mit Darstellung einer unscharf begrenzten Osteolyse periapikal bzw. interradikulär der Wurzeln der Zähne 33 und 34 (blauer Pfeil). Das radiologische Bild kann wie eine chronische apikale Parodontitis interpretiert werden und führte zur Einleitung einer Wurzelkanalbehandlung des Zahnes 33, der sich klinisch devital zeigte.

b) Eine trotz Beschwerdefreiheit 3 Monate nach Abschluss der endodontischen Therapie durchgeführte Röntgenkontrolle mittels OPT zeigt eine Persistenz der interradikulären Osteolyse (blauer Pfeil). Eine Wurzelspitzenresektion samt histologischer Aufarbeitung wurde durchgeführt und ein primär intraossäres Karzinom histologisch gesichert. Daher folgte eine operative Tumortherapie.

c) Zustand nach operativer Tumortherapie mit simultaner Rekonstruktion mittels mikrovaskulär-anastomosiertem Fibulatransplantat sowie zweizeitigem Kieferaufbau mittels avaskulärem kortikalem Beckenkammtransplantat

d) Erfolgreiche implantatprothetische Rehabilitation mit kortikalem Beckenkammaufbau und Einbringung

Der Fall verdeutlicht die Wichtigkeit der röntgenologischen Nachkontrolle auch bei Beschwerdefreiheit sowie die absolute Notwendigkeit der histologischen Aufarbeitung des intraoperativ entnommenen Wurzelspitzenfragmentes Regio 33 samt umgebender Läsion, die im vorliegenden Fall zur Diagnosestellung und adäquaten Therapie führte.

Wachstum bzw. eine weiterführende Knochendestruktionen auftreten. Auch kann eine sekundäre Invasion der umliegenden Weichgewebe aus dem primär intraossären Karzinom resultieren. Eine dreidimensionale Schnittbildgebung ist häufig für die lokale Ausbreitungsdiagnostik unentbehrlich.

Differenzialdiagnosen

Differenzialdiagnostisch kommen alle lytischen Knochenveränderung prinzipiell in Betracht. Im Initialstadium ist ein primär intraossäres Karzinom häufig nur schwer von einer dentogenen Zyste abzugrenzen. Insbesondere beim Vorhandensein oben genannter radiologischer Malignitätskriterien ist eine Differenzierung gegenüber oralen Plattenepithelkarzinomen, welche den benachbarten Kieferknochen destruieren, wichtig.

Therapie

Aufgrund des malignen Wachstumsverhaltens ist die Resektion mit ausreichendem Sicherheitsabstand obligat. Eine Resektion im Gesunden geht häufig mit erheblichen Knochendefekten einher, weshalb zur Rekonstruktion ein mikrovaskulär-anastomosiertes Knochentransplantat (z. B. Fibula- oder Skapulatransplantat) eingesetzt wird. In frühen Stadien sind allerdings auch lokale Plastiken ohne Knochenaufbau zur Rekonstruktion möglich. Laut Leitlinie ist darüber hinaus ein präoperatives Stagingverfahren einzuleiten. Lymphogene Metastasierungen sind möglich, weshalb eine ergänzende zervikale Lymphknotenexstirpation bis hin zur Neck Dissection empfohlen wird. Die 5-Jahres-Überlebensrate ist bei fortgeschrittenen primär intraossären Karzinomen eher ungünstig.

Zusammenfassung

- Als odontogene Tumoren werden bestimmte tumorartige Fehlbildungen bzw. Neoplasien der Kiefer angesehen, die sich aus odontogenen Epithelien und deren Residuen oder Vorläuferzellen ableiten.
- Die Klassifikation der WHO (aktuell aus dem Jahr 2022) teilt odontogene Tumoren nach Entität, Ursprung und histopathologischen Charakteristika ein.
- Unter den benignen odontogenen Tumoren stellen das Odontom sowie das Ameloblastom die häufigsten Entitäten dar.
- Wichtige maligne odontogene Tumoren sind das ameloblastische Karzinom und das primär intraossäre Karzinom. Während das ameloblastische Karzinom dem konventionellen Karzinom klinisch-röntgenologisch sehr ähnlich erscheint, muss das primär intraossäre Karzinom von einer zystischen Läsion differenziert werden.
- Bestimmte radiologische Befunde wie charakteristische Verschattungen bzw. Aufhellungen oder Hartsubstanzbildung und amorphe Verkalkungen lassen einige odontogene Tumoren mit hoher Sicherheit erkennen. Hierbei sollten das Entwicklungsstadium, die Lokalisation sowie das Auftreten in bestimmten Altersgruppen berücksichtigt werden. Letztlich ist auf eine histologische Diagnosesicherung insbesondere zur Differenzierung gegenüber malignen Läsionen nicht zu verzichten.

Diagnostik

Anamnese und klinische Untersuchung

Anamnese und klinische Untersuchung von Patienten mit V. a. Erkrankungen der Speicheldrüsen geben meist bereits wichtige Hinweise auf die Art und Ursache der Erkrankung.
Hierbei liefert die **Anamnese,** neben Aussagen über den Beginn (subakut, akut, chronisch) und Verlauf (intermittierend, dauerhaft, exazerbierend) der Erkrankung, Informationen zum Patientenalter, Geschlecht und geschilderter Krankheitssymptome. Im Säuglingsalter sind v. a. kongenitale Fehlbildungen, Hämangiome sowie lymphoepitheliale Zysten der Speichelgangsysteme zu finden. Innerhalb der ersten beiden Lebensdekaden sind hingegen virusbedingte Sialadenitiden häufiger anzutreffen. In höherem Lebensalter sind schließlich Autoimmunerkrankungen (z. B. Sjögren-Syndrom), obstruktive Sialadenitiden (z. B. Sialolithiasis) sowie benigne (z. B. pleomorphes Adenom, Zystadenolymphom) oder maligne (z. B. Adenokarzinom, Plattenepithelkarzinom) Speicheldrüsentumoren wahrscheinlicher.
Im Rahmen der **Inspektion** können Entzündungszeichen wie Schwellung (tumor) und Rötung (rubor) sowie eine ein- oder beidseitige Lateralisation der Erkrankung erkannt werden. Ein Funktionsausfall (functio laesa) der betroffenen Drüse, beispielsweise durch versiegende Speichelproduktion, oder aber den Ausfall des N. facialis oder N. lingualis können weitere diagnostische Hinweise liefern.
Die **Palpation** der Speicheldrüsen sollte sowohl von extraoral als auch von intraoral erfolgen. Durch sie lassen sich Überwärmungen (calor) und Druckdolenzen (dolor) evaluieren. Auch die Konsistenz des Drüsengewebes sowie die Verschieblichkeit von Raumforderungen innerhalb der Speicheldrüsen kann auf diese Weise beurteilt werden. Verschiebliche Raumforderungen deuten hierbei eher auf benigne Prozesse hin. Durch minimalinvasive Sondierungen der Speicheldrüsenostien, z. B. mittels Silberblattsonde, können etwaige Strikturen der Ausführungsgänge bereits früh erkannt werden.
Die Zusammenschau klinischer Symptome grenzt die Erkrankungsursache weiter ein. So zeigen sich Schmerzen v. a. bei **akuten Sialadenitiden, Exazerbationen von chronisch-entzündlichen Prozessen** sowie **schnell wachsende Tumoren.** Funktionsausfälle sensibler oder motorischer Nerven weisen auf **maligne Tumoren** hin, wohingegen progrediente langsam zunehmende Schwellungen **benigne Tumoren** vermuten lassen

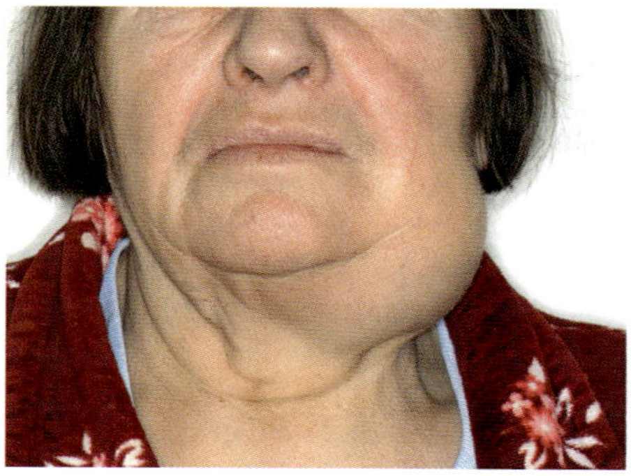

Abb. 25.1 Langsam progrediente (im Verlauf von vielen Monaten entstandene), schmerzlose Schwellung am unteren Parotispol links, gering verschieblich zur Unterfläche: Verdacht auf Neoplasie (a. e. Zystadenolymphom) [M564]

(→ Abb. 25.1). Postprandiale rezidivierende, schmerzhafte und unilaterale Schwellungen einzelner Drüsen können ein Hinweis auf eine **Sialolithiasis** sein.

Bildgebende Verfahren

Folgende **apparative diagnostische Verfahren** mit klinischem Stellenwert werden eingesetzt:

- **Konventionelle zahnärztliche Aufnahmen:** Das OPT sowie die Unterkieferaufbissaufnahme geben wichtige Hinweise auf andere, nicht primär sialogene Pathologien der Kieferregionen. Radiopake Speichelsteine sind ebenfalls häufig als Zufallsbefunde zu erkennen. Auch können durch diese Aufnahmen sonografisch nicht sichtbare Sialolithen (< 3 mm) darstellbar sein.
- **Sialografie:** Die Sialografie ist ein heute weitestgehend verlassenes Verfahren zur Darstellung der Speichelgangsysteme der großen Kopfspeicheldrüsen (v. a. Gl. parotidea). Das Verfahren fußt auf der retrograden Injektion wasserlöslichen Kontrastmittels (meist Bariumsulfat) in die Ausführungsgänge der Gl. parotidea (Ductus Stenon) und Gl. submandibularis (Ductus Wharton). Durch Sialografie können v. a. Strikturen oder Konkremente (sichtbar als Aussparung der Kontrastmittelsäule) dargestellt werden. Auch das Sjögren-Syndrom kann durch den typischen Wechsel von Ektasien und Strikturen erkannt werden. Die Untersuchung ist schmerzhaft, strahlen- und zeitintensiv. In Studien konnte gezeigt werden, dass die Sialografie der Sonografie in Hinblick auf die Sensitivität deutlich unterlegen ist. Die Sialografie wurde daher zunehmend verlassen.
- **Sonografie (B-Mode und Duplexsonografie):** Die Sonografie der Speicheldrüsen gilt heute als diagnostischer Goldstandard. Durch die Anwendung von Linearschallköpfen im Bereich von 9–18 MHz sind sowohl oberflächliche als auch tiefer liegende Pathologien der Drüsenkörper und Gangsysteme gut einsehbar. Durch Spezialuntersuchungen wie Duplexsonografie und Elastografie lassen sich zudem Gefäßmorphologie und Gewebekonsistenz der Speicheldrüsen beurteilen.
- **Computertomografie** (mit und ohne Kontrastmittelgabe): Die Computertomografie wird v. a. als ergänzende Untersuchung bei V. a. maligne Speicheldrüsentumoren eingesetzt. Sie ermöglicht die dreidimensionale Darstellung von Raumforderungen in Bezug auf umliegende Nachbarstrukturen. Dies dient der operativen Planung. Auch zur Beurteilung einer zervikalen Metastasierung und der Diagnostik von Fernmetastasen wird die Computertomografie eingesetzt. Durch die Zugabe eines jodhaltigen Kontrastmittels kann zudem die Kontrastmittelaufnahme von Raumforderungen beurteilt werden.
- **Magnetresonanztomografie** (mit und ohne Kontrastmittelgabe): Sie ist zeitlich und finanziell aufwendiger als die Computertomografie, besticht im Vergleich zur CT jedoch durch einen hohen Weichteilkontrast. Dies ist zur Darstellung der Speicheldrüsengewebe vorteilhaft. Die fehlende Strahlenbelastung sowie die Möglichkeit der **MR-Sialografie** zur Darstellung des Speicheldrüsengangssystems sind weitere Vorteile.
- **Mehrphasenszintigrafie mit ^{99m}Tc-Pertechnetat:** Die Speicheldrüsenszintigrafie dient der Diagnostik von Speicherdefekten der Drüsengewebe. Hierdurch lassen sich Rückschlüsse auf die Speicheldrüsenfunktion ziehen.
- **Speichelanalyse:** Durch Analyse von Speichelproben kann die Zusammensetzung des Speichels untersucht werden. Dieses Verfahren ist klinisch wenig aussagekräftig und wird vornehmlich in der Kariologie und Parodontologie eingesetzt.

Invasive Verfahren

- **Feinnadelaspirationszytologie:** Dieses invasive Diagnostikverfahren eignet sich besonders zur Diagnostik bioptisch schlecht zugänglicher Raumforderungen in tiefen Drüsenabschnitten deren Dignität durch bildgebende Diagnostikverfahren uneindeutig blieb. Unter palpatorischer und meist sonografischer Kontrolle wird die Raumforderung in Lokalanästhesie punktiert. Die Feinnadelaspirationszytologie besitzt eine hohe Sensitivität und Spezifität. Dies setzt jedoch voraus, dass eine repräsentative Probe gewonnen wurde. Fehlpunktionen sind keine Seltenheit. Eine geschulte Anwendung des Untersuchers ist obligat. Bei Probengewinnung aus malignen Befunden besteht das Risiko der **Stichkanalbeimpfung** mit malignen Zellen beim Zurückziehen der Nadel.

- **Biopsie (Histologie):** Die gezielte Biopsie von Speicheldrüsengewebe ist hinsichtlich der Sensitivität und Spezifität als Goldstandard anzusehen. Gerade im Bereich der Parotischirurgie wird die Biopsie jedoch seltener angewandt, da durch konsekutive Vernarbung nach Biopsieentnahme das Risiko für eine Schädigung des N. facialis im Rahmen der Zweitoperation ansteigt. Besonders gut eignet sich die Biopsie einer kleinen Speicheldrüse im Bereich der Unterlippe zur histologischen Diagnostik des Sjögren-Syndroms.

Sialadenitis

Sialadenitiden (Speicheldrüsenentzündungen) sind die häufigsten Speicheldrüsenerkrankungen. Meist sind die großen Kopfspeicheldrüsen betroffen, jedoch können sie auch in den kleinen Speicheldrüsen auftreten. Charakteristisch ist die **schmerzhafte Schwellung** der betroffenen Drüse. Weitere Entzündungszeichen wie Rötung, Überwärmung und eine eingeschränkte Funktion können ebenfalls vorliegen. Die klinische Symptomatik ist meist stark ausgeprägt, sodass Patienten zeitnah einen Arzt konsultieren.

Ätiologie

Die Entstehung von Sialadenitiden ist multifaktoriell. Insbesondere bei bakteriellen Formen imponiert häufig eine Superinfektion durch Herabsetzung der generellen Resistenz und Immunabwehr, Veränderungen der Speichelsekretion (Menge ↓, Viskosität ↑) sowie Veränderungen des Gangsystems (Strikturen, Konkremente).

> Die obstruktive Sialadenitis ist die häufigste Speicheldrüsenentzündung. Ursächlich ist in der Mehrzahl der Fälle ein Speichelstein. Es wird geschätzt, dass ca. 1 % der Bevölkerung Speichelsteine entwickelt. Jedoch entwickeln nur ca. 10 % aller Speichelsteinträger eine klinische Symptomatik.

Die **akuten Sialadenitiden** sind überwiegend viraler und bakterieller Genese, wohingegen **chronische Sialadenitiden** meist durch Sekretionsstörungen und immunologische Prozesse entstehen. Als Sonderform kann die **radiogene Sialadenitis** nach erfolgter Strahlentherapie angesehen werden.

Virale akute Sialadenitiden

Virale Sialadenitiden werden durch Paramyxoviren, Zytomegaliviren, Coxsackieviren, Influenzaviren und Echoviren ausgelöst. Am bekanntesten ist die durch Paramyxoviren ausgelöste **Mumps.** Hierbei handelt es sich um eine epidemische, kontagiöse Virusinfektion, die bevorzugt die Gl. parotidea befällt. Circa alle 7 Jahre tritt Mumps auch in Deutschland in lokalen Epidemien auf. Sie wird daher auch als Parotitis epidemica bezeichnet. Durch Impfkampagnen ist die Erkrankung selten geworden. Die Erkrankung tritt bevorzugt bei Schulkindern, seltener bei Kleinkindern und Säuglingen auf. Die Inkubationszeit liegt zwischen 11–25 Tagen. Nach durchlebter Erkrankung besteht eine lange Immunität.

Klinik

Mumps beginnt meist initial mit unbestimmten Beschwerden, wie Unwohlsein, Kopfschmerzen und subfebriler bis febriler Temperatur. Dieses Stadium wird als **Prodromalstadium** bezeichnet und ist meist von nur wenigen Tagen Dauer (es kann auch ganz fehlen). Nach dem Prodromalstadium kommt das **akute Stadium** mit Kaubeschwerden und druckschmerzhafter, meist beidseitiger, Parotisschwellung nach 2–3 Tagen. Charakteristisch ist das klinisch abstehende Ohrläppchen durch die Drüsenschwellung. Es kommt zu Ohrenschmerzen sowie Entwicklung von fibrilen Temperaturen zwischen 39 und 40 °C über eine Dauer von 2–8 Tagen. Obwohl die Gl. parotidea am häufigsten betroffen ist, können auch die Gll. submandibulares anschwellen.
Zu den **Komplikationen** einer Mumpsinfektion zählen:

- Benigne **aseptische Meningitiden** (in 50 % der Fälle)
- **Meningoenzephalitis mit Folgeschäden**
- **Orchitiden** und **Oophoritiden** (Gefahr der Sterilität bei beidseitigem Befall)
- **Pankreatitis** (Gefahr der Entwicklung eines Diabetes mellitus)
- **Embryopathie** (möglich bei Erstinfektion der Mutter im 1. Trimenon)

Therapie

Die Behandlung aller viralen Sialadenitiden ist symptomatisch. Durch Gabe von Analgetika und Antiphlogistika sowie körperlicher Schonung können die Beschwerden gelindert werden. Die **Primärprophylaxe durch Impfung** erfolgt ab dem 12. Lebensmonat als Kombinationsimpfung: Mumps-Masern-Röteln, MMR.

Akute bakterielle Sialadenitis

Bakterielle Speicheldrüsenentzündungen manifestieren sich am häufigsten in der Gl. parotidea. Zudem tritt die bakterielle Parotitis meist **unilateral** und bei **reduziertem Allgemeinzustand,** z. B. im Rahmen einer Multimorbidität, auf.

Klinik

Analog zu den viralen Sialadenitiden sind auch bakterielle Sialadenitiden durch eine diffuse, derbe, schmerzhafte Schwellung und Rötung charakterisiert. Ohne Behandlung kommt es jedoch häufig zu einem schnellen Progress mit starker Induration, abstehendem Ohrläppchen und einer manifesten lokoregionären Lymphknotenschwellung. Diagnostisch wegweisend ist meist die starke, übelriechende **Eiterabsonderung** aus dem Speicheldrüsenausführungsgang. Der eitrige Ausfluss kann dabei spontan sichtbar oder auf Palpation provozierbar sein. Häufig beklagen die betroffenen Patienten einen **bitteren Geschmack.** Bei Fortbestehen der Entzündung kann es zu Fieber und einer Abszedierung in der Parotisloge kommen. Das Erregerspektrum besteht meist aus **Staphylococcus aureus, Streptococcus pyogenes, Streptococcus pneumoniae, Escherichia coli** und **Haemophilus influenzae.**

> Bei der **bakteriellen Sialadenitis** kommt es im Unterschied zur viralen Sialadenitis ohne adäquate Therapie häufig zur **Abszedierung!** Neben bakteriellen Superinfektionen viraler Sialadenitiden entstehen bakterielle Infektionen der Speicheldrüsen häufig postoperativ, z. B. nach Tumoroperationen der Speicheldrüsen.

Therapie

Die Initialtherapie bakterieller Sialadenitiden ohne Abszedierung besteht in der **antibiotischen Therapie.** Je nach Ausprägung kann diese oral (z. B. mit Amoxicillin/Clavulansäure 875/125 mg 1-0-1) oder intravenös (z. B. mit Ampicillin/Sulbactam 2/1 g 1-1-1) erfolgen. Bei Penicillinallergie wird zumeist auf Clindamycin 600 mg 1-1-1 zurückgegriffen. Zur Ausweitung des Erregerspektrums auf Anaerobier kann die zusätzliche intravenöse Gabe von Metronidazol 500 mg 1-0-1 sinnvoll sein. Sollte diese Therapie nach 48 h ohne sichtbaren Effekt sein, sollte ein Antibiogramm erstellt werden.
Als flankierende Maßnahmen haben sich **Kühlung, desinfizierende Mundspüllösungen** (z. B. Chlorhexidin 0,2 %), eine **erhöhte Flüssigkeitszufuhr** sowie **speichelflussfördernde Substanzen** (z. B. saure Drops) vorteilhaft gezeigt. Auch eine **Drüsenmassage** kann, sofern schmerzbedingt möglich, zu einer Linderung beitragen.
Zur **Schmerztherapie** eignen sich die gängigen **Analgetika** und **Antiphlogistika.**

Im Falle einer Abszedierung besteht die einzige kausale Therapie in der operativen Abszessspaltung und -drainage!

Spezifische bakterielle Infektionen der Speicheldrüsen

- **Primäre Tuberkulose:** Klinisch lässt sich die primäre Tuberkulose der Speicheldrüsen nicht von anderen bakteriellen Sialadenitiden unterscheiden. Wegweisend sind hier der häufigere Befall der **Gl. submandibularis** und **Gl. sublingualis** sowie das Nichtansprechen auf eine antibiotische Therapie. Die Erregerkultur ist das diagnostische Mittel der Wahl.
- **Aktinomykose:** Die Aktinomykose geht meist von den Tonsillen oder dem Zahnhalteapparat aus. Die antibiotische Therapie wird jedoch über mindestens 2–6 Wochen durchgeführt, um einen sichtbaren Effekt zu erzielen.

Chronische Sialadenitis

Chronisch-bakterielle Sialadenitiden betreffen sowohl die Gl. parotidea als auch die Gl. submandibularis. Bei älteren und zumeist multimorbiden Patienten mit verringerter Flüssigkeitszufuhr ist meist die Gl. submandibularis betroffen. Ihr Sekret ist bereits physiologisch mukoserös, sodass eine retrograde, aszendierende bakterielle Infektion durch weitere Zunahme der Viskosität begünstigt wird. Das Krankheitsbild wird als **marantische Sialadenitis** bezeichnet.
Von der **radiogenen, chronischen Sialadenitis** ist meist die Gl. parotidea betroffen. Sie weist im Vergleich zur Gl. submandibularis eine erhöhte Strahlensensibilität auf. Durch die Bestrahlung kommt zu einem Untergang von Drüsenparenchym und damit zu einem Versiegen der Speichelbildung (Xerostomie). Auch radiogene Verklebungen und Strikturen des Gangsystems sind möglich.

Immunologische Erkrankungen der Speicheldrüsen

Sjögren-Syndrom

Epidemiologie und Pathogenese

Das **Sjögren-Syndrom** (Syn. **myoepitheliale Immunsialadenitis**) zählt zu den Erkrankungen des rheumatischen Formenkreises. Die Bildung von IgG-Autoantikörpern gegen zytoplasmatische Antigene der Epithelzellen der Speicheldrüsenausführungsgänge wird für die Entstehung der Erkrankung verantwortlich gemacht. In der Regel sind alle großen Kopfspeicheldrüsen betroffen. Zumeist erkranken Frauen zwischen dem 50. und 60. Lebensjahr. Das Verhältnis der Erkrankungsinzidenz zwischen Frauen und Männern beträgt ca. 6:1.

Klinik

Die klinische Symptomatik besteht aus der klassischen **Trias:**

- Keratokonjunktivitis sicca
- Xerostomie
- Rheumatoide Arthritis

Die Kombination der Keratokonjunktivitis sicca mit Xerostomie wird dabei als **primäres Sjögren-Syndrom** bezeichnet. Kommt es zur vollausgebildeten Trias mit Rheumatoider Arthritis, spricht man vom **sekundären Sjögren-Syndrom.** Klassisch ist im Kopf-Hals-Bereich eine **doppelseitige und schmerzlose Schwellung der Speicheldrüsen** mit **Xerostomie.**

Diagnostik und Therapie

Diagnostischer Goldstandard ist die Biopsie einer kleinen Speicheldrüse aus der Unterlippeninnenseite. In der histopathologischen Aufarbeitung kann dann die typische lymphozytäre Zellinfiltration mit Anhäufung von myoepithelialen Zellen die Diagnose sichern. Im Rahmen serologischer Untersuchungen können eine erhöhte **Blutsenkungsgeschwindigkeit (BSG), Antikörper gegen Speichelgangsepithelien** sowie eine **Störung der B-Lymphozyten-Funktion** wegweisend sein. Die Therapie des Sjögren-Syndroms besteht in der Therapie der immunologischen rheumatischen Grunderkrankung und beinhaltet meist die Anwendung von Immunsuppressiva. Eine unterstützende symptomatische Therapie kann in der Anwendung von Tränen- und Speichelersatzflüssigkeiten bestehen.
Die operative Entfernung betroffener Speicheldrüsen kommt nur selten zur Anwendung. Sie ist indiziert bei grotesken Schwellungen, die den Patienten stark belasten. Bei Sjögren-Syndrom besteht ein **erhöhtes Risiko zur Entwicklung von Lymphomen der B-Zellreihe** in den Speicheldrüsen.

Heerfordt-Syndrom

Auch das Heerfordt-Syndrom zählt zu den immunologischen Erkrankungen mit Beteiligung der Speicheldrüsen. Die Erkrankung gilt als Sonderform der Sarkoidose (Morbus Boeck). Klassisch ist die klinische Trias aus **Uveitis, Parotitis** und **Hirnnervenparesen** (meist ist der N. facialis betroffen). Beschwerden verursacht hier v. a. die meist **beidseitige epitheloidzellige Sialadenitis** der Parotis. Die Erkrankung zeigt zumeist einen chronischen Verlauf. Die Therapie besteht in der Behandlung der Sarkoidose.

Sialadenosen

Sialadenosen (Syn. **Sialosen**) zählen zu den **nicht entzündlichen parenchymatösen Erkrankungen** der Speicheldrüsen. Sie sind durch quantitative und qualitative Sekretionsstörungen **(Dyschylien)** aller Speicheldrüsen gekennzeichnet (am häufigsten in der **Gl. parotidea**). Ätiologisch werden **dyshormonelle** (z. B. durch Diabetes mellitus), **dystroph-metabolische** (z. B. durch Mangelernährung), **neurogene** (durch Nervläsionen) und **pharmakogene** (durch Medikamente) Formen unterschieden. Klinisch kommt es meist zu rezidivierenden, schmerzlosen und oft beidseitigen Schwellungen der betroffenen Speicheldrüsen. Palpatorisch fällt eine teigige Konsistenz der Drüse auf. Eine **Xerostomie** (Mundtrockenheit) bei **Hypo- bis Asialie** tritt erst spät im Krankheitsverlauf auf.

Sialolithiasis

Die Sialolithiasis ist der häufigste Grund einer obstruktiven Sialadenitis. In 80 % der Fälle ist die Gl. submandibularis, in 15 % die Gl. parotidea und in 5 % die Gl. sublingualis betroffen. In 75 % der Fälle handelt es sich um einen solitären Stein in einer Drüse. Pathogenetisch liegt eine Speicheldrüsenfunktionsstörung infolge **primärer Dyschylie** (quantitativ und qualitativ) und einer Viskositätszunahme des Speichels mit dadurch bedingter Ausfällung anorganischer Substanzen und sukzessiver Steinbildung zugrunde. 90 % der Submandibularissteine sind röntgenopak (→ Abb. 25.2), 90 % der Parotissteine hingegen radioluzent. Aus

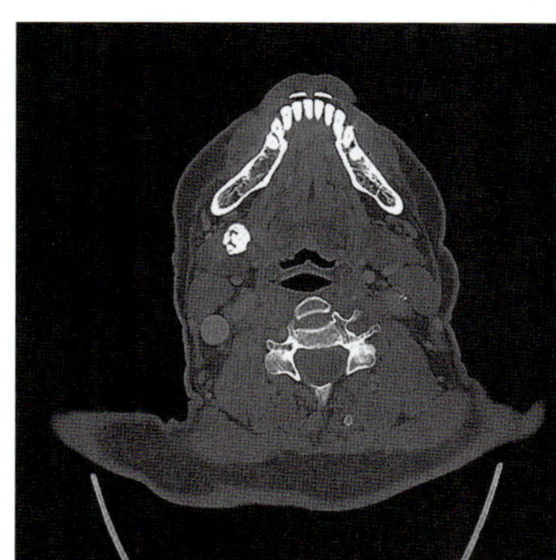

Abb. 25.2 Knochenfenster eines CTs: knochendichte, ovaläre Raumforderung kaudomedial des rechten Unterkieferkorpus in Projektion auf die rechte Gl. submandibularis: Verdacht auf Submandibularisstein [M564]

diesem Grund hat sich die Sonografie zum Goldstandard der Diagnostik von Speichelsteinen etabliert.

Klinik

Die klinische Symptomatik betroffener Patienten besteht meist aus rezidivierenden, schmerzhaften Schwellungen der betroffenen Speicheldrüse. Diese treten meist im Rahmen der Nahrungsaufnahme **(periprandial)** auf, zum Zeitpunkt der höchsten Speichelproduktionsrate. Die Symptome entstehen durch den Rückstau des Speichels im Gangsystem durch den blockierenden Speichelstein. Als Folge kann es zur retrograden bakteriellen Besiedlung und zu einer Sialadenitis mit Gangektasien und Gangstrikturen kommen.

Therapie

In der Regel werden nur symptomatische Speichelsteine therapiert. Kommt es zu Symptomen, wird zunächst konservativ behandelt. Geeignete Maßnahmen sind die Gabe von **Sialagoga** (speichelfördernde Substanzen) oder **Pilocarpin** (Parasympathomimetikum zur Speichelförderung) sowie eine **Erhöhung der Trinkmenge.**

Führen diese Maßnahmen nicht zum spontanen Steinabgang, was in der Regel bei Speichelsteinen mit einer Größe von mehr als 3 mm nicht mehr der Fall ist, kann bei Steinen im distalen Gangabschnitt der Gl. submandibularis die Papillendilatation mit Gangschlitzung angewandt werden. Im Falle einer bakteriellen Superinfektion ist die Anwendung von Antibiotika obligat (siehe Therapie der Sialadenitis).

Eine weitere Therapiemöglichkeiten ist die **extrakorporale Stoßwellenlithotripsie (ESWL)** (v. a. bei Steinen innerhalb der Gl. parotidea). Dieses Verfahren ist jedoch nur an wenigen Standorten verfügbar und verlangt meist mehrere Therapiesitzungen.

Durch die **diagnostische und interventionelle Speichelgangendoskopie** können Speichelsteine des Gangsystems mittels **Fangkörbchen** geborgen werden. Postinterventionell erfolgt meist die Schienung des Gangsystems durch temporäres Einnähen eines drainierenden Röhrchens für 3 Wochen, um Strikturen vorzubeugen.

Bei persistierender oder rezidivierender Sialolithiasis besteht eine **Operationsindikation:**

- Extraglanduläre Steine des Gangsystems werden durch **Schlitzung und Marsupialisation des Wharton-Gangs mit temporärer Schienung des Gangs** (s. o.) oder Bougierung des Stenon-Gangs, Steinentfernung und Schienung des Stenon-Gangs versorgt.
- Größere intraglanduläre Steine der Gl. submandibularis und Gl. parotidea, die auch durch kombiniert endoskopisch/chirurgische Bergetechnik nicht geborgen werden konnten, werden durch Entfernung der Speicheldrüse (z. B. **Submandibulektomie, laterale [unter Erhalt des N. facialis] Parotidektomie**) therapiert.

Zysten

Prinzipiell können alle Speicheldrüsen von Zysten betroffen sein. Am häufigsten findet man sie jedoch an den kleinen Speicheldrüsen (v. a. an der Unterlippeninnenseite):

- **Retentionszysten** (echte Zysten): besitzen eine epitheliale Auskleidung.
- **Extravasationszysten** (Pseudozysten): besitzen keine epitheliale Auskleidung, sondern sind von einem Saum aus schaumzelligen Makrophagen umgeben. Sie treten zumeist als Folge von Bissverletzungen in die Wange, Ober- oder Unterlippe auf.

Ranula (Syn. Mundbodenzyste, Fröschlein-Geschwulst)
Hierbei handelt es sich um eine Extravasationszyste, ausgehend von der Gl. sublingualis, seltener vom Wharton-Gang oder den kleinen Speicheldrüsen am Mundboden. Der Name rührt von ihrer äußeren Erscheinungsform: meist unilateral, prall-elastisch, oberflächlich gelegen am Mundboden, bläulich schimmernd, gut begrenzte kugelige Vorwölbung (→ Abb. 25.3). **Ursachen** sollen lokale Traumata, entzündliche Verklebungen oder eine kongenitale Atresie des Ductus sublingualis sein. Durch direkte oder druckbedingte Gangruptur entsteht dann die Pseudozyste. Bei Größenprogredienz drohen Sprech-, Schluck- und Atembeschwerden. **Häufigeres Auftreten** im zweiten Lebensjahrzehnt und etwas häufiger bei Frauen. **Therapie der Wahl:** Exstirpation (inklusive assoziierter Gl. sublingualis), bei diffiziler anatomischer Lage (zum N. lingualis) Marsupialisation (mit Rezidivrisiko von bis zu 66 %).

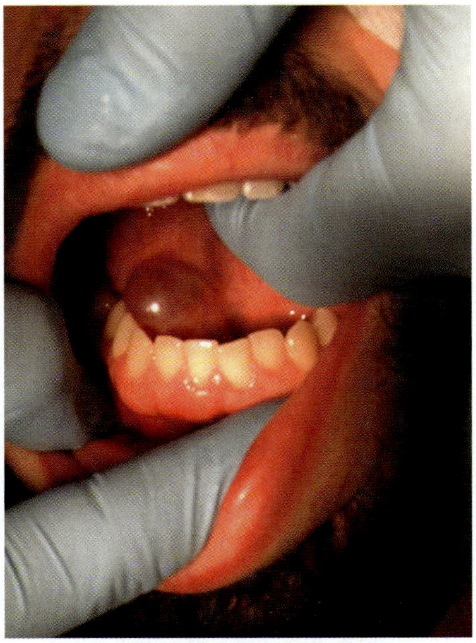

Abb. 25.3 Klinische Diagnose einer Ranula am rechten Mundboden [M562]

Tumoren der Speicheldrüsen

Speicheldrüsentumoren zählen zu den seltenen Neoplasien. Sie machen rund 5 % aller Neubildungen im Kopf-Hals-Bereich aus. Das Verhältnis von benignen zu malignen Speicheldrüsentumoren beträgt ca. **2:1.** Die Wahrscheinlichkeit einer malignen Neoplasie nimmt von der Lokalisation in der Gl. parotidea zur Gl. submandibularis und schließlich zur Gl. sublingualis stetig zu.

80 % aller Speicheldrüsentumoren entstehen in der Gl. parotidea, von denen nur ca. 20 % maligne sind. Neoplasien der Gl. submandibularis sind hingegen in ca. 50 % der Fälle maligne und in der Gl. sublingualis nahezu 100 %.

Die **WHO-Klassifikation der Speicheldrüsentumoren** unterscheidet insgesamt über 20 benigne und maligne Speicheldrüsentumoren. Aufgrund des eher seltenen Charakters werden in der Folge nur die häufigsten Tumoren besprochen

Benigne Speicheldrüsentumoren

Pleomorphes Adenom

Epidemiologie

Das pleomorphe Adenom ist mit 50–60 % der **häufigste Tumor der Speicheldrüsen.** Er macht ca. 85 % aller benignen Speicheldrüsentumoren aus. Das Verhältnis Männer zu Frauen beträgt 2:3. Er tritt am häufigsten in der Gl. parotidea (ca. 85 %), seltener in der Gl. submandibularis (ca. 5 %), Gl. sublingualis (ca. 5 %) oder den kleinen Speicheldrüsen (ca. 5 %) auf.

Klinik

Histologisch handelt es sich um einen **epithelial-mesenchymalen Mischtumor.** Patienten stellen sich in der Regel mit einer langsam wachsenden (Monate bis Jahre), prallelastischen Schwellung der betroffenen Drüse vor. Schmerzen oder Speichelsekretionsstörungen bestehen meist nicht (→ Abb. 25.4). Die Funktion des N. facialis ist nahezu immer

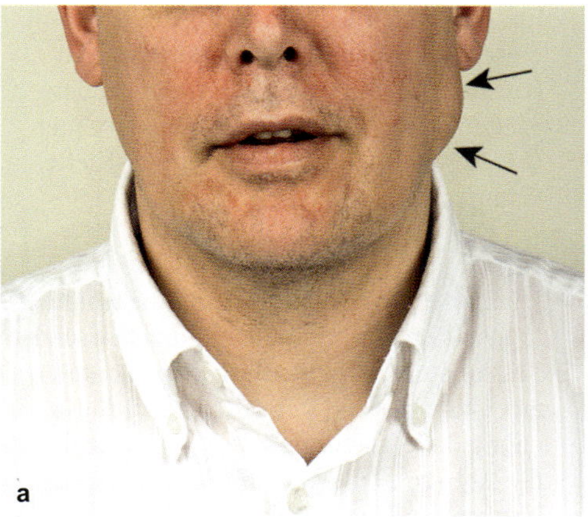

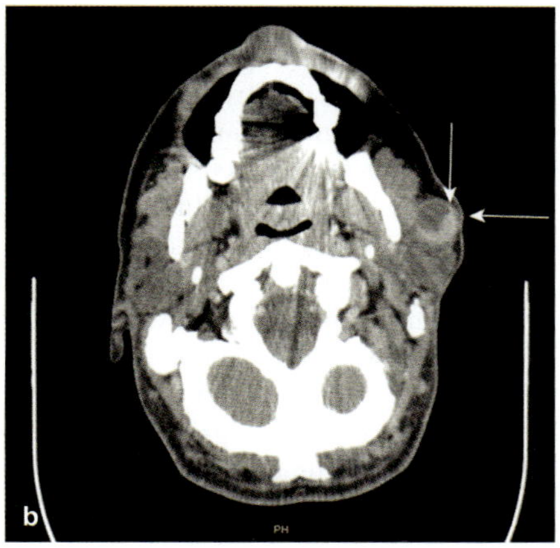

Abb. 25.4 Pleomorphes Adenom: klinisches Bild (a) und korrespondierender CT-Schnitt nach Kontrastmittelgabe (b; Befund durch → markiert) [M564]

intakt. Nervausfälle sprechen für eine maligne Entartung **(ex pleomorphes Adenom).**

Therapie und Prognose

Die Therapie der Wahl für pleomorphe Adenome im Bereich der Gl. parotidea ist die **extrakapsuläre Dissektion.** Bei größeren Befunden kann auch eine **laterale Parotidektomie** unter mikroskopischer Darstellung des N. facialis erfolgen. Bei Auftreten pleomorpher Adenome in der Gl. submandibularis oder Gl. sublingualis erfolgt die totale Entfernung der betroffenen Drüse. Zur Vermeidung eines Rezidivs ist die Entfernung in sano, inklusive der Pseudokapsel, obligat. Die Prognose ist gut, bei nur sehr geringer Wahrscheinlichkeit einer malignen Entartung (ca. 4 %). Im Rahmen einer malignen Entartung beobachtet man nahezu alle Formen epithelialer Malignome der Speicheldrüsen (s. u.). Am häufigsten entwickelt sich ein **undifferenziertes Karzinom** mit hohem Metastasierungspotenzial und insgesamt schlechter Prognose.

Zystadenolymphom

Das Zystadenolymphom **(Warthin-Tumor)** ist der zweithäufigste aller Speicheldrüsentumoren. Seine typische Lokalisation liegt am **unteren Parotispol** (→ Abb. 25.1). In ca. 10 % aller Fälle tritt die gutartige Raumforderung **bilateral** auf. Vor allem Männer in der 6. und 7. Lebensdekade sind betroffen. Die Patienten sind überwiegend starke Raucher. Es kommt bildmorphologisch und histologisch zur Bildung von Zysten und Papillen in einem lymphoiden Stroma. Eine **maligne Entartung ist extrem selten.** Therapie der Wahl ist die lokale Exzision.

Maligne Speicheldrüsentumoren

Die häufigsten malignen Speicheldrüsentumoren sind das **Adenoidzystische Karzinom** (ca. 40–50 %), das **Mukoepidermoidkarzinom** (ca. 30 %) sowie das **Adenokarzinom (not otherwise specified; NOS)** (ca. 15–20 %). Charakteristisch für Speicheldrüsenkarzinome ist ihr hoher Differenzierungsgrad bei niedrigem Malignitätsgrad. Sie wachsen sehr langsam und besitzen selbst nach vielen Jahren eine **hohe lokale Rezidivneigung** (die Tumornachsorge sollte daher über 10 Jahre fortgeführt werden).
Maligne Speicheldrüsentumoren erfordern die radikale operative Resektion mit histopathologischen Sicherheitsabständen von mindestens 5 mm im Gesunden. Eine ipsilaterale Neck Dissection wird auch beim klinischen N0-Befund empfohlen. Maligne Speicheldrüsentumoren sprechen eher schlecht auf eine Radiochemotherapie an. Diese wird in der Regel erst adjuvant empfohlen.

Adenoidzystisches Karzinom

Adenoidzystische Karzinome wachsen lokal langsam, aber sehr infiltrativ. Die Karzinome treten sowohl in den kleinen (meist am Gaumen), als auch in den großen Speicheldrüsen auf. Das Wachstum erfolgt typischerweise entlang von Nervenscheiden und Gefäßen. Die Resektion ist daher oft schwierig. Zur sicheren Entfernung wird daher die **Resektion mit 10–15 mm Sicherheitsabstand** empfohlen. Die infiltrative und diffuse Ausbreitung entlang von Nervenscheiden der Schädelbasis erklärt die häufige Rezidivneigung und das Auftreten von therapierefraktären Schmerzen im terminalen Stadium der Erkrankung. Typisch ist die **hämatogene Metastasierung** in die Lunge in ca. 20 % der Fälle. Die 5-Jahresüberlebensrate liegt bei ca. 50 %, die 15-Jahres-Überlebensrate bei ca. 20 %. Dies wird v. a. der häufigen Lokalrezidive zugeschrieben. Wegen der seltenen lymphogenen Metastasierung ist eine Neck Dissection nur in lokal fortgeschrittenen Fällen empfohlen. Adjuvant hat sich v. a. die **Protonen-** und **Neutronentherapie** etabliert.

Mukoepidermoidkarzinom

Mukoepidermoidkarzinome treten häufig in den kleinen Speicheldrüsen auf. Der Altersgipfel liegt im 5. Lebensjahrzehnt. Frauen sind häufiger betroffen als Männer. **Pathogenetisch** entstehen die Karzinome aus den mittleren Abschnitten des Speichelgangsystems. Lymphogene und hämatogene Metastasierungen sind beschrieben. Man unterscheidet bei Mukoepidermoidkarzinomen den **hochdifferenzierten Typ** (5-Jahres-Überlebensrate > 90 %) und **niedrigdifferenzierten Typ** (5-Jahres-Überlebensrate ca. 50 %).

Adenokarzinom (NOS)

Die Abkürzung NOS meint **not otherwise specified** und gibt zum Ausdruck, dass diese Entität histomorphologisch schwer bzw. nur durch Ausschluss einzuordnen ist. Selbst nach weiträumiger Exzision finden sich Lokalrezidive in bis zu 50 % aller Fälle mit etwas häufigerer lymphogener (50 %) als hämatogener Metastasierung (30 %). Neben dem seltenen Speichelgangkarzinom besitzt das schlecht differenzierte Adenokarzinom (NOS) die schlechteste 5-Jahres-Überlebensrate (ca. 10 %) aller malignen Speicheldrüsentumoren.

Zusammenfassung

- Die obstruktive Sialadenitis ist die häufigste Erkrankung der großen Kopfspeicheldrüsen. Sie wird in der Mehrzahl der Fälle durch einen Speichelstein verursacht.
- Sialadenitiden können bei längerem Bestehen zur Abszedierung führen. Die Therapie besteht in diesen Fällen aus der operativen Sanierung durch Inzision und Drainage.
- Die Mehrzahl der Speicheldrüsentumoren ist gutartig, wobei die häufigste Entität das pleomorphe Adenom ist. Nur ca. 20 % aller Tumoren der Gl. parotidea sind maligne, wohingegen ca. 50 % aller Tumoren der Gl. submandibularis und fast 100 % aller Tumoren der Gl. sublingualis maligne sind.

26 Lippen-Kiefer-Gaumenspalten

Definition

Lippen-Kiefer-Gaumenspalten **(LKG-Spalten)** sind angeborene Fehlbildungen, die durch Störungen der Oberkieferentwicklung in der 4.–10. Embryonalwoche der Embryogenese entstehen. LKG-Spalten können als komplette Spalten die Lippe, den Kiefer und den Gaumen betreffen oder aber isoliert in nur einer der Regionen vorkommen. Neben dem anatomischen Ort der Spaltbildung können LKG-Spalten einseitig oder beidseitig auftreten.

Ätiologie

Die Oberlippe und der Oberkiefer entwickeln sich embryonal aus den beiden seitlichen Oberkieferwülsten und der medialen Nasenwulst. Diese drei Blasteme verschmelzen während der 4.–10. Embryonalwoche im Bereich der späteren Philtrumkanten miteinander. Die lateralen Gaumenfortsätze verschmelzen etwas später – in der 10.–12. Embryonalwoche – miteinander. Hart- und Weichgaumen entstehen aus unterschiedlichen Blastemen. Der vordere Hartgaumen entsteht aus dem medianen Gaumenfortsatz sowie den lateralen Gaumenfortsätzen. Der Weichgaumen wird durch direkte Vereinigung der seitlichen Oberkieferwülste geformt. Diese anatomischen Grundlagen erklären, warum Spaltbildungen der Lippe, des Kiefers und des Hartgaumens immer paramedian verlaufen. Sie können daher auch uni- und bilateral vorkommen. Im Unterschied dazu liegen Spalten des Weichgaumens immer median und sind immer einfach ausgeprägt (→ Abb. 26.1).

Die Ursache für die fehlerhafte Verschmelzung der Blasteme bei LKG-Spalten ist noch nicht abschließend geklärt. Es wird jedoch vermutet, dass Kombinationen aus exogenen und endogenen (bzw. genetischen) Ursachen das Auftreten begünstigen. Zu den exogenen Faktoren zählen Rauchen, Alkoholkonsum, ionisierende Strahlung, Stress, Folsäure- und anderer Vitaminmangel sowie Virusinfekte (z. B. Röteln) während der Schwangerschaft. Bei den endogenen Faktoren unterscheidet man zwischen isolierten Spaltbildungen und solchen, die im Rahmen von genetischen Syndromen auftreten (z. B. Pierre-Robin-Sequenz, Stickler-Syndrom, Goldenhar-Syndrom und Trisomien). Bestimmte chromosomale Aberrationen oder Genmutationen, die zur Entstehung von LKG-Spalten führen, sind bisher nicht bekannt. Bei den genannten Syndromen kommt es häufig zu weiteren Fehlbildungen der inneren Organe. Betroffene Kinder sollten daher immer zusätzlich hierauf untersucht werden. Eltern die bereits ein Kind mit LKG-Spalte zur Welt gebracht haben, haben ein erhöhtes Risiko, ein weiteres Kind mit LKG-Spalte zu bekommen.

Epidemiologie

Die Inzidenz schwankt je nach Bevölkerungsgruppe zwischen 1:300 und 1:1.000. Generell sind Jungen häufiger von LKG-Spalten betroffen, wohingegen isolierte Gaumenspalten häufiger bei Mädchen auftreten. Isolierte Gaumenspalten sind jedoch insgesamt seltener (ca. 1:2.500). Eine Lippen-Kiefer-Spalte tritt häufiger links als rechts auf. Am häufigsten sind einseitige Lippen-Kiefer-Gaumenspalten (ca. 40 %), gefolgt von isolierten Gaumenspalten (ca. 30 %), isolierten Lippenspalten (ca. 20 %) und beidseitigen Lippen-Kiefer-Gaumenspalten (ca. 10 %).

Klinik

Durch die Lippenspaltung und die fehlerhafte Insertion der perioralen und perinasalen Muskulatur **(M. orbicularis oris)** kommt es zu einer typischen Verziehung und Abflachung der Nasenbasis sowie des Nasenflügels (→ Abb. 26.2). Bei Spaltung des Gaumens liegt zudem eine unphysiologische Verbindung zwischen Mund- und Nasen-Rachen-Raum vor. Die Muskulatur **(M. tensor veli palatini, M. levator veli palatini)** des Gaumensegels inseriert fehlerhaft. Daraus ergeben sich **vielfältige funktionelle Störungen.** Bei gleichzeitiger Unterentwicklung **(Mikrognathie)** des Unterkiefers kann es zum Zurückfallen der Zunge und dadurch zur Behinderung der Atmung **kommen (Pierre-Robin-Sequenz).** Des Weiteren bestehen Probleme beim Schluckakt. Häufig schlucken Neugeborenen mit LKG-Spalte beim Trinken viel Luft und haben dadurch Blähungen und eine erschöpfende „Trinkarbeit". Zudem kann die Belüftung des Mittelohrs über die Tuba auditiva **(Eustachi-Röhre)** eingeschränkt sein. Es kommt zu rezidivierenden Mittelohrentzündungen und Paukenergüssen. Dies führt zu einer Schallleitungsschwerhörigkeit, welche die hörvermittelte Sprachentwicklung behindert. Durch den vergrößerten Resonanzraum kommt es zur **Rhinophonie** („Näseln"). Spalten des Alveolarkamms gehen zudem mit Anomalien der Zahnstellung sowie Fehlen von Zähnen einher (Aplasie des seit-

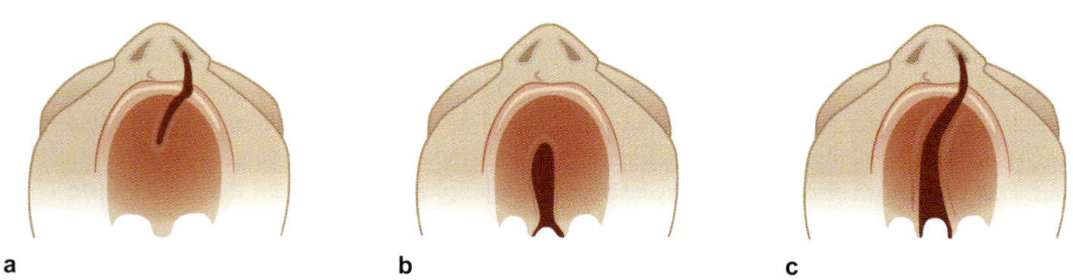

Abb. 26.1 Gaumenspalten, schematisch [L255]
a) Lippen-, Kiefer-, Hartgaumenspalte links
b) Weichgaumenspalte
c) Komplette Lippen-, Kiefer-, Gaumenspalte links

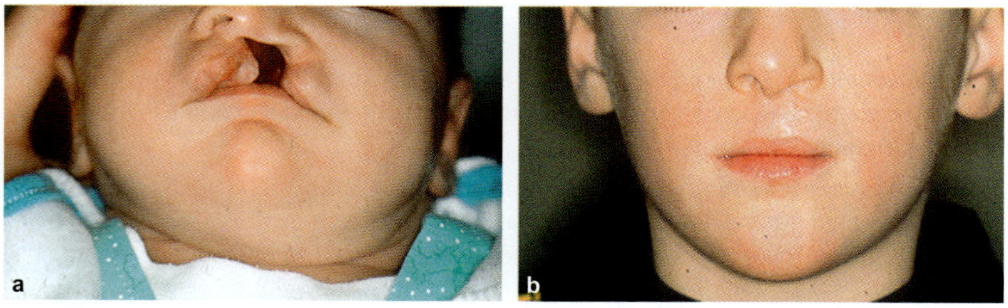

Abb. 26.2 Unilaterale LKG-Spalte links (a) und im Alter von 8 Jahren nach operativer Therapie (b) [R234]

lichen Schneidezahns und/oder Eckzahns). Durch eine Mindermineralisation des Zahnschmelzes sowie Mundatmung wird eine erhöhte Kariesanfälligkeit beobachtet. Neben diesen funktionellen Störungen ist auch die **psychosoziale Beeinträchtigung** der Kinder nicht zu unterschätzen.

Diagnostik

Die Diagnose kann heutzutage häufig schon pränatal durch einen Ultraschall (z. B. im Zuge der Vorsorgeuntersuchung während der Schwangerschaft) gestellt werden. Postnatal ist die Diagnose klinisch zu stellen. Lediglich die Diagnostik submuköser Gaumenspalten oder subkutaner Lippenspalten kann eine Herausforderung darstellen, da es zu einer nicht sichtbaren Spaltung der Muskulatur bei intakter Haut bzw. Schleimhaut kommt. Funktionsstörungen sind hier ein diagnostischer Hinweis, können jedoch auch vollständig fehlen.

> Bei **jedem Neugeborenen** sollte der **Gaumen abgetastet** werden, um dortige isolierte submuköse Spalten nicht zu übersehen.

Therapie

Die Behandlung erfolgt interdisziplinär in spezialisierten Spaltzentren durch die **Mund-Kiefer-Gesichtschirurgie, Hals-Nasen-Ohrenheilkunde, Pädiatrie** (Stillberatung) **Kieferorthopädie** und **Logopädie.** Zusätzlich sollten Abteilungen der **Zahnheilkunde** sowie der **Kinderpsychologie** hinzugezogen werden. Die Therapie wird generell in eine **Primär-** und eine **Sekundärbehandlung** unterteilt.

Primärtherapie

Bei der Primärbehandlung handelt es sich um den **operativen Verschluss der Spalte** mit allen vorbereitenden Maßnahmen. Die operative Therapie sollte bis zum 2. Lebensjahr abgeschlossen sein, um die Sprachentwicklung des Kindes nicht zu gefährden.

Aktuell gibt es international keinen einheitlichen Konsens zum genauen zeitlichen oder operativen Ablauf der Behandlung. Historisch entstanden verschiedenste Techniken, von denen jede Vor- und Nachteile aufweist.

Gaumenplatte Die Herstellung und Eingliederung einer **Gaumenplatte** (Syn. Trinkplatte) wird bei Vorliegen einer Gaumenspalte empfohlen. Die Tragezeit beginnt ab der Geburt bis zum operativen Verschluss der Spalte. Gaumenplatten werden individuell für den Patienten alle 3–4 Wochen abgeformt und dienen der Trennung von Mund- und Nasenraum. Dies erleichtert dem Säugling das Schlucken, da die Gaumenplatte als Widerlager fungiert. Neben der Verbesserung des Schluckakts dient die Gaumenplatte bei Kieferspalten der präoperativen Annäherung der Alveolarkämme, sodass es zu einer Verschmälerung der Spalte kommt. Der operative Verschluss wird somit erleichtert. Zusätzlich verdrängt die Gaumenplatte die Zunge aus dem Spaltbereich, was die Spalte zusätzlich verkleinert.

Lippenspaltplastiken Je nach Morphologie der Spalte und Präferenz des Operateurs bieten sich unterschiedliche operative Verschlusstechniken an. Sie werden in der Regel um den **6. Lebensmonat** (bei mindestens 5 kg Körpergewicht) durchgeführt. Die Plastik **nach Tennison und Randall** nutzt eine Winkelschnittführung zur Bildung eines Dreiecksläppchen. Dieses dient der Verlängerung des Philtrums (→ Abb. 26.3). Hierdurch kommt es nur selten zu einer vertikalen Verkürzung, was meist zu einem ästhetisch ansprechenden Ergebnis führt. Diese Technik wird bei einseitigen Spalten somit häufig angewendet. Alternativ kann **nach Millard** ein Rotations-Advancement-Flap bogenförmig präpariert und verlagert werden. Mittels dieser Technik kann der Naseneingang häufig gut modelliert und ein verzogener Nasenflügel ausgeglichen werden. Es kann jedoch zur narbigen Verkürzung der Oberlippe kommen, die ein ästhetisch störendes Hochziehen der Lippenrotgrenze bedingt. Bei der Technik **nach Pfeiffer** wird die Spaltkante im Wellenschnittverfahren inzidiert und durch Streckung eine Verlängerung des Philtrums erzielt. Sie ist bei doppelseitigen Spalten häufig Methode der Wahl. Gering ausgeprägte Lippenkerben können auch **nach Veau** linear angefrischt und direkt verschlossen werden. Da diese Technik jedoch eine erhöhte Schrumpfungstendenz zeigt und zu ästhetisch auffälligen Verziehungen führen kann, wird sie bei ausgeprägteren Lippenspalten nicht empfohlen.

Gaumenspaltverschluss Die Ziele des Gaumenspaltverschlusses sind die Trennung von Mund- und Nasenraum sowie die Ausbildung eines langen, beweglichen Gaumensegels. Dadurch wird ein sicherer Abschluss des velopharyngealen Raums beim Schlucken und Sprechen ermöglicht. Auch die Funktion der Tuba auditiva soll normalisiert werden. Ein früher operativer Verschluss kann das Wachstum des Oberkiefers hemmen und zu einer maxillären Hypoplasie führen. Trotzdem ist ein möglichst früher Verschluss zur Sprachentwicklung wichtig. In den meisten europäischen Spaltzentren findet der **operative Gaumenverschluss** daher um den **12. Lebensmonat** statt.

Für den Verschluss des Hartgaumens eignen sich, je nach Spaltbreite, die **Stiellappenplastik** oder **Brückenlappenplastik.** Beide Verfahren beruhen auf der Bildung eines Mukoperiostlappen auf jeder Seite der Spalte. Sie werden nach median über die Spalte verlagert und dreischichtig **(1. nasales Blatt, 2. muskuläres Blatt** und **3. orales Blatt)** vernäht. Bei der Stiellappenplastik bleibt der Mukoperiostlappen dorsal an der **A. palatina major** gestielt. Sie eignet sich auch für breitere Spalten, ist aber lediglich über die dorsale Begrenzung vaskularisiert. Es besteht die Gefahr einer anterioren Restlochbildung. Dahingegen bleibt der Brückenlappen ventral und dorsal mit dem ursprünglichen Gewebe verbunden. Dadurch ist die nutritive Versorgung des Lappens besser, jedoch seine Mobilität eingeschränkt. Diese Technik eignet sich somit nur bei schmalen Spalten.

Die isolierte Weichgaumenspalte wird durch eine **intravelare Veloplastik** rekonstruiert. Hierbei wird die Weichgaumenmuskulatur von einer parallelen in eine transversale Zugrichtung rekonstruiert. Hierdurch soll die korrekte Spannung des Gaumensegels ermöglicht werden, um beim Sprechen und Schlucken den Naso- vom Oropharynx abzudichten.

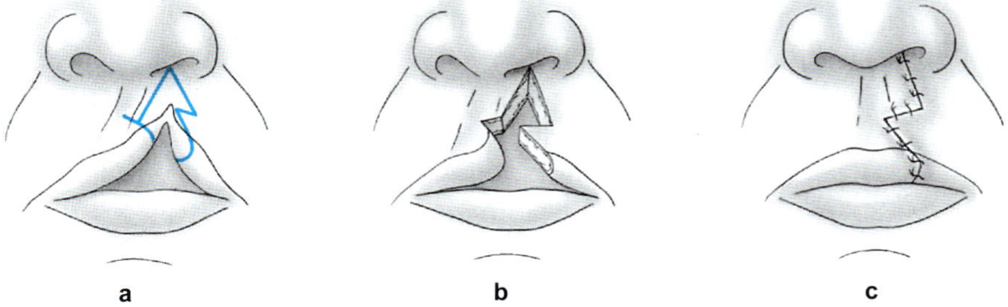

Abb. 26.3 Lippenspaltplastik nach Tennison-Randall: eingezeichnete Schnittführung (a), Bildung eines Dreieckläppchens (b), Primärverschluss (c) [L106]

Kieferspaltverschlussspalt Zeitgleich zum Lippenverschluss kann ein Mukoperiostlappen mobilisiert und über der Kieferspalte vernäht werden **(Periostplastik).** Häufig verbleibt jedoch eine knöcherne Restspalte, die dann im Verlauf mit autologem Knochen vom Beckenkamm aufgefüllt werden kann **(Osteoplastik).** Je nach Zeitpunkt der Operation wird dabei eine primäre Kieferspaltosteoplastik (im Milchgebiss) von einer sekundären (im Wechselgebiss) und einer tertiären Kieferspaltosteoplastik (im permanenten Gebiss) unterschieden. Die osteoplastische Deckung eines verbleibenden Kieferspalts ist hierbei wichtige Grundlage einer kieferorthopädischen Behandlung zur dentalen Rehabilitation. Eine zu frühe Operation kann jedoch zur Wachstumshemmung führen. Deswegen hat sich die sekundäre Kieferspaltosteoplastik **im Alter von 8–11 Jahren** als häufigste Form durchgesetzt.

Sekundärtherapie

Die Sekundärtherapie ergibt sich nach der Primärtherapie individuell je nach Anforderung des Patienten. Dazu zählen sprechverbessernde Operationen **(Velopharyngoplastiken),** Korrekturen von Narben, Korrekturen von Nasendeformitäten, der Verschluss von Restspalten des Gaumens und je nach Kieferentwicklung die operative Versorgung von Fehlbissen (→Kap. 30).

Differenzialdiagnosen

Aufgrund einer unterschiedlichen Ätiologie handelt es sich bei **seltenen Gesichtsspalten** um ein anderes Krankheitsbild und nicht um eine klinische Variante der LKG-Spalte. Mit einer Inzidenz von 1–5 : 100.000 Geburten sind sie eine Rarität. Anhand des Verlaufs werden sie nach Paul Tessier (1976) in **15 Spalttypen** (0–14) eingeteilt. Sie sind häufig mit weiteren fazialen Fehlbildungen wie einem Hypertelorismus oder einer maxillären Hypoplasie assoziiert. Die Therapie erfolgt individualisiert.

Zusammenfassung

- LKG-Spalten sind nach dem Klumpfuß die häufigsten angeborenen Fehlbildungen. Sie entstehen in der 4–12 Embryonalwoche mit einer Inzidenz von ca. 1:500 Neugeborene.
- Während Spalten der Lippe, des Kiefers und des harten Gaumens immer paramedian und ein- oder beidseitig verlaufen, sind Spalten des weichen Gaumens immer mittig und einzeln.
- Durch die unphysiologische Verbindung zwischen Mund- und Nasenraum kommt es zu vielfältigen funktionellen Störungen der Nahrungsaufnahme, des Hörens und des Sprechens.
- Die Therapie der LKG-Spalte ist immer operativ. Typischerweise erfolgt der Lippenspaltverschluss im 6. Lebensmonat, der Gaumenspaltverschluss im 12. Lebensmonat und die sekundäre Kieferspaltosteoplastik mit 8–11 Jahren.

27 Prämature Schädelnahtsynostosen

Definition

Als prämature Schädelnahtsynostose (auch Kraniosynostose genannt) wird die **pathologisch vorzeitige Verknöcherung der Schädelnähte** (Suturen) bezeichnet.

Ätiologie

Das Wachstum des Schädels geschieht appositionell und sutural, also an den bindegewebig verbundenen Schädelnähten. Die wichtigsten Reize hierfür sind die Volumenzunahme des Gehirns und der intrakranielle Druck. Während die Sutura frontalis **(Sutura metopica)** innerhalb der ersten beiden Lebensjahre regulär verknöchert, geschieht dies in den übrigen Schädelnähten erst im Erwachsenenalter (→ Abb. 27.1). Tritt diese Verknöcherung pathologisch zu früh auf, ist das Wachstum senkrecht zu der betroffenen Schädelnaht gehemmt und kompensatorisch parallel zu ihr erhöht. Dadurch kommt es zu einer typischen Schädeldeformierung.

Etwa 20 % der prämaturen Kraniosynostosen sind syndromal bedingt. Zu den häufigsten Krankheitsbildern zählen die autosomal-dominant vererbten **Morbus Crouzon** und **Morbus Apert,** das **Pfeiffer-Syndrom,** das **Saethre-Chotzen-Syndrom** (Defekte im TWIST-Gen) sowie das autosomal-rezessive **Carpenter-Syndrom** (s. u.). Der größte Teil der Kraniosynostosen (80 %) tritt jedoch sporadisch auf. Auch wenn die Ätiologie noch nicht abschließend geklärt ist, wird angenommen, dass Medikamente und Noxen während der Embryonalentwicklung sowie intrauterine Kompressionen, perinatale Komplikationen und Stoffwechselerkrankungen von Mutter und Kind ursächlich sind.

Epidemiologie

Generell handelt es sich um ein eher seltenes Krankheitsbild. Der Skaphozephalus (Verknöcherung der Sutura sagittalis, s. u.) ist mit einer Inzidenz von 1 : 2.000–1 : 5.000 Geburten die häufigste Form.

Klassifikation

Die Einteilung der Schädelnahtsynostosen ergibt sich aus der betroffenen Naht und der damit einhergehenden typischen Schädelform (→ Abb. 27.2). Ist die Sagittalnaht betroffen, resultiert ein langer, schmaler Schädel, der als **Skaphozephalus** bezeichnet wird. Bei Verknöcherung der Frontalnaht (Syn. Sutura metopica) ergibt sich ein dreieckiges Stirnbein. Dies wird **Trigonozephalus** genannt (→ Abb. 27.3). Verknöchert die Koronarnaht einseitig, resultiert ein **anteriorer Plagiozephalus,** der zu einer asymmetrischen Stirn und einer Abflachung der Supraorbitalregion führt. Bei einer beidseitigen Verknöcherung entsteht ein **Oxyzephalus** (kurzer und hoher Schädel). Sind zudem die Schädelbasisnähte betroffen, bleibt das Höhenwachstum aus. Es bildet sich ein breiter kurzer Schädel, der als **Brachyzephalus** bezeichnet wird. Im Fall der Verknöcherung der Lambdanaht entsteht ein okzipital abgeflachter **posteriorer Plagiozephalus.**

Klinik

Klinisch vordergründig ist die **Deformierung des Hirnschädels,** die meist diagnostisch wegweisend ist. Diese kann sich auch auf die Entwicklung des Gesichtsschädels auswirken und im Laufe der Zeit zu Asymmetrien der Kiefer führen. Dadurch können die Beweglichkeit der Kiefergelenke und die Kaufunktion dauerhaft beeinträchtigt sein. Vor allem bei syndromalen Patienten kann es durch das gehemmte Schädelwachstum zu einer Erhöhung des intrakraniellen Drucks kommen.

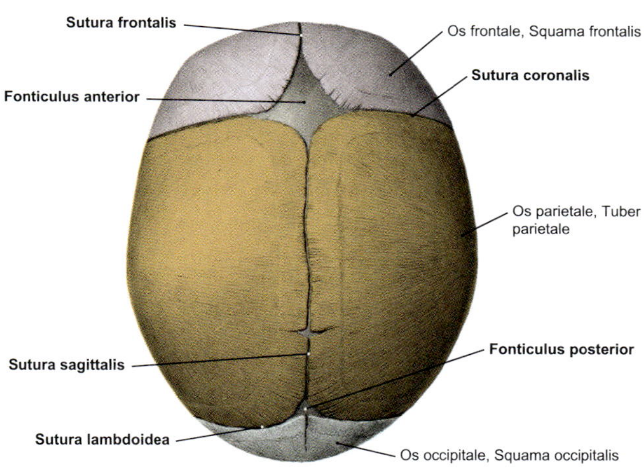

Abb. 27.1 Schädel des Neugeborenen, von oben [S007-3-23]

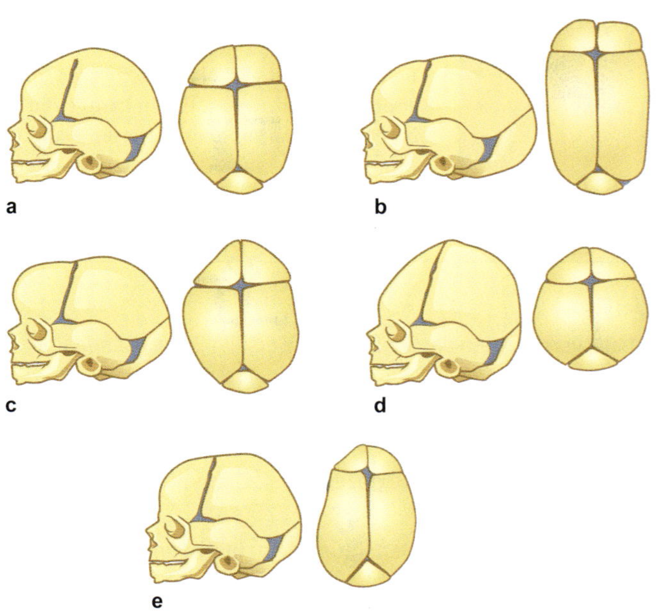

Abb. 27.2 Schädelformen bei Kraniosynostosen: physiologisch (a), Skaphozephalus (b), Trigonozephalus (c), Oxyzephalus (d), anteriorer Plagiozephalus (e) [L255]

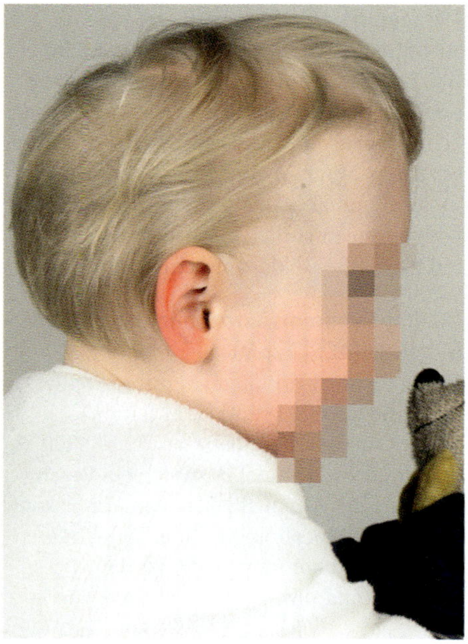

Abb. 27.3 Patientin mit einem Trigonozephalus [M562]

> **Anzeichen eines erhöhten Hirndrucks** sind Unruhe, Schlafstörungen, Trinkschwäche und Erbrechen. Im Verlauf kann es zu Krampfanfällen und Apathie bis hin zum Koma kommen.

Morbus Crouzon (Dysostosis craniofacialis)

Dem Morbus Crouzon liegt eine autosomal-dominant vererbte Mutation im Fibroblast-Growth-Factor-Rezeptor-(FGFR-)2-Gen zugrunde. Diese führt zu einer Kraniosynostose der Koronarnaht **(Sutura coronalis)** und in manchen Fällen auch weiterer Schädelnähte. Zudem prägen ein Exophthalmus, eine maxilläre Hypoplasie und ein Fehlbiss (dentale Klasse III) das klinische Bild. Im Gegensatz zu den Akrozephalosyndaktylie-Syndromen kommt es nicht zu Fehlbildungen der Extremitäten.

Morbus Apert (Akrozephalosyndaktylie-Syndrom [ACS] Typ I)

Ebenfalls autosomal-dominant (FGFR-2 Mutation auf Chromosom 10) vererbt, ist dieses Syndrom seltener als der Morbus Crouzon. Während die Koronarnaht bei Geburt verknöchert ist, sind die restlichen Suturen weit offen. Häufig liegt eine Persistenz der anterioren Fontanelle vor. Ähnlich wie beim Morbus Crouzon kommt es zu einem Exophthalmus, einem Hypertelorismus und dentalen Fehlbildungen (v. a. Zahnretentionen). Zudem liegt häufig eine Syndaktylie der Finger und Zehen vor.

Carpenter-Syndrom (Akrozephalosyndaktylie-Syndrom [ACS] Typ II)

Die RAB-23-Genmutation, die das Carpenter-Syndrom verursacht, wird autosomal-rezessiv vererbt. Neben einem Brachyzephalus und einer Mittelgesichtshypoplasie können eine Sehschwäche und eine Schwerhörigkeit vorliegen. Zudem kommt es zu Syn-, Brachy- und Klinodaktylien an Fingern und Zehen. Da Herz- und Nierenfehlbildungen vorliegen können, ist eine internistische Abklärung sehr wichtig.

Pfeiffer-Syndrom (Akrozephalosyndaktylie-Syndrom [ACS] Typ V)

Das autosomal-dominant vererbte Pfeiffer-Syndrom (FGFR-1- und -2-Mutation) kommt mit einer Inzidenz von 1 : 100.000 Geburten vor. Kranial zeigt sich ein Brachyzephalus mit einem abgeflachten Hinterkopf. Die faziale Morphologie ähnelt den anderen ACS. Zudem kommen Syndaktylien wie auch Fehlbildungen innerer Organe vor.

Diagnostik

Wegweisend ist die **klinische Untersuchung** des Kindes. Die verknöcherte Naht kann häufig wulstig erhaben ertastet werden. Durch eine Ultraschalluntersuchung der Schädelnähte lässt sich eine vorzeitige Verknöcherung nachweisen. Zu jeder Untersuchung gehört eine ophthalmologische Fundoskopie zum Ausschluss einer Stauungspapille als Zeichen einer intrakraniellen Druckerhöhung. Eine erweiterte radiologische Bildgebung ist meist nicht nötig. Eine CT- (Strahlenbelastung) oder MRT-Untersuchung (Intubationsnarkose meist notwendig) des Kindes sind nur im Falle eines erhöhten Hirndrucks oder bei präoperativ unklaren syndromalen Veränderungen zu erwägen.

Differenzialdiagnosen

Präsentiert sich ein Säugling mit einer asymmetrischen Schädelform, ist ein **lagebedingter Schiefschädel (posteriorer Pseudoplagiozephalus)** die häufigste Ursache. Dieser kann sich bereits intrauterin oder auch postnatal durch einseitiges Aufliegen des Kopfes ergeben. Dabei sind die Schädelnähte jedoch nicht verknöchert. Ein operatives Vorgehen ist nur in seltenen Fällen notwendig, wenn sich die Asymmetrie konservativ **(Helmtherapie)** nicht behandeln lässt. Primär empfiehlt man das Tragen eines individuell angepassten Helmes, der die abgeflachte Seite ausspart und sie dadurch entlastet. Zudem sollten Eltern darauf achten, dass das Kind mit dem Kopf nicht immer auf derselben Seite liegt.

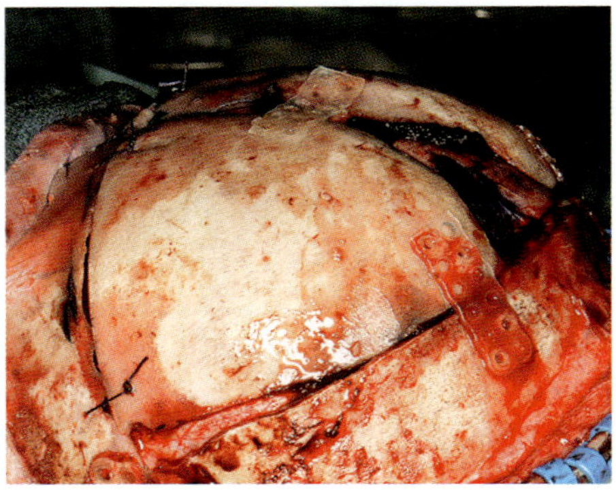

Abb. 27.4 Frontales Advancement, intraoperativ [M562]

Therapie

Liegt eine prämature Schädelnahtsynostose vor, ist die operative Therapie meist obligat. Dadurch können bereits entstandene Asymmetrien ausgeglichen und das Fortschreiten der Deformierung verhindert werden. In der Regel wird die **operative Therapie zwischen dem 4. und 12. Lebensmonat** durchgeführt. Prinzipiell werden aktive und passive Umformungstechniken unterschieden. Bei der passiven Umformung wird der Schädelknochen geschwächt und die verknöcherte Naht ausgeschnitten, um dem Gehirn wieder die Möglichkeit zu geben, durch seine Größenzunahme als Wachstumsmotor für den Hirnschädel zu fungieren. Sind bereits Asymmetrien entstanden, können diese durch eine aktive Umformung modelliert werden.
Bei anterioren Verknöcherungen wird ein **frontoorbitales Advancement** durchgeführt, bei Synostosen der Sagittalnaht eine **lineare Kraniektomie** und bei posteriorer Ausprägung ein **okzipitales Advancement** (→ Abb. 27.4). Das Prinzip ist dabei gleich, die betroffene Naht wird ausgeschnitten und die Wachstumshemmung dadurch behoben. Häufig wird eine leichte Überkorrektur vorgenommen und die umgeformten Knochenlamellen werden durch resorbierbares **(Polymilchsäure, Polyglykol)** Osteosynthesematerial fixiert.

Komplikationen

Intraoperativ ist ein hoher Blutverlust die größte Gefahr, da der Schädelknochen durch zahlreiche **Emissarien** (Vv. emissariae) gut durchblutet ist. Um diesen Blutverlust zu minimieren, wurden endoskopische Verfahren entwickelt. Diese sind jedoch häufiger mit Rezidiven verbunden und haben sich noch nicht vollständig etablieren können.

Prognose

Die Prognose ist gut. Nur in schweren, meist syndromal assoziierten Fällen kann es zu einer Reossifikation der operierten Naht kommen. Diese muss dann erneut operiert werden (z. B. durch Ostektomie).

Zusammenfassung

- Bis auf die Sutura frontalis verknöchern die Schädelnähte erst im Erwachsenenalter.
- Bei einer vorzeitigen Schädelnahtsynostose kommt es zu einer Wachstumshemmung senkrecht zur betroffenen Naht. Das parallele Wachstum ist kompensatorisch verstärkt.
- Man unterscheidet den Trigonozephalus, Plagiozephalus, Oxyzephalus, Brachyzephalus und Skaphozephalus.
- Um einen erhöhten Hirndruck auszuschließen, muss eine ophthalmologische Fundoskopie durchgeführt werden.

Syndromale Fehlbildungen

Ein **Syndrom** beschreibt das gleichzeitige Auftreten mehrerer Fehlbildungen bzw. Pathologien. Aufgrund der Konstanz ihrer Zusammenschau wird eine gemeinsame zugrunde liegende Ätiologie angenommen. Auch wenn diese oftmals nicht vollständig verstanden ist, werden genetische Ursachen oder einwirkende externe Noxen während der Embryonal- und Fetalperiode als ursächlich erachtet.

Zentrale Strukturen des Kopfes und Halses entwickeln sich embryologisch aus den sechs Kiemenbögen. Dabei handelt es sich um Mesenchymverdickungen, die sich zwischen der 3. und 5. Embryonalwoche aus dem Kopfdarm entwickeln. Jeder Kiemenbogen enthält Knorpelelemente (welche später verknöchern), Muskelanlagen, einen Schlundbogennerv und eine Schlundbogenarterie. Während der fünfte Kiemenbogen meist nicht oder nur rudimentär angelegt ist, verschmelzen der vierte und sechste Kiemenbogen frühzeitig zu Anteilen des Pharynx und Larynx.

Der **erste und zweite Kiemenbogen** bilden wichtige Strukturen des Gesichtsschädels. Eine Störung ihrer Entwicklung führt somit häufig zu kraniofazialen Fehlbildungen.

Bei der Gruppe der Dysostosen besteht eine lokale Störung der Knochenbildung oder Knochenentwicklung, die zu Deformitäten des Gesichts- und Hirnschädels führt. Zu ihnen zählen auch die Kraniosynostosen (→Kap. 29).

Dysostosis otomandibularis

Epidemiologie und Ätiologie

Bei der Dysostosis otomandibularis (auch hemifaziale Mikrosomie) handelt es sich um die zweithäufigste kraniofaziale Anomalie nach den LKG-Spalten. Sie tritt mit einer Inzidenz von 1 : 4.000–5.000 Geburten auf. Auch wenn die Ätiologie noch nicht abschließend geklärt ist, wird ein autosomal-rezessiver Erbgang angenommen.

Klinik

Es kommt zu strukturellen Veränderungen des ersten und zweiten Kiemenbogens. Diese treten fast immer unilateral auf. Klinisch zeigt sich eine einseitige Hypoplasie des Jochbeins, der Maxilla und der Mandibula. Dies führt zu einer ausgeprägten Gesichtsasymmetrie mit Abweichung zur betroffenen Seite. Daraus können sich Okklusionsstörungen und orbitale Fehlbildungen ergeben. Oft bestehen auf der betroffenen Seite Ohrfehlbildungen wie eine Mikrootie, eine Aplasie des äußeren Gehörgangs und Mittelohrfehlbildungen mit einhergehender Schallleitungsschwerhörigkeit. Das **Goldenhar-Syndrom** ist eine Unterform der hemifazialen Mikrosomie und durch das gleichzeitige Vorliegen von Fehlbildungen der Augen gekennzeichnet (→ Abb. 28.1).

Dysostosis mandibulofacialis

Epidemiologie und Ätiologie

Die Dysostosis mandibulofacialis (Syn. Treacher-Collins-Syndrom, Franceschetti-Syndrom) wird autosomal-dominant vererbt und tritt mit einer Inzidenz von 1 : 40.000–70.000 Geburten auf.

Klinik und Differenzialdiagnosen

Es kommt zu einer beidseitigen Unterentwicklung des ersten und selten auch zweiten Kiemenbogens. Dadurch ergibt sich eine symmetrische Hypoplasie des Ober- und Unterkiefers. Die Jochbeine sind hypo- bis aplastisch. Zudem treten Fehlbildungen des äußeren Ohrs und des Mittelohrs auf. Es besteht ein schmaler, hoher Gaumen.

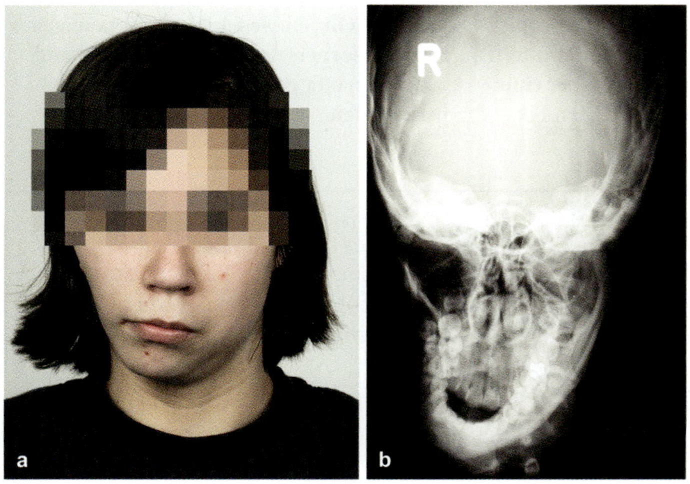

Abb. 28.1 Patientin mit einem Goldenhar-Syndrom: Foto (a) und Röntgen (b) [M562]

Differenzialdiagnostisch ist die Dysostosis mandibulofacialis vom **Nager-Syndrom** abzugrenzen, bei dem gleichzeitig eine Hypoplasie von Daumen und Radius auftritt.

Nichtsyndromale Fehlbildungen

Hypertelorismus

Ein Hypertelorismus bezeichnet die **Verbreiterung** des **interorbitalen Abstands.** Er wird nach Günther (1933) anhand der Interorbitaldistanz (IOD) in drei Grade eingeteilt (Norm: Männer ≤ 70 mm, Frauen ≤ 65 mm):

- Grad I: Verbreiterung der IOD um 30–34 mm
- Grad II: Verbreiterung der IOD um 35–40 mm
- Grad III: Verbreiterung der IOD ab 40 mm

Bei starker Ausprägung kann das räumliche Sehen beeinträchtigt sein. Der Hypertelorismus ist vom **Telekanthus** abzugrenzen. Beide können auch kombiniert auftreten. Beim Telekanthus ist der Abstand zwischen den Augeninnenwinkeln vergrößert. Dies kann auch sekundär durch einen Abriss des medialen Lidbändchens im Zuge einer naso-orbito-ethmoidalen Fraktur geschehen.

Meningoenzephalozele

Liegt ein angeborener Defekt im Hirnschädel vor, kann es zur Ausstülpung **(Hernie)** der Meningen durch knöcherne Bruchpforte kommen **(Meningozele).** Wenn diese Hernie zusätzlich Hirngewebe enthält, spricht man von einer **Meningoenzephalozele.** Prolabiert das Gewebe extranasal, liegen häufig weitere faziale Fehlbildung wie z. B. ein Hypertelorismus vor (→ Abb. 28.2). Die Meningoenzephalozele ist seltener als die Herniation von Nervengewebe im Bereich des Rückenmarks (Meningomyelozele, Spina bifida).

Fehlbildungschirurgie

Diagnostik

Bei der Anamneseerhebung sollte immer eine ausführliche **Familienanamnese** durchgeführt werden. Zudem sollte sowohl in der Anamnese wie auch in der klinischen Untersuchung nach weiteren assoziierten Fehlbildungen gesucht werden, da diese auch andere Systeme des Körpers und innere Organe betreffen können. Die Bildgebung sollte auf den klinischen Befunden basierend individuell geplant werden und eventuelle operative Eingriffe vorbereiten.

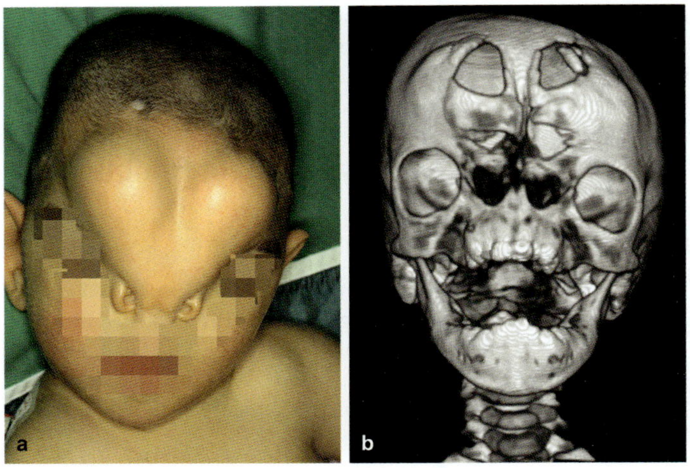

Abb. 28.2 Meningoenzephalozele: Foto (a) und CT-Rekonstruktion (b) [M562]

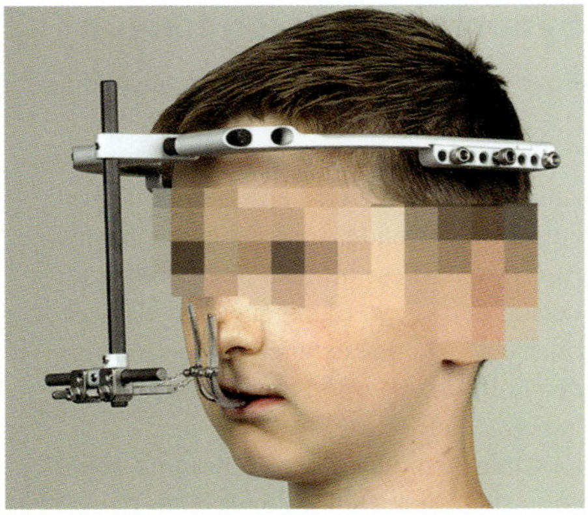

Abb. 28.3 Externe Distraktionsosteogenese [M562]

Therapeutische Prinzipien

Eine kausale Therapie ist nicht möglich. Trotzdem ist es wichtig, die primäre Fehlbildung, soweit möglich, zu behandeln, um **sekundär resultierende Funktionsstörungen** zu vermeiden. Da sich die meisten Syndrome in sehr variabler klinischer Ausprägung präsentieren, ist die Therapie individuell zu planen. Im Folgenden werden deshalb grundlegende Prinzipien der Fehlbildungschirurgie vorgestellt. Ein zentraler Aspekt in der Therapieplanung ist die Wahl des optimalen Operationszeitpunkts.

Wenn die Fehlbildung eine akute funktionelle Einschränkung der Atmung darstellt, die Nahrungsaufnahme behindert oder eine intrakranielle Hirndrucksteigerung festgestellt wurde, erübrigt sich diese Überlegung. In solchen Fällen muss akut eingegriffen werden. Alle anderen Operationen werden elektiv geplant. Um dem unterschiedlichen Wachstumsverhalten der Etagen des Gesichtsschädels gerecht zu werden, werden dabei eine **kraniale, frontoorbitale, maxilläre** und eine **mandibuläre Etage** unterschieden. Prinzipiell werden Eingriffe im kranialen und frontoorbitalen Bereich früher durchgeführt. Je nach Klinik liegt das durchschnittliche OP-Alter zwischen 2 und 6 Jahren. Maxilläre und v. a. mandibuläre Korrekturen werden später durchgeführt. Das Alter der Patienten liegt üblicherweise zwischen 4 und 12 Jahren. Die unterschiedlichen Operationstechniken entsprechen den Eingriffen am Hirnschädel bei Kraniosynostosen. Sind die Kiefer betroffen, kommen Operationstechniken wie bei Dysgnathien zur Anwendung. Diese werden in den jeweiligen Kapiteln vorgestellt.

LeFort-Osteotomie mit simultaner Verlagerung oder postoperativer Distraktion

Osteotomien des Mittelgesichts werden analog zu den Frakturverläufen, nach denen der Chirurg Rene Le Fort die Frakturen des zentralen Mittelgesichts eingeteilt hat, vorgenommen:

LeFort-I-Osteotomie Bei der einfachsten und am häufigsten durchgeführten LeFort-I-Osteotomie wird der zahntragende Abschnitt des Oberkiefers mobilisiert.

LeFort-II-Osteotomie Bei der LeFort-II-Osteotomie bewirkt der Eingriff die Ablösung der gesamten Maxilla unter Einschluss des Proc. frontalis. Dadurch werden Teile des Nasenskeletts und der Infraorbitalregion bewegt, wodurch sich erhebliche Veränderungen des Gesichtsprofils erzielen lassen.

LeFort-III-Osteotomie Die anspruchsvollste Technik trennt den Gesichtsschädel vom Hirnschädel ab. Häufig wird sie mit einer LeFort-I-Osteotomie kombiniert.

Die Verlagerung des mobilisierten Segments ist dabei durch die angrenzenden Weichgewebe und die notwendige knöcherne Überbrückung der beiden Segmente limitiert.

Ist eine kurzstreckige Verlagerung geplant, kann diese einzeitig durchgeführt und durch Plattenosteosynthese (ggf. kombiniert mit einer Osteoplastik) stabilisiert werden. Bei prospektiven postoperativen Verlagerungen über 12–15 mm muss diese postoperativ mithilfe einer **Distraktionsosteogenese** erfolgen. Dabei wird nach der Segmentosteotomie ein Distraktor eingesetzt. Je nach Anforderung kann dieser extern oder intern (subkutan oder intraoral) liegen. Über eine Befestigung am nächsten knöchernen Fixpunkt (bei externen Distraktoren z. B. der Schädel) wird ein konstanter Zug auf den mobilisierten Oberkiefer und die umgebenden Weichgewebe ausgeübt (→ Abb. 28.3). Nach einer 5-tägigen postoperativen Latenzzeit lassen sich somit zwischen 0,5 und 1 mm Vorschub pro Tag gewinnen. Nach Erreichen der gewünschten Position schließt sich eine mindestens 3-monatige Retentionsphase an. Besonders bei älteren Patienten sollte sie eingehalten werden, um ein Rezidiv zu verhindern.

Hypertelorismuskorrektur

Bei gleichzeitigem Vorliegen anderer fazialer Fehlbildungen besteht eine Operationsindikation ab einem Hypertelorismus Grad II. Sonst wird erst ab Grad III chirurgisch korrigiert. Eine Operation sollte auch erwogen werden, wenn das räumliche Sehen eingeschränkt ist oder sich psychosoziale Konsequenzen aus dem Erscheinungsbild ergeben. Es gibt unterschiedliche Techniken, bei denen prinzipiell der paranasal gelegene Knochen reseziert und die Orbitae durch Rotation einander angenähert werden.

Korrekturen von Anomalien des äußeren Ohrs

Tritt im Rahmen eines Fehlbildungssyndroms eine Hypo- oder Aplasie des Ohrs auf, kann das Ohr entweder durch körpereigenen Rippenknorpel rekonstruiert oder anhand einer implantatgestützten Epithese modelliert werden.

Zusammenfassung

- Dysostosen sind angeborene Störungen der Knochenbildung. Bei der Dysostosis otomandibularis kommt es zu einer starken Gesichtsasymmetrie, während die Dysostosis mandibulofacialis zu einer beidseitigen Hypoplasie des Gesichtsschädels führt.
- Die therapeutisch angewandten LeFort-Osteotomielinien folgen den gleichnamigen Frakturverläufen bei zentralen Mittelgesichtsfrakturen.

Definition und Klassifikationen

Unter dem Begriff **Dysgnathie** (von griech. „nicht der Norm entsprechender Kiefer") subsummieren sich angeborene oder erworbene Störungen im Wachstum und der Stellung einzelner Zähne, der Zähne zueinander (und damit der Okklusion), der Kiefer zueinander und der Kiefer zum übrigen Gesichtsschädel. Hinsichtlich dieser Anomalien existieren fließende Übergänge zum regelrecht gebauten und verzahnten **Kausystem (eugnather Kiefer mit Normokklusion).**

Anomalien/Fehlbildungen der Kiefer treten in allen drei Dimensionen (sagittal, transversal, vertikal) auf, wobei natürlich auch viele Mischformen möglich sind (→ Abb. 29.1).

Anomalien/Fehlbildungen der sagittalen Dimension

In diese Gruppe gehören die reinen Pro- und Retrognathien, die sowohl den Oberkiefer als auch den Unterkiefer betreffen können. Der Ober- oder Unterkiefer steht im Verhältnis zum jeweils anderen Kiefer zu weit anterior oder posterior. Diese Dysgnathien können sowohl angeboren als auch erworben sein. Typisches Beispiel für eine **genetische Disposition** stellt die mandibuläre Prognathie dar, die familiär gehäuft auftritt. Die maxilläre Retrognathie entwickelt sich nicht selten (aufgrund von Vernarbungen) nach Gaumenverschlussoperationen bei LKG-Spalten und ist in diesem Zusammenhang ein Vertreter für eine **erworbene Dysgnathie.** Klassisch werden diese Dysgnathien seit etwa 100 Jahren **nach Angle** (→ Abb. 29.2) über die Okklusion in drei Klassen definiert:

Klasse I (Normokklusion) Die obere Eckzahnspitze okkludiert zwischen Eckzahn und 1. Prämolaren im Unterkiefer **und** der mesiobukkale Höcker des 1. oberen Molaren okkludiert zwischen mesio- und mediobukkalem Höcker des 1. unteren Molaren. Etwa 60 % der deutschen Bevölkerung haben eine Normokklusion.

Klasse II (Distalokklusion, Distalbiss) Der Unterkiefer kommt distal der oben genannten Definitionspunkte zu liegen. Etwa 35 % der deutschen Bevölkerung sind betroffen. Man unterscheidet:

- **Klasse II.1** mit zusätzlich protrudierter Oberkieferfront
- **Klasse II.2** mit steilstehender oder retrudierter Oberkieferfront (mindestens jedoch der mittleren oberen Inzisivi) und tiefem Biss

Klasse III (Mesialokklusion, Mesialbiss) Der Unterkiefer kommt mesial der oben genannten Definitionspunkte zu liegen. Diese Dysgnathie liegt bei ca. 5 % vor.

Kritisch ist bei dieser Klassifikation anzumerken, dass die Position der Kiefer ausschließlich in der Sagittalen und in Relation zum Gegenkiefer beurteilt wird. Die Position des gesamten Kaukomplexes im Bezug zum übrigen Schädelskelett bleibt jedoch unberücksichtigt. Beispiel: Beide Kiefer weisen zwar eine Normokklusion auf, können aber beide zu weit posterior im Schädelskelett positioniert sein.

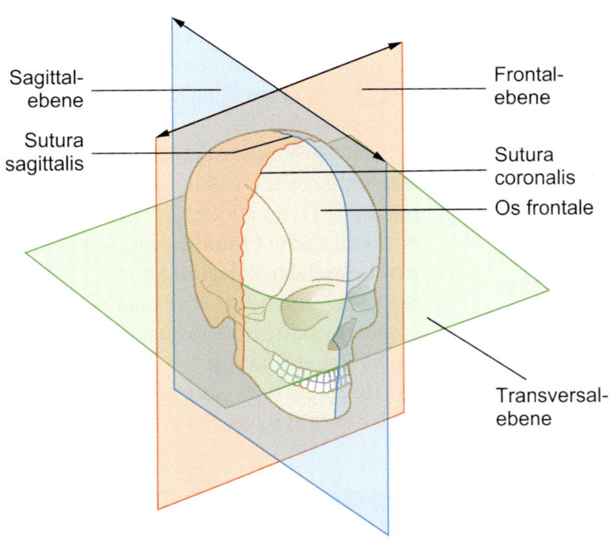

Abb. 29.1 Dimensionen/Ebenen im Gesichtsschädel [L231]

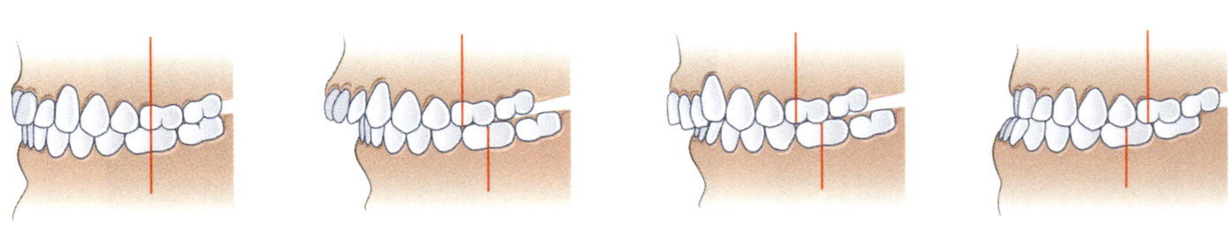

Abb. 29.2 Angle-Klassifikation [L255]

Anomalien/Fehlbildungen der transversalen Dimension

In diese Gruppe gehören Fehlbildungen, bei denen der **Kiefer zu schmal oder zu breit ist.** Häufiger ist dabei der Oberkiefer betroffen, der in vielen Fällen – in Relation zum Unterkiefer – zu schmal ist (→ Abb. 30.2). Typisches Indiz ist die Verschachtelung der Oberkieferfrontzähne. Neben **angeborenen Mikro- oder Makrognathien** können **vorzeitiger Zahnverlust** oder **Zungenfehlfunktionen** die transversale Entwicklung der Kiefer erheblich beeinflussen. Auch reine **Laterognathien** (Abweichung eines oder beider Kiefer von der Mittellinie) gehören in diese Gruppe.

Anomalien/Fehlbildungen der vertikalen Dimension

In diese Gruppe gehören Anomalien, bei denen das Untergesicht (im Verhältnis zum restlichen Gesichtsprofil) zu lang/hoch ist. Ein typischer Vertreter ist der **anteriore offene Biss** (→ Abb. 29.3). Ursächlich werden drei Arten unterschieden: der **dentale, der skelettale und der traumatische offene Biss.** Ebenfalls nicht selten ist der Oberkiefer in Relation zur Oberlippe in der vertikalen Dimension zu lang. Dies zeigt sich klinisch eindrucksvoll in einem **Gummy Smile** (oberhalb der Oberkieferzähne wird beim Lachen überproportional viel Zahnfleisch sichtbar).

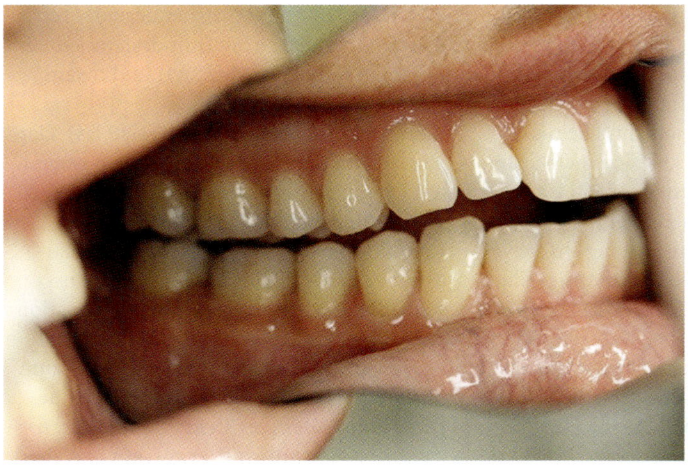

Abb. 29.3 Front-offener Biss vor Behandlung [P658]

Mischformen mit Anomalien in mehreren Dimensionen

Viele Anomalien zeigen Abweichungen in mehreren Dimensionen. Zusätzlich kann unterschieden werden zwischen symmetrischen und asymmetrischen skelettalen Dysgnathien:

Mikro- und Makrognathie von Ober- und Unterkiefer Oberkiefer und Unterkiefer sind dreidimensional zu groß oder zu klein. Der jeweilige Kiefer ist häufig symmetrisch betroffen.

Isolierte Condylushyperplasie (Syn. kondyläre Hyperplasie) Isoliertes asymmetrisches Wachstum des betroffenen Condylus mit transversaler Laterognathie des Unterkiefers zur gesunden Seite und vertikaler Abweichung auf der betroffenen Seite. Als Auslöser werden Traumata, eine Hypervaskularisation und eine genetische Prädisposition diskutiert. Kennzeichnend ist ein **erhöhter ^{99m}Tc-Uptake.** Therapie der Wahl ist entweder eine **kondyläre Knorpelresektion** oder **intraartikuläre Condylusresektion.**

Hemimandibuläre Hyperplasie (mit asymmetrischer, dreidimensionaler Vergrößerung der betroffenen Unterkieferhälfte; → Abb. 29.4) und **hemimandibuläre Elongation** (mit horizontaler Verschiebung des Unterkiefers/Kinns zur gesunden Seite). Beide Krankheitsbilder beginnen zumeist im Alter von 5–8 Jahren und dauern häufig über den Zeitpunkt des Wachstumsabschlusses hinaus. Zur Therapie: siehe kondyläre Hyperplasie.

Hemimandibuläre Hypoplasie Dreidimensionale, asymmetrische Unterentwicklung, verursacht z. B. durch ein stattgehabtes Trauma oder eine Osteomyelitis.

Wie auch bei den oben aufgeführten Fehlbildungen lassen sich neben idiopathischen Ursachen genetisch-angeborene und erworbene Ursachen identifizieren:

Angeborene Wachstumsstörungen Ursächlich können **syndromale Erkrankungen** sein (z. B. Pierre-Robin-Sequenz mit mandibulärer Mikro- und Retrognathie, Apert-Syndrom mit Dysplasien und Gaumenspalten im Oberkiefer, Down-Syndrom mit Hypoplasien und Spaltbildungen im Oberkiefer), **Spaltbildungen im Gesichtsschädelbereich** (z. B. LKG-Spalten), **Kraniosynostosen** und **familiäre Häufungen.**

Erworbene Wachstumsstörungen Hierbei können vorangegangene Traumata/Frakturen, Osteomyelitiden, vorangegangene Bestrahlungen der Kiefer (im Kindesalter), Zahndurchbruchsstörungen, Ernährungs- und hormonelle Störungen ebenso wie Habits eine Rolle spielen.

Klinik und Diagnostik

Je nachdem, zu welchem Zeitpunkt und in welcher Ausprägung die Dysgnathie auftritt, können unterschiedliche Symptome und Beschwerden auftreten, die z. T. erheblichen Einfluss auf den Gesundheitszustand haben und weit über den Kieferbereich hinausgehen. So leiden viele Betroffene nicht nur unter starken Funktionseinschränkungen, die mit zunehmendem Alter stärker werden und über die reinen mastikatorischen Funktionen hinausgehen. Zu den **Symptomen** von Dysgnathien gehören außerdem:

- **Kompromittierte Kau- und Abbeißfunktion**
- **Zahnschäden** durch Überbelastung (aller oder einzelner Zähne) und Zahnengstände (erhöhte Karies- und Parodontitisanfälligkeit). Es kommt durch die Überbelastung der Zähne zu Abrasionen, Vitalitätsverlusten der Zähne, Rezessionen und Zahnlockerungen. Hieraus resultieren **vorzeitige Zahnverluste.**
- **Schleimhautschäden** (z. B. durch Einbisse am Gaumen bei Klasse-II-Anomalien mit sog. Tiefbiss)
- **Kiefergelenksbeschwerden** (durch Überbelastung sowie Parafunktionen, ausgelöst durch die Dysgnathien)
- **Ästhetische Einbußen** mit resultierender **psychosozialer Belastung**
- Nach Verlust einzelner oder aller Zähne **eingeschränkte und anspruchsvolle prothetische Rehabilitation**
- **Atemwegsverlegung bei Unterentwicklung des Mittelgesichts** mit konsekutiv

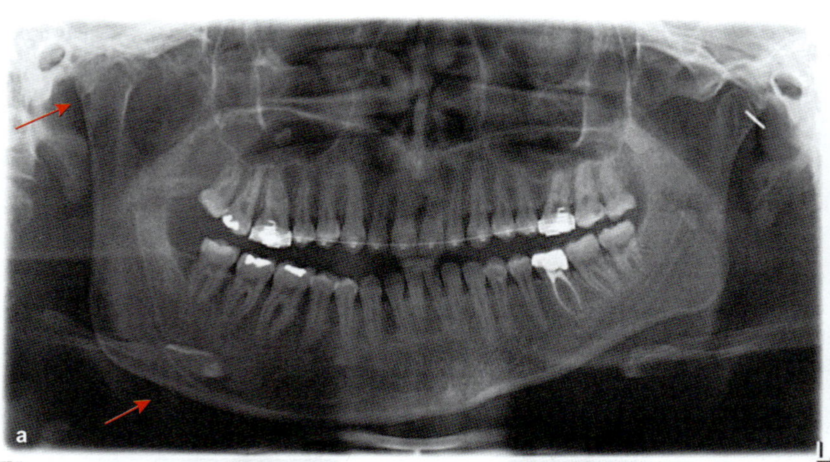

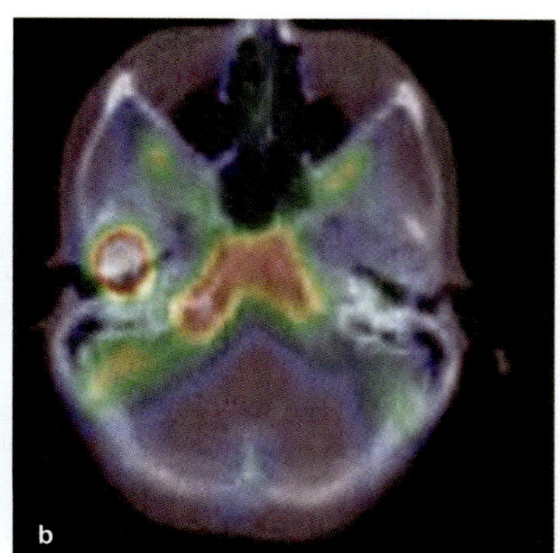

Abb. 29.4 Hemimandibuläre Hyperplasie (a) mit positivem szintigrafischem Befund (b) am rechten Kiefergelenk [P658]

überwiegender **Mundatmung** (Mundwinkelrhagaden, vermehrter Herpes labialis, Tonsillenhypertrophie)
- **Starkes (störendes) Schnarchen** bis hin zum **obstruktiven Schlafapnoesyndrom**
- **Atemwegsbehinderung** bei starker Unterentwicklung des Unterkiefers (z. B. im Rahmen einer Pierre-Robin-Sequenz)
- **Sprechstörungen** und **Lippenschlussunfähigkeit**
- **Beschwerden im Bereich der Kaumuskulatur/kraniomandibuläre Dysfunktion (CMD)**
- **Nacken- und Rückenschmerzen**

Vor Beginn der Therapie, während der Therapie und obligat vor der chirurgischen Phase müssen ausführlich Anamnese und Diagnostik durchgeführt werden. Zu den diagnostischen Standarduntersuchungen gehören in der Regel:
- Anamnese bezüglich Leidensdruck und Erwartungshaltung
- Anamnestische und klinische Erhebung eines Kiefergelenksbefunds
- OPT, FR-S, (ggf. FR-PA). Insbesondere im FR-S können über definierte Knochen- und Weichteilpunkte der Ursprung und das Ausmaß der Dysgnathie festgestellt und der Therapieverlauf dokumentiert werden.
- Gegebenenfalls CT, DVT oder ^{99m}Tc-Szintigrafie (→ Abb. 29.4)
- Erhebung eines zahnärztlichen und klinisch-kieferorthopädischen Befunds: Angle-Klasse? Frontzahnengstand? Spee-Kurve? Mittellinienabweichung? Kreuzbissverzahnung? Verlauf der Okklusionsebene?
- Erhebung eines extraoralen Befunds und extraorale Fotodokumentation en face und seitlich: Gesichtsdrittelung? Parallelität Okklusionsebene ↔ Bipupillarlinie? Kompetenter Lippenschluss? Lippentreppe? Ausprägung labiomentaler Sulkus? Nasolabialwinkel? Seitprofil konvex, gerade oder konkav?
- Zahnärztliche Abdrucknahme, Gipsmodell- und Registratherstellung, Gesichtsbogen
- Gegebenenfalls zur besseren Vorstellbarkeit für Patienten Anfertigung von computersimulierten Dysgnathieplanungen („Wie werde ich später aussehen?"). **Cave:** Überschätzung der möglichen erzielbaren Ergebnisse und individuell unterschiedliche Vorhersagegenauigkeit!

Die Diagnose wird zum einen aufgrund des klinischen Befunds, aber auch aufgrund der radiologischen Untersuchungen und – in Einzelfällen – durch genetische Untersuchungen gestellt.

Zusammenfassung

- Dysgnathien sind Fehlstellungen und/oder Fehlbildungen der Kiefer. Sie können in allen drei Dimensionen (sagittal, transversal, vertikal) auftreten.
- Sagittale Fehlstellungen werden mit der Klassifikation nach Angle beschrieben (Klassen I, II.1, II.2, III).
- Transversale Fehlstellungen/Fehlbildungen äußern sich häufig in zu schmalen Kiefern oder einer Laterognathie.
- Vertikale Fehlstellungen zeigen sich z. B. in einem anterior offenen Biss oder Gummy Smile.
- Zahnschäden, funktionelle Defizite (z. B. Kaufunktion), Schmerzsymptome (z. B. CMD) und ästhetische & psychische Einschränkungen sind typische klinische Symptome

Therapieplanung und Therapieziele

Viele dentale und dentoalveoläre Anomalien, die sich bereits im Milch- oder Wechselgebiss darstellen, können während des Wachstums und selbst nach Wachstumsabschluss **konservativ (rein kieferorthopädisch)** behandelt werden. Während des Wachstums bzw. der Wachstumsmaxima in bestimmten Bereichen des Gesichtsschädels sind darüber hinaus auch einige skelettale Anomalien funktionskieferorthopädisch behandelbar (mit Ausnahme z. B. von mandibulären Pro- und Makroganthien). Nach Abschluss dieser fragilen Wachstumsphasen kann die Therapie umfangreicher/komplexer Dysgnathien in der Regel nur noch **kombiniert chirurgisch-kieferorthopädisch** erfolgen **(Sandwich-Therapie).**

Die Indikation zur Therapie wird üblicherweise gemeinsam von Kieferorthopäden und Kieferchirurgen gestellt. Dies sichert einen optimal abgestimmten Behandlungsplan, verhindert eine verlängerte Therapie, unnötige Doppelbehandlungen und minimiert das Risiko möglicher Rezidive durch Fehlplanung. Gegebenenfalls werden (z. B. bei speziellen syndromalen Krankheitsbildern oder desolatem Zahnstatus) Innere Medizin, Kinderheilkunde, Humangenetik, Psychologie, konservierende und prothetische Zahnheilkunde sowie Logopädie in die Planung mit einbezogen.

Ziele der gemeinsamen, in der Regel elektiven Therapie sind:

- Einstellung einer gesicherten Okklusion und Artikulation der Kiefer zueinander
- Normalisierung der Kiefer- und Kiefergelenksfunktion
- Einstellung der Kieferbasen in physiologischer Position, Herstellung einer normalen horizontalen und vertikalen Kieferrelation (auch für Prothesenträger)
- Vermeidung von Zahn- und Parodontalschäden
- Verbesserung der Sprech- und Schluckfunktion
- Normalisierung der oberen Atemwege (Beseitigung/Verminderung von Obstruktionen)
- Indirekte Normalisierung der Nacken- und Rückenmuskulatur
- Verbesserung der Ästhetik

- Während die meisten dentalen und dentoalveolären Anomalien lebenslang isoliert konservativ kieferorthopädisch therapierbar sind, können skelettale Dysgnathien nach Wachstumsabschluss nur noch kieferchirurgisch assistiert kausal behandelt werden.
- In den allermeisten Fällen handelt es sich bei dysgnathiechirurgischen Fällen um elektiv zu behandelnde Patienten, vitale und/oder unumgehbare Indikationen sind eher selten (z. B. Atemwegsobstruktionen bei syndromalen Syndromen).
- Die teils ausgeprägten klinischen Symptome, die mit den Jahren in der Regel zunehmen, erfordern jedoch eine rechtzeitige Therapie.

Behandlungsphasen einer komplexen Dysgnathie

1. Phase: Kieferorthopädische Vorbehandlung

Die Therapie beginnt mit der kieferorthopädischen Vorbehandlung, die sich häufig über 15–18 Monate erstreckt. Ziele sind zum einen die Auflösung dentaler Fehlstellungen (Engstände, Kippungen etc.) und zum anderen die **Dekompensation** der infolge der Kieferfehlstellung kompensatorisch ausgebildeten Zahnfehlstellungen.

Dekompensation
Als Beispiel sei eine stark protrudierte Unterkieferfront genannt bei bestehender mandibulärer Retrognathie. Nicht zuletzt wegen des Zungendrucks kippen die Unterkieferfrontzähne nach ventral und verringern dadurch auf den ersten Blick die sagittale Diskrepanz zwischen Ober- und Unterkiefer. Sollen nun die Kiefer in die physiologische Relation zueinander gebracht werden, müssen die Unterkieferfrontzähne wieder rekliniert werden. Es findet eine Umkehr der Kompensation – also eine Dekompensation – der Zahnstellung statt. Aus Sicht des Patienten verschlimmert sich also zunächst die Diskrepanz der Kiefer bzw. ihre Ausprägung wird deutlicher (→ Abb. 30.1).

In den meisten Fällen werden die kieferorthopädischen Behandlungsmaßnahmen mit einer festsitzenden kieferorthopädischen Apparatur **(Multiband-Bracket-Apparatur)** durchgeführt. Abschließend erhält der Patient operationsvorbereitend **passive Zahnbögen** und **OP-Häkchen** und wird dem Kieferchirurgen vorgestellt.

Im Rahmen dieser Vorbehandlung können bei entsprechender Indikation einige chirurgische Maßnahmen die Vorbereitung auf die eigentliche Kieferumstellung flankieren:

- **Entfernung aller Weisheitszähne** (mindestens 3–4 Monate vor der eigentlich geplanten Dysgnathie-OP). Die Weisheitszähne würden die geplante Osteotomie insbesondere im Unterkiefer stören.
- **Operative Gaumennahterweiterung:** Bei einer ausgeprägten sagittalen Enge des Oberkiefers und verschlossener **Sutura palatina mediana** erfolgt vor Beginn oder am Beginn der 1. Phase diese Operation. Dabei wird der Oberkiefer zunächst in der LeFort-I-Ebene subtotal osteotomiert (→ Kap. 18) und dann zusätzlich beginnend zwischen 11 und 21 in der Sagittalen von kranial gespalten. Im Gegensatz zur Oberkieferverlagerung erfolgt **keine Down Fracture** (s. u.)! Schließlich kann dann mit einer kieferorthopädischen, zahngetragenen oder skelettal fixierten Apparatur (nach Ausbildung eines Kallus am 4.–5. postoperativen Tag) der Oberkiefer in den darauffolgenden Tagen und Wochen bis zur gewünschten Breite im Sinne einer **Distraktionsosteogenese (Kallusdistraktion)** aufgeweitet werden. Bei dieser Operationsmethode erfolgt keine retinierende Osteosynthese. Die Aufdehnung kann der Patient selbst mit einem Schlüssel über eine am Gaumen befindliche Schraube der Apparatur durchführen (→ Abb. 30.2).
- Gegebenenfalls Freilegung von Zähnen
- Gegebenenfalls Insertion von skelettalen kieferorthopädischen Verankerungselementen (z. B. KFO-Miniimplantate, Mentoplate etc.) (→ Abb. 30.3)
- **Operative transversale Unterkiefererweiterung:** Nicht nur der Oberkiefer, sondern auch der Unterkiefer kann zu schmal sein. Statt „gesunde" Zähne zu extra-

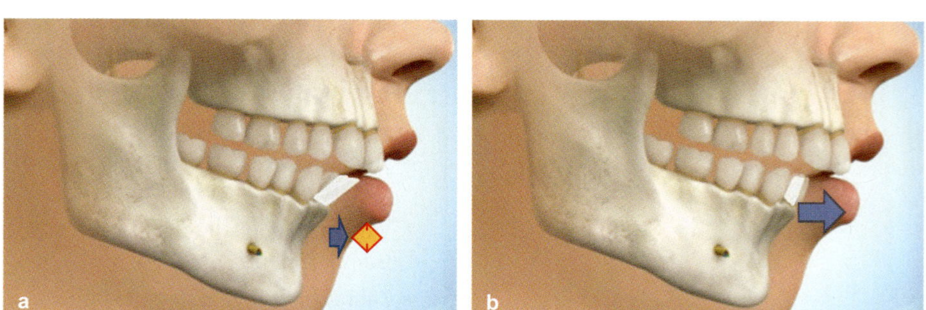

Abb. 30.1 Prinzipien der Dekompensation: mandibuläre Retrognathie mit stark protrudierter UK-Front (a). Effekt bei kompletter Dekompensation der protrudierten Unterkieferfront: gute Vorverlagerungsmöglichkeit des Unterkiefers (b). [P658]

hieren, um die Breite der Unterkieferzähne dem Unterkieferbogen anzugleichen, kann es durchaus sinnvoll sein, eher den Unterkieferbogen aufzuweiten und die Zähne anschließend auf dem nun verbreiterten Unterkieferzahnbogen einzuordnen. Operativ wird der Unterkiefer in der Medianebene (anterior) osteotomiert und ein spezieller Distraktor wird vestibulär eingesetzt. Mithilfe des eingebrachten Distraktors kann (nach Ausbildung eines Kallus am 4.–5. postoperativen Tag) der Unterkiefer in den darauffolgenden Tagen und Wochen bis zur gewünschten Breite im Sinne einer **Distraktionsosteogenese (Kallusdistraktion)** aufgeweitet werden. Bei dieser Operationsmethode erfolgt keine retinierende Osteosynthese. Die Aufdehnung kann der Patient selbst mit einem Schlüssel über eine am Distraktor befindliche Schraube durchführen. Bei einigen Patienten sind sowohl der Oberkiefer als auch der Unterkiefer transversal unterentwickelt. Hier bietet es sich an, den Oberkiefer simultan mit dem Unterkiefer transversal durch die beschriebenen Verfahren zu verbreitern, also eine chirurgisch unterstützte Gaumennahterweiterung zusammen mit einer medianen Unterkieferdistraktion durchzuführen (→ Abb. 30.4).

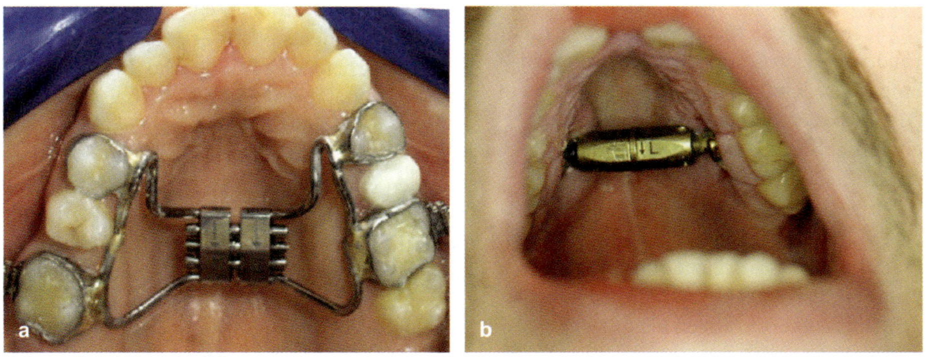

Abb. 30.2 Oberkiefer-Distraktoren zur transversalen Erweiterung: dental getragen (a) und skelettal verankert (b) [P658]

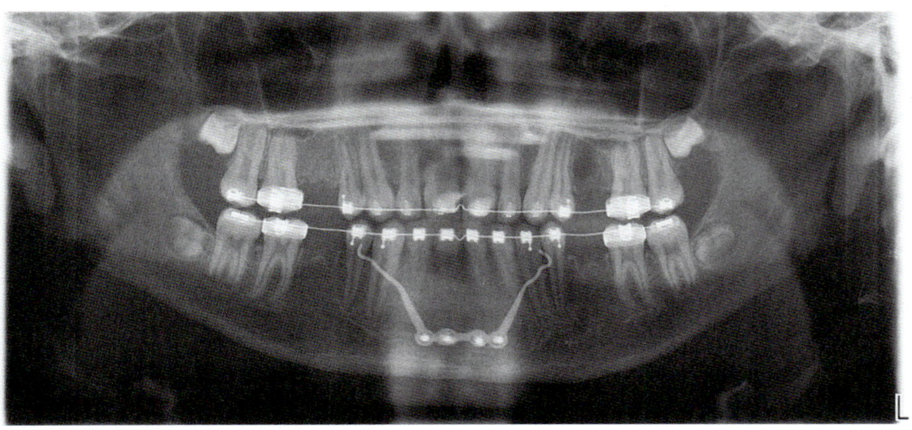

Abb. 30.3 Chirurgisch eingebrachte Mentoplate: Kombiniert mit Bändern/Miniimplantaten im distalen Oberkiefer werden das sagittale Wachstum/der distomesiale Lückenschluss im Oberkiefer gefördert und das Unterkieferwachstum (relativ) gehemmt. [P658]

2. Phase: Chirurgische Therapie

Nach Abschluss der Vorbehandlung schließt sich nun die chirurgische Korrektur der Kieferpositionen an. Um ein nachhaltiges Ergebnis zu erreichen, sollten **skelettverlagernde Operationen erst nach Wachstumsabschluss** durchgeführt werden: Im Regelfall liegt dieser bei Mädchen im 17.–18. Lebensjahr, bei Jungen im 18.–21. Lebensjahr. Im Zweifel Anamnese, Handröntgenaufnahme (Restwachstum?), Somatogramme etc. anfertigen und länger zuwarten! Besteht zum Zeitpunkt der OP noch Restwachstum, ist mit erhöhten Rezidivraten zu rechnen! Hiervon kann in **Ausnahmefällen** abgewichen werden. Zu den Faktoren, die eine Dysgnathieoperation vor Wachstumsabschluss rechtfertigen können, gehören u. a.:

- Atemwegsverlegung im Rahmen syndromaler Erkrankungen
- Starker psychischer Leidensdruck
- LKG-Spaltpatienten mit extremen Kieferfehlstellungen
- Schwere funktionelle Beschwerden

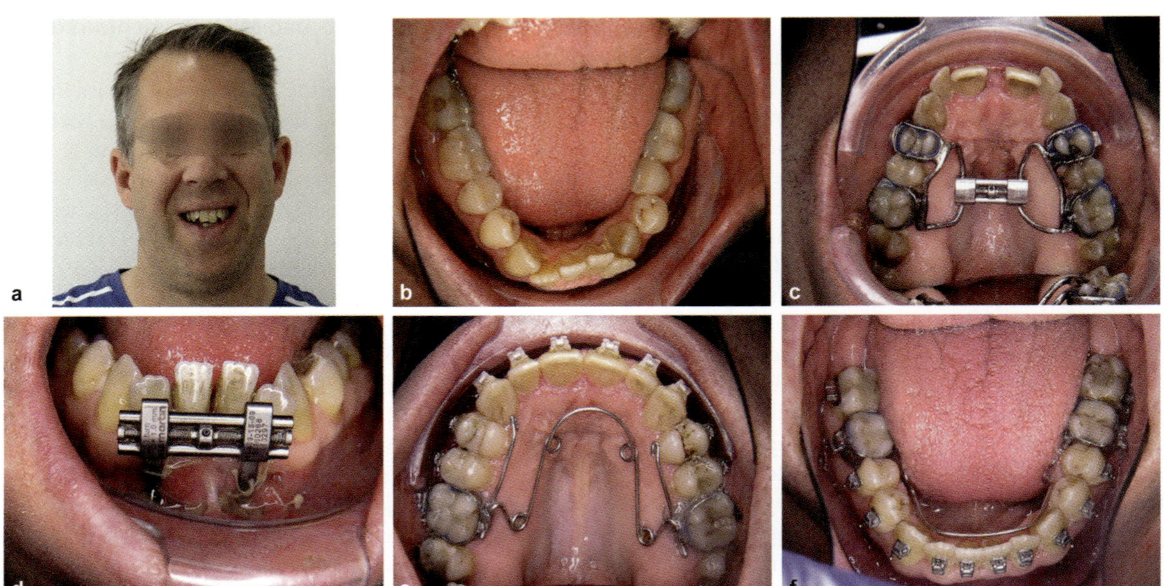

Abb. 30.4 Patient mit zu schmalem Ober- und Unterkiefer (b) sowie frontoffenem Biss (a). Im ersten Behandlungsschritt wurden beide Kiefer transversal mittels simultaner Distraktion erweitert. Distraktoren in situ (im OK [c] und UK [d]. Transversal erweiterte und ausgeformte Zahnbögen (im OK [e] und UK [f]). [P658]

Da in diesen Fällen bei den Verlagerungen das mutmaßlich noch folgende Wachstum antizipiert werden muss, sind **Re-Operationen** nach Wachstumsabschluss zur abschließenden Feinkorrektur nicht auszuschließen!

Ein wichtiger Erfolgsfaktor bei allen Eingriffen ist die genaue Planung der Dysgnathieoperation, die auch den Wünschen des Patienten Rechnung trägt. Zwei essenzielle Fragen müssen in der Regel bei der Planung beantwortet werden:

1. Wie ist die bestmögliche Okklusion beider Kiefer **(Zielokklusion)?**
2. Wo soll der Kaukomplex (bestehend aus Ober- und Unterkiefer) in „Zielokklusion" im Gesichtsschädel positioniert werden?

Zur Beantwortung dieser Fragen dienen nunmehr erneut eine umfangreiche klinische und radiologische Untersuchung des Patienten, das Anfertigen von Gipsmodellen beider Kiefer sowie ein schädelbezügliches analoges oder virtuelles Modell der präoperativen Kieferpositionen.

Während in vielen Fällen die gewünschte Zielokklusion relativ einfach mit den Gipsmodellen bestimmt werden kann, setzt die Einstellung des Kaukomplexes im Gesichtsschädel erhebliche Erfahrung voraus. Zu den Einflussparametern gehören u. a.:

- Gesichtsprofil (z. B. nasolabialer Winkel, Supramentalfalte, Höhe des Untergesichts)
- Mittellinie des Ober- und Unterkiefers im Verhältnis zur Gesichtsmitte bzw. Nasensteg
- Relative Länge der Oberlippe (z. B. Gummy Smile)
- Verhältnis Okklusionsebene zur Bipupillarebene

Anhand dieser Kriterien wird die OP simuliert. Mithilfe der Gipsmodelle, die entsprechend der gewünschten OP kongruent zum Ablauf der OP schrittweise analog oder virtuell umartikuliert werden, kann die **Splintherstellung** erfolgen (klassische Modell-OP). Der oder die Splinte dienen intraoperativ zum Wiederfinden und Einstellen der gewünschten Okklusion, oben genannte OP-Häkchen zum Fixieren dieser Okklusion. Nach abgeschlossener Planung und Splintherstellung wird nun die Dysgnathieoperation durchgeführt. Hier stehen unterschiedliche Verfahren zur Verfügung, die weiter unten beschrieben werden. Am Ende der Operation befindet sich in der Regel der Zielsplint noch in situ, der Mund kann geöffnet werden, eingehängte Gummis erleichtern aber dem Patienten das Finden in die neue Zielokklusion. Der Operation folgt die Nachbehandlung mit schrittweiser Rückübergabe des Patienten an die Kieferorthopädie.

3. Phase: Kieferorthopädische Nachbehandlung

Die Feinjustierung der Zähne findet statt. Dazu werden von den Kieferorthopäden in vielen Fällen Gummis eingesetzt, mit denen einzelne Zähne gedreht, gekippt oder in Okklusion gebracht werden. Nur über eine definierte und feinjustierte Okklusion kann ein nachhaltiges Ergebnis erwartet werden. Da diese kieferorthopädische Nachbehandlungsphase häufig 6–9 Monate beansprucht, fällt auch die operative **Entfernung des eingebrachten Osteosynthesematerials,** die **frühestens nach 6 Monaten** erfolgen sollte, in diese Zeitspanne. Angestrebt wird eine vollständige Entfernung des gesamten Fremdmaterials im Sinne einer Infektionsprophylaxe, da das Fremdmaterial u. a. bei Schleimhautverletzungen leicht zu chronischen Wundheilungsstörungen führen kann.

4. Phase: Kieferorthopädische Retentionsphase

Wenn das kieferorthopädische Ziel erreicht ist, wird die festsitzende kieferorthopädische Apparatur entfernt und das erreichte Ziel durch **herausnehmbare oder festsitzende Retainer** konserviert.

Operationstechniken

Typische Operationsmethoden

Je nach Lokalisation und Ausprägung der Kieferfehlstellungen werden nur ein oder beide Kiefer verlagert. Grundsätzlich gilt, dass nach Möglichkeit dort operiert wird, wo die Fehlstellung/Fehlbildung lokalisiert ist. Also wird bei einer mandibulären Prognathie in erster Linie der Unterkiefer nach dorsal verlagert, bei einer maxillären Retrognathie wird v. a. der Oberkiefer nach ventral verlagert. Sehr häufig sind jedoch beide Kiefer betroffen, sodass beide Kiefer operiert werden müssen. Dies bietet zudem die Möglichkeit, den Kaukomplex (Oberkiefer und Unterkiefer in Zielokklusion) sehr frei im Gesichtsschädel positionieren zu können. Nicht nur den funktionellen Notwendigkeiten, sondern auch den ästhetischen Wünschen der Patienten kann dann sehr häufig entsprochen werden.

Sind die Fehlstellungen extrem ausgeprägt, können die betroffenen Kiefer nicht in einem einzeitigen Eingriff korrigiert werden. In diesen Fällen kommt vielmehr die sog. **Distraktionsosteogenese (Kallusdistraktion)** zur Anwendung. Hierbei wird der sich nach einer Osteotomie bildende Kallus mittels spezieller Dehnapparaturen **(Distraktoren)** gedehnt/verlängert. Nach Abschluss der Distraktion verknöchert der gedehnte Kallus in seiner nun verlängerten Form. Vorteilhaft ist, dass sich das umgebende Weichgewebe (Schleimhaut, Gefäße, Nerven etc.) ebenfalls verlängert. Insbesondere bimaxilläre Umstellungsosteotomien und Distraktionsoperationen sind hochkomplexe Eingriffe, die nur von erfahrenen Operateuren durchgeführt werden sollten. Grundlage einer erfolgreichen Behandlung sind die suffiziente Diagnostik (klinisch und radiologisch) und die genaue Planung (s. o.). Entsprechend vorbereitet werden die Dysgnathieoperationen in den meisten Fällen ausschließlich von intraoral und ohne größere Blutverluste durchgeführt, sodass keine Bluttransfusionen notwendig werden. Unter Antibiotikaprophylaxe, konstanter Kühlung und mit einem elaborierten Analgesieregime können die Patienten in der Regel schon frühzeitig mobilisiert und der Rehabilitation zugeführt werden. Der Zielsplint und die mittels Gummizügen eingebrachte semirigide intermaxilläre Verschnürung können meistens schon nach ca. 1 Woche entfernt werden, damit der Patient frühzeitig der kieferorthopädischen Feinadjustierung (s. o.) zugeführt werden kann.

Zur intraoperativen Retention des gewünschten Ergebnisses werden Osteosyntheseplatten und Osteosyntheseschrauben eingesetzt. Grundsätzlich existieren **resorbierbare und nicht-resorbierbare (Titanlegierungen) Systeme.** Während resorbierbare Platten/Schrauben eine Materialentfernung entbehrlich machen, aber nur eine geringere Bruch- und Biegeresistenz aufweisen, kommen die nicht resorbierbaren Systeme bei größerer Stabilität dem **Ziel der Funktions- und Übungsstabilität** näher.

Oberkiefer- und Mittelgesichtsosteotomien

Zur Verlagerung des Oberkiefers wird in den meisten Fällen die klassische **LeFort-I-Osteotomie** durchgeführt, die den Oberkiefer basal vom Gesichtsschädel abtrennt. Sie folgt damit dem klassischen Bruchverlauf der gleichnamigen Fraktur (→ Abb. 30.5). **Bignathe (beide Kiefer betreffende) Umstellungsosteotomien** beginnen an den meisten Kliniken des deutschsprachigen Raums mit der OP am Oberkiefer. Die Zielposition des Oberkiefers wird dental über einen **Endsplint** (singuläre OP im Oberkiefer) oder **Zwischensplint** (bei simultan folgender Osteotomie des Unterkiefers) aufgefunden (welche beide präoperativ im Rahmen der Modell-OP hergestellt werden). Weniger häufig werden **frontale Oberkiefersegmentosteotomien** sowie **LeFort-II- und -III-Osteotomien** (bei speziellen Indikationen) durchgeführt. Bei Patienten mit LKG-Spalten, einer ausgeprägten maxillären Retrognathie und einer Tendenz zu Rhinophonia aperta (aufgrund des sehr kurzen Gaumensegels) wird zudem auf **Segmentosteotomien** zurückgegriffen, die den hinteren Anteil des harten Gaumens (und damit auch das Gaumensegel) stabil an dessen präoperativer Position belassen.

Unterkieferosteotomien

Klassisch ist die sagittale beidseitige Spaltung des Unterkiefers. Am häufigsten eingesetzt werden die **Modifikationen nach Obwegeser/Dal Pont** und **Hunsuck/Epker.** Dabei wird das zahntragende Segment (inkl. **N. alveolaris inferior**) vom gelenktragenden Segment separiert. Diese Methode sichert auch bei größeren Verlagerungsstrecken breite Knochenanlagerungsflächen in beiden Segmenten (sehr geringe Gefahr von Pseudarthrosen!) und schont den **N. alveolaris inferior** (Restrisiko dauerhafter Nervschäden je nach Untersuchungsmethodik ca. 10–35 %). Seltener wird die **hohe sagittale schräge Osteotomie** durchgeführt, die gelenknaher als die vorgenannten Verfahren verläuft. Sie schont noch zuverlässiger den Nerv, die Knochenkontaktfläche der verlagerten Segmente ist jedoch deutlich kleiner (→ Abb. 30.5). Dies erhöht die Gefahr einer Pseudarthrose. Zum Aufsuchen der okklusalen Zielposition wird bei allen Verfahren der oben genannte präoperativ hergestellte **Zielsplint** benötigt.

Soll nur das Kinn korrigiert werden **(Genioplastik),** dann kann dies im

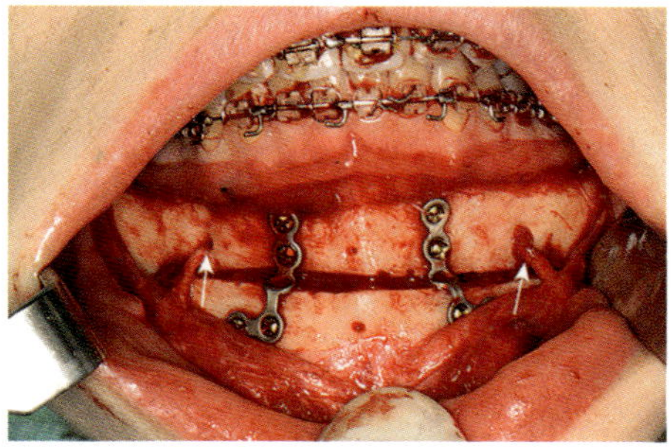

Abb. 30.6 Intraoperativer Situs bei Kinnvorverlagerung (N. mentalis ↑) [M564]

Rahmen der o. g. Dysgnathieoperation, im Rahmen der Metallentfernung oder auch als alleiniger Eingriff durchgeführt werden. Neben den klassischen **Kinnvor- oder -rückverlagerungen** kann das Kinn natürlich auch in der Vertikalen gekürzt oder in der transversalen Ebene verschoben werden (→ Abb. 30.6).

Spezielle Operationsverfahren

Immer wieder gibt es Situationen, in denen die o. g. Verfahren nicht geeignet sind oder zumindest nicht ausreichen. So findet man nicht selten bei Zweit- oder Drittoperationen (nach vorausgegangenen Dysgnathieoperationen) ausgedehnte Knochendefekte, die mit **autologem Knochen** (vorzugsweise aus dem Becken) augmentiert werden müssen. Auch sehr große Verlagerungsstrecken lassen sich durch die o. g. Verfahren nicht zufriedenstellend lösen. Hier bietet sich die **Distraktionsosteogenese (Kallusdistraktion)** an. Damit können gezielt die beiden verschiedenen Abschnitte des Unterkiefers (aufsteigender und horizontaler Ast) isoliert verlängert werden. Auch der Oberkiefer kann mithilfe dieser Technik erheblich verlängert und nach ventral verlagert werden (→ Abb. 30.7). Schließlich können (z. B. bei multiplen Nichtanlagen von Zähnen) spezielle Segmentosteotomien zur Verlagerung der Kiefer herangezogen werden. Dadurch können im Einzelfall bestehende Zahnlücken bei Kieferrückverlagerungen geschlossen oder zumindest reduziert werden, sodass der Bedarf für eine (implantat)prothetische Rehabilitation im Idealfall sogar gänzlich ausgeschlossen werden kann.

Risiken/Folgen von Dysgnathieoperationen

Wie bei jedem chirurgischen Eingriff gibt es allgemeine und spezifische Risiken. Zu den allgemeinen Risiken/Folgen gehören neben der postoperativen, reversiblen Schwellung auch das abstrakte Risiko einer Wundheilungsstörung. Letztere ist bei den einzeitigen Kieferosteotomien aber selten. Natürlich kann es auch keine Garantie für ein funktionell oder ästhetisch (den Patienten) zufriedenstellendes Ergebnis geben, auch wenn es in der Regel in beiderlei Hinsicht eine deutliche Verbesserung gibt. Zu den spezifischen Risiken gehören die Verletzungen/Beeinträchtigungen der benachbarten anatomischen Strukturen. Diese sind bei Osteotomien im Oberkiefer u. a.:

- Zahnschäden (z. B. Vitalitätsverlust, Wurzelspitzenverletzungen), wenn der Osteotomiespalt nah an den Wurzelspitzen liegt
- Fehlende knöcherne Überbrückung des Osteotomiespalts (mit Pseudarthrosenbildung)
- Chronische Kieferhöhlenentzündungen
- **Starke (transfusionsbedürftige) Blutungen** aus Ästen der **A. palatina** und Abgängen der **A. maxillaris**
- Nervschäden (v. a. **N. infraorbitalis, N. palatinus, N. alveolares posteriores superiores**)
- Rezidivbildung (seltener als im Unterkiefer)
- Oberkiefernekrosen (durch Abriss der versorgenden Gefäße)

Spezifische Risiken einer Unterkieferosteotomie können u. a. sein:

- Zahnschäden (z. B. Vitalitätsverlust, Wurzelspitzenverletzungen), wenn der Osteotomiespalt nah an den Wurzelspitzen liegt
- Fehlende knöcherne Überbrückung des Osteotomiespalts (mit Pseudarthrosenbildung)

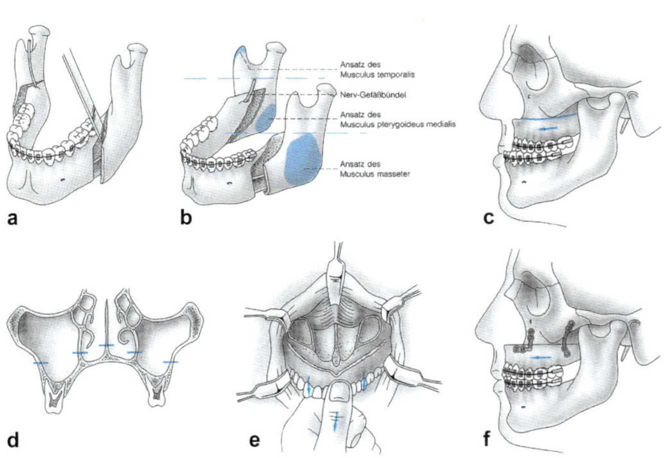

Abb. 30.5 Osteotomielinienverläufe in Ober- und Unterkiefer für Dysganthieoperationen [L106]
a) Retromolare sagittale Osteotomie nach Obwegeser/Dal Pont
b) Retromolare sagittale Osteotomie nach Hunsuck/Epker. Die gestrichelten Linien zeigen den Verlauf einer hohen sagittal-schrägen Osteotomie.
c) Dargestellter Verlauf einer LeFort-I-Osteotomie zur Vorverlagerung des Oberkiefers in der Sagittalen
d) Verlauf der LeFort-I-Osteotomie in der frontalen Ebene
e) Down-fracture nach vollständiger knöcherner Abtrennung in der LeFort-I-Ebene
f) Vorverlagerter und osteosynthetisch fixierter Oberkiefer nach LeFort-I-Osteotomie

- **Starke (transfusionsbedürftige) Blutungen** aus Ästen der **A. facialis** und Abgängen der **A. carotis externa**
- Nervschäden (v. a. **N. alveolaris inferior, N. lingualis)**
- Unterkieferfrakturen an ungewollten Stellen (**Bad Splits:** z. B. Collum-Frakturen)
- Rezidivbildung (z. B. durch Muskelzug der suprahyoidalen Muskulatur bei Unterkiefervorverlagerungen).

Perspektiven

Aktuell gibt es noch kein etabliertes Verfahren, das mittels patientenindividueller Osteotomieschablonen/-hilfen in den kritischen Bereichen (dorsaler Oberkiefer; Unterkiefer) zu einer Verminderung der o. g. Risiken führt (→ Kap. 34). Im Augenblick ist dies auch noch nicht absehbar, sodass der Erfahrung des Operateurs hinsichtlich der Ergebnisqualität bei Dysgnathieoperationen auch in näherer Zukunft die dominierende Rolle zukommt.

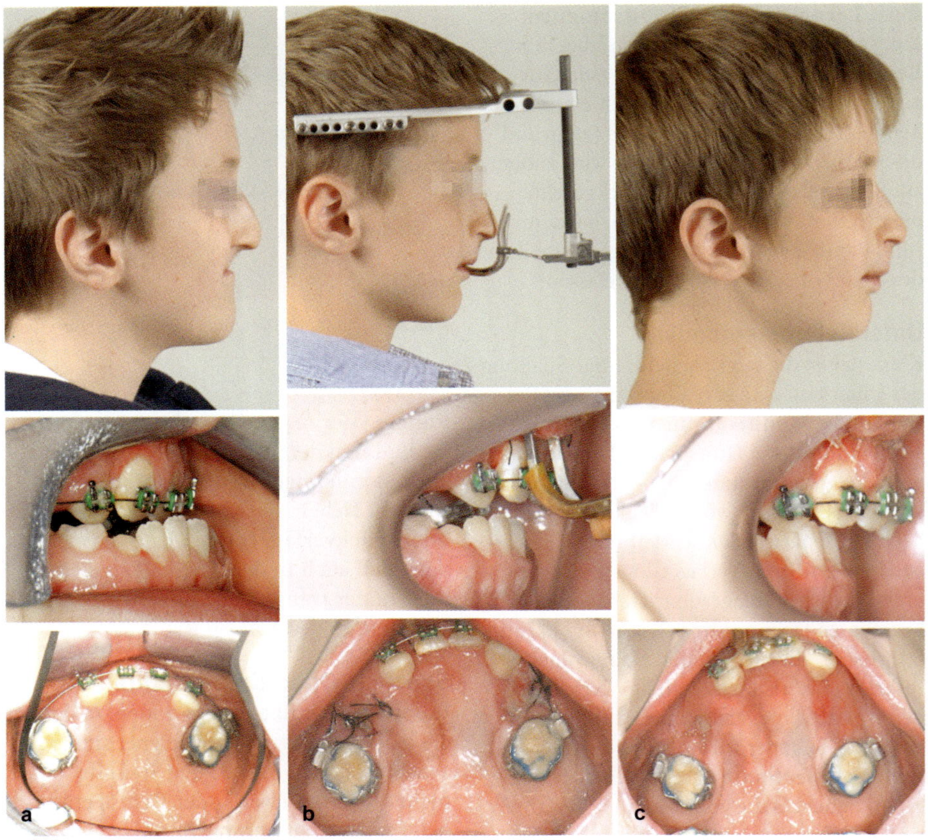

Abb. 30.7 Oberkieferdistraktion bei einem Patienten mit LKG-Spalte: a) direkt postoperativ. b) 5 Wochen postoperativ. c) 3 Monate postoperativ (Distraktor bereits entfernt). [P658]

Zusammenfassung

- Die Behandlung von Dysgnathien ist interdisziplinär (KFO + MKG) und lässt sich in vier Phasen einteilen.
- Skelettverlagernde Dysgnathieoperationen sollten möglichst erst nach dem Wachstumsabschluss erfolgen.
- Typische OP-Techniken sind im Oberkiefer die LeFort-I-Osteotomie und im Unterkiefer die sagittale Osteotomie nach Obwegeser-Dalpont.
- Spezifische intraoperative Risiken sind insbesondere starke Blutungen, Verletzungen des N. alveolaris inferior, Bad Splits und Rezidive der Kieferfehlstellungen.

31 Prinzipien der Wundheilung

Wundheilung

Die Wundheilung wird in **vier Phasen** unterteilt:

Exsudationsphase Sie spielt sich in den ersten Stunden nach der Gewebeverletzung ab. Durch die Verletzung kleinster Blutgefäße kommt es zur Einblutung mit anschließender Hämostase. Diese wird durch eine lokale Vasokonstriktion unterstützt. Es bildet sich ein Fibrinnetz, das die Wundfläche vorerst abdeckt.

Resorptionsphase In den folgenden 3 Tagen wandern die Monozyten ein und differenzieren sich zu Makrophagen. Diese bauen über Phagozytose totes und fremdes Gewebe ab. Zudem schütten die Makrophagen Zytokine und andere Botenstoffe aus. Dadurch wird die nächste Phase eingeleitet.

Proliferationsphase Sie dauert vom 4. bis zum 7. Tag und ist durch eine inflammatorische Reaktion geprägt. Es kommt zu einer lokalen Entzündung und zur Hyperämie im Wundbett. Durch Botenstoffe (v. a. VEGF) wird die Angiogenese angeregt. Es bilden sich neue Kapillaren. Des Weiteren wandern Fibroblasten ein. Diese bilden den Großteil der Extrazellulärmatrix und können sich zu Myofibroblasten differenzieren, wodurch es zur Kontraktion der Wundränder kommt. Durch zunehmende Umwandlung von Prokollagen in stabile Kollagenfibrillen wird die vorerst provisorische Extrazellulärmatrix durch festeres Granulationsgewebe ersetzt.

Regenerationsphase Diese beginnt nach der ersten Woche nach Verletzung. Die Stammzellen aus dem Stratum basale der Wundränder und angrenzenden Haarfollikeln regenerieren das Epithel. Sind für diesen Prozess nicht mehr genügend angrenzende Stammzellen vorhanden, kommt es zur Narbenbildung durch Umbau des Granulationsgewebes **(primäre und sekundäre Wundheilung).** Auch wenn die Wundheilung mit der vollständigen Epithelbedeckung als abgeschlossen angesehen werden kann, folgen noch bis zu 1 Jahr lang Umbauprozesse, die das Gewebe an seine mechanischen Aufgaben anpassen.

Primäre Wundheilung

Eine primäre Wundheilung kann ablaufen, wenn die Wundränder glatt berandet sind und sich spannungsfrei adaptieren lassen. Zudem muss die Wundregion gut durchblutet sein. Es darf keine Verschmutzung oder Infektion des Wundgebiets vorliegen, da es sonst zur Störung dieses Prozesses kommen kann.

Sekundäre Wundheilung

Liegen die Voraussetzungen für eine primäre Wundheilung nicht vor, erfolgt die Wundheilung sekundär. Dabei sind die Wundränder nicht adaptiert und der bestehende Defekt wird durch Granulationsgewebe gefüllt. Dieses wird später zu **Narbengewebe** umgebaut. Die molekularen Prozesse folgen dabei den oben beschriebenen Phasen.

Prinzipien der Wundbehandlung

Ziele der Wundversorgung sind eine ungestörte Wundheilung und die Minimierung auffälliger Narbenbildung. Dafür muss bei der Wundversorgung auf ein **atraumatisches** Vorgehen geachtet werden. Drucknekrosen und temporäre Durchblutungsstörungen der Wundränder, wie sie z. B. durch das Halten mit der Pinzette verursacht werden können, führen später zu Wundheilungsstörungen. Zudem sollte die Wunde unter der Behandlung stets feucht gehalten werden, um ein Austrocknen zu vermeiden. Eventuell nötig werdende Inzisionen sollten in mechanisch wenig belastete Regionen und wenn möglich in natürliche Hautfalten gelegt werden. Folgt der Inzisionsverlauf den natürlichen Hautspannungslinien, entstehen kosmetisch unauffälligere Narben, da der mechanische Zug parallel und nicht senkrecht zur Wunde verläuft. Umfangreiche Exzisionen sollten bei der initialen Wundversorgung vermieden werden. Sollte sich Gewebe (bei Devitalität) im Verlauf demarkieren, sollte es erst zu einem späteren Zeitpunkt entfernt werden, damit zunächst geschaut werden kann, was der Körper erneut annimmt, um so den Weichteilverlust gering zu halten (z. B. bei Amputationsverletzung der äußeren Nase).
Nekrotisches oder infiziertes Gewebe sollte durch ein sparsames **Debridement** entfernt werden und die Wundränder sollten, wenn nötig, angefrischt bzw. ausgeschnitten werden. Gerade in schlecht durchbluteten Regionen droht sonst eine Infektion. Eine flankierende antibiotische Therapie kann in diesem Fall erwogen werden.
Der Wundverschluss wird **schichtweise** vorgenommen. Besonders die tieferen Schichten müssen optimal adaptiert werden, damit sich die darüberliegende Haut stufenlos verschließen lässt. Dadurch entstehen flachere Narben. Die wichtigsten Faktoren, welche die Narbenbildung beeinflussen, sind der Hauttyp, die Lokalisation der Wunde, ihre mechanische Belastung, der Infektionsgrad, die spannungsfreie Adaptation der Wundränder sowie der Allgemein- und Ernährungszustand des Patienten.

> **Tetanus-Auffrischimpfung bei Verletzungen**
> Bei Verletzungen wird bereits bei geringfügig verschmutzten und kleinen Wunden der Tetanusschutz aufgefrischt, wenn die letzte Impfung mehr als 10 Jahre zurück liegt. Voraussetzung ist außerdem, dass eine Tetanusgrundimmunisierung mit mindestens drei Impfungen im Vorfeld erfolgt sein muss. Für tiefe und/oder verschmutzte Wunden erfolgt die Auffrischung bereits nach 5 Jahren. Gemäß STIKO wird zur Auffrischung im Verletzungsfall ein Tetanus-, Diphtherie-, azelluläre Pertussis-Kombinationstotimpfstoff verwendet. Ist die Wunde groß und/oder ausgedehnt verschmutzt, kann **zusätzlich die Gabe von Tetanus-Immunglobulin** zur **passiven Immunisierung (Simultanimpfung)** erwogen werden.

Wundheilungsstörungen

Die Mund-, Kiefer- und Gesichtsregion ist sehr gut durchblutet. Dadurch verbessert sich die lokale Abwehrlage und die Wundheilung wird beschleunigt. Dennoch müssen eventuelle Störungen der Wundheilung frühzeitig bemerkt und behandelt werden. Diese werden sowohl durch lokale wie auch systemische Faktoren begünstigt. Zu den **lokalen Störfaktoren** der Wundheilung zählt die Minderdurchblutung, die zum einen die Regenerationsfähigkeit des Wundgrunds herabsetzt wie auch das Auftreten von Infektionen begünstigt. Infektionen sind von der Keimlast und der Beschaffenheit der Wunde abhängig. Auch können mechanische Belastungen zur Verzögerung oder zum Ausbleiben der Heilung führen. Zu den **systemischen Risikofaktoren** für eine Wundheilungsstörung zählen Erkrankungen oder Medikamente, welche die Abwehrlage des Patienten herabsetzen (wie z. B. ein Diabetes mellitus oder eine Dauertherapie mit Kortison). Zudem können ein schlechter Ernährungszustand (Vitamin-C- oder Eiweißmangel) sowie ein Nikotinkonsum die Regenerationsfähigkeit des Gewebes herabsetzen. Zu den wichtigsten Wundheilungsstörungen zählen die **Wundinfektion** und die **Wunddehiszenz,** bei der die adaptierten Wundränder wieder auseinanderweichen. Bei Ausbleiben der Reepithelialisierung nach 30 Tagen spricht man von einer **chronischen Wunde.**

Überschießende Narbenbildung

Bei der überschießenden Narbenbildung handelt es sich um eine gutartige

Bindegewebsproliferation. Je nach Ausbreitungsmuster unterscheidet man klinisch eine hypertrophe Narbe von einem Keloid. Bei der **hypertrophen Narbe** ist das überschüssige Narbengewebe auf das Narbenareal begrenzt. Bei einem **Keloid** wächst es über den ursprünglichen Wundrand hinaus (→ Abb. 31.1).

Die **Genese** ist multifaktoriell und verbunden mit einem traumatischen Wundverschluss, mechanischer Belastung, Infektionen, dermatologischen Vorerkrankungen und einer genetischen Disposition. Hypertrophe Narben sind prinzipiell häufiger als Keloide, bilden sich früher aus und können sich spontan zurückbilden. Keloide sind selten, werden aber innerhalb der dunkelhäutigen Bevölkerung vermehrt beobachtet.

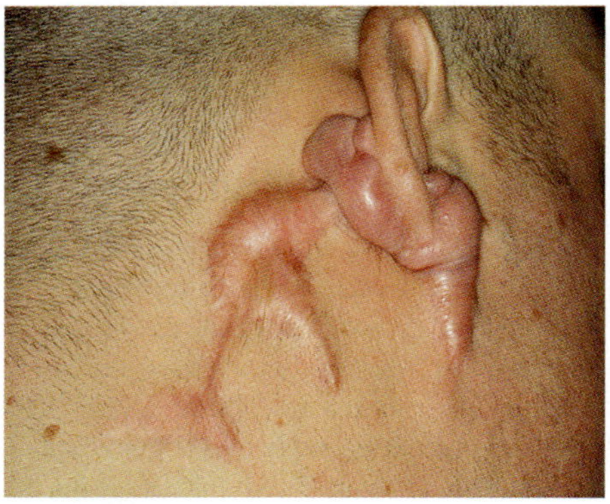

Abb. 31.1 Keloid [P133]

Um die Ausbildung des Narbengewebes zu minimieren, sollte während des Wundverschlusses möglichst atraumatisch vorgegangen werden. Die Wundränder sollten spannungsfrei adaptiert sein. Eine **postoperative Immobilisierung** minimiert die mechanische Belastung und begünstigt so die Heilung.

Eine bereits eingetretene überschüssige Narbenbildung kann je nach Größe und Lokalisation unterschiedlich behandelt werden. Als konservativer Ansatz eignet sich eine **Kompressionstherapie.** Diese verhindert nicht nur einen Progress der Erkrankung, sondern führt langfristig auch zu einer Abflachung der bestehenden Narbe. Dafür ist aber häufig eine Behandlungsdauer von bis zu 12 Monaten nötig. Des Weiteren können das lokale **Einspritzen von Triamcinolon** (ein Kortikosteroid) oder eine **lokale Kryotherapie** zu einer Rückbildung führen. Wenn diese Therapieansätze erfolglos sind, kann die Narbe auch operativ revidiert werden. Da sich die Narbe bis zu 1 Jahr lang umbauen kann, sollte eine Operation erst nach dieser Zeit erfolgen und durch eine postoperative Bestrahlung, Triamcinoloninjektion oder Kompressionstherapie ergänzt werden. Es kommt jedoch häufig zu Rezidiven.

Rekonstruktive Leiter

In der plastischen Chirurgie hat sich die „rekonstruktive Leiter" als nützlicher Leitfaden bei der **Auswahl der Rekonstruktionstechnik** erwiesen (→ Abb. 31.2). Bei jeder Rekonstruktion müssen sowohl lokale Faktoren der Defektbeschaffenheit wie auch systemische Faktoren des Patienten bedacht werden. Mit jeder Stufe nimmt der technische Aufwand zu, während die Sicherheit der Defektdeckung abnimmt. Dafür können mit spezielleren Techniken auch Rekonstruktionen in ungünstigen Ausgangslagen durchgeführt werden. Die einzelnen Stufen werden in den beiden folgenden Kapiteln erläutert.

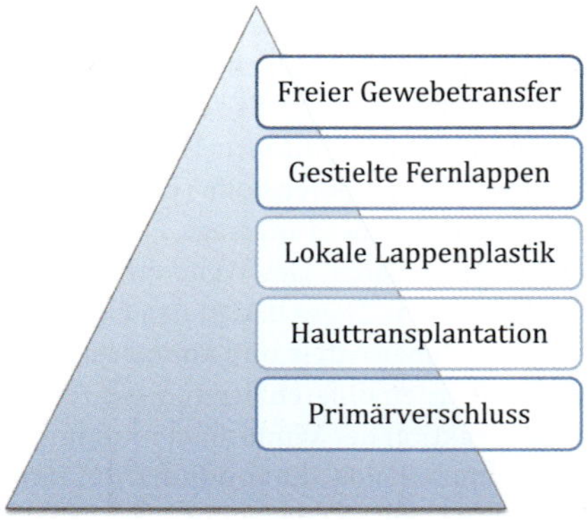

Abb. 31.2 Die rekonstruktive Leiter [P133]

Zusammenfassung

- Die Wundheilung läuft in vier Phasen ab: Exsudations-, Resorptions-, Proliferations- und Regenerationsphase.
- Um Infektionen und Störungen der Wundheilung zu vermeiden, muss nekrotisches und infiziertes Gewebe radikal entfernt werden (Debridement).
- Während bei hypertrophen Narben das überschüssige Gewebe auf das Wundareal begrenzt ist, kommt es bei Keloiden zu Wucherungen über die Narbe hinaus.

Primärer Wundverschluss

Die einfachste Art der chirurgischen Wundversorgung und somit die unterste Stufe der rekonstruktiven Leiter stellt der **primäre Wundverschluss** dar. Dies ist möglich, wenn die zu versorgende Wunde durch **glatte, gut durchblutete Wundränder** begrenzt ist. Es dürfen keine Anzeichen für Verschmutzungen oder eine Infektion vorliegen. Prinzipiell können Wunden am gesamten Körper innerhalb von **6–8 h** primär verschlossen werden. Da das Gesicht eine sehr gute Durchblutung aufweist, kann in diesem Bereich auch bei älteren Wunden noch ein primärer Verschluss erwogen werden **(bis zu 24 h).** Dafür wird die Wunde gereinigt, die Wundränder werden evtl. ausgeschnitten (im Gesicht häufig nicht nötig) und dann spannungsfrei durch eine Naht verschlossen.

Sekundärer Wundverschluss

Ist ein primärer Wundverschluss nicht möglich, kann eine **sekundäre Versorgung** erwogen werden. Dies ist nötig, wenn die Verletzung älter als 6–24 h ist, die Wunde kontaminiert ist, die Wundränder gequetscht oder ischämisch sind, aufgrund des Traumas eine erhöhte Infektionsgefahr besteht (z. B. tiefe Schnittverletzungen) oder ein Defekt vorliegt, der nicht spannungsfrei verschlossen werden kann. In diesen Fällen wird die Wunde durch **feuchte Verbände abgedeckt,** sodass vom Wundgrund ausgehend Granulationsgewebe entstehen kann. Bei größerer Höhlenbildung unter der Haut kann eine Drainage oder Lasche eingelegt werden. Diese verhindert den vorzeitigen Wundverschluss mit Gefahr der Abszessbildung. Bei besonders feuchten oder infizierten Wunden kann ein **Vakuumverband** angelegt werden. Dieser saugt über einen kontinuierlichen Unterdruck Wundserome und -hämatome ab und regt die Durchblutung des Wundgrundes an.

Versorgung von (Tier-)Bissverletzungen und kombiniert intra-extraoralen Wunden

Obgleich die genannten Wunden die grundsätzlichen Kriterien zum sekundären Wundverschluss habenwerden sie in den meisten Fällen (aus ästhetischen Gründen) primär verschlossen. Aus Sicherheitsgründen wird jedoch für einen kurzen Zeitraum eine drainierende Lasche eingelegt und ggf. sogar ein Antibiotikum (Aminopenicillin/Penicillinasehemmer, bei Allergie Clindamycin) prophylaktisch verabreicht.

Hauttransplantation

Bei tieferen dermalen Verletzungen kann es zum **Verlust des Stratum basale** und damit der **dermalen Stammzellen** kommen. Diese Wunden können sich nicht mehr selbst reepithelialisieren und eignen sich nicht zum primären oder sekundären Wundverschluss. Der rekonstruktiven Leiter folgend kann in diesem Fall eine **freie Hauttransplantation** erwogen werden. Dabei wird Haut von einer Spenderregion in den Defekt eingebracht. Die ersten 24–48 h erfolgt die Versorgung über Diffusion aus dem Wundgrund. Danach sprießen neue Kapillaren ein und die permanente Einheilung beginnt. Somit ist für diese Rekonstruktionstechnik ein infektionsfreier und gut durchbluteter Wundgrund die wichtigste Voraussetzung. Auf freiliegendem Knochen oder Sehnengewebe ist keine freie Transplantation möglich. Beim Transfer von Haut werden zwei Techniken unterschieden: die **Vollhaut**- und die **Spalthauttransplantation.**

Vollhauttransplantation

Das Vollhauttransplantat besteht aus Epidermis und gesamter Dermis. Es ist in der Regel zwischen 0,8 und 1 mm dick und kann je nach Defekt von retroaurikulär, supraklavikulär, dem Oberarm, der Leiste oder der lateralen Bauchwand entnommen werden. Dies geschieht durch Abpräparation der Epidermis und Dermis von der Subkutis. Der entstehende Hebedefekt muss primär verschlossen oder durch ein Spalthauttransplantat abgedeckt werden. Aufgrund der Dicke des Transplantats ist es mechanisch gut belastbar. Es zeigt eine nur geringe Schrumpfungstendenz und keine Pigmentverschiebung. Dies macht das Ergebnis ästhetisch ansprechend und eignet sich bei Rekonstruktionen im Gesichtsbereich. Der Nachteil ist jedoch eine höhere Diffusionsstrecke, welche die Ernährung des Transplantats unsicher macht. Zudem muss der Hebedefekt primär verschlossen werden. Dadurch ist die Entnahmetechnik flächenmäßig auf **kleinere Defekte** begrenzt.

Spalthauttransplantation

Bei der Spalthauttransplantation werden Epidermis und Anteile der Dermis entnommen. Je nach Entnahmetiefe variiert die Dicke zwischen 0,3 und 0,5 mm. Da die tieferen dermalen Schichten im Hebedefekt belassen werden, kann sich dieser selbst regenerieren. Es reicht ein Abdecken mit Fettgaze zur sekundären Wundheilung. Je dünner das Transplantat, desto sicherer die Einheilung. Jedoch geht damit auch ein Verlust der mechanischen Stabilität einher. Es kann zudem zu Schrumpfungen und Pigmentverschiebungen kommen, wodurch das Ergebnis ästhetisch schlechter wird. Diese Technik sollte deswegen im Gesichtsbereich vermieden werden. Die Entnahme geschieht mit einem **Dermatom,** bei dem die gewünschte Schichtdicke genau eingestellt werden kann (→ Abb. 32.1). Geeignete Entnahmeregionen sind das Gesäß, der Oberschenkel, der Oberarm sowie Rücken oder Bauch. Müssen großflächige Wunden versorgt werden, wie dies häufig bei Verbrennungen der Fall ist, kann die entnommene Spalthaut vor der Transplantation bearbeitet werden. Bei der Herstellung eines **Mesh-Grafts** wird die Spalthaut eingeschlitzt. Dadurch lässt sich eine Expansion bis 1 : 6 erreichen (→ Abb. 32.2). Zudem kann Wundflüssigkeit schneller abfließen, wodurch die Diffusion verbessert wird. Wird eine größere Expansion benötigt, kann die Spalthaut in kleine Quadrate geschnitten werden. Bei dieser **Meek-Technik** wird dabei eine Expansion bis 1 : 9 erreicht. Um die mechanische Belastbarkeit zu erhöhen, kann die verpflanzte Spalthaut temporär mit Fremdhaut abgedeckt werden **(Sandwich-Technik).**

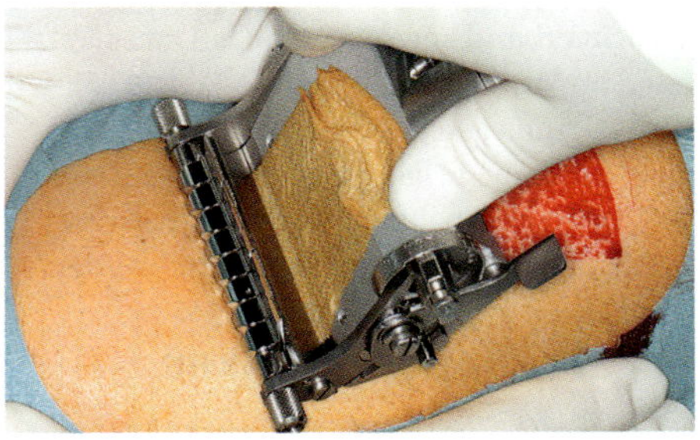

Abb. 32.1 Spalthautentnahme mittels Dermatom [M562]

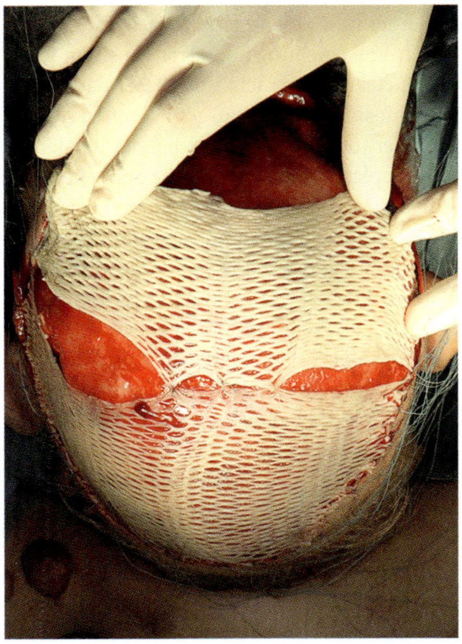

Abb. 32.2 Mesh-Graft [M562]

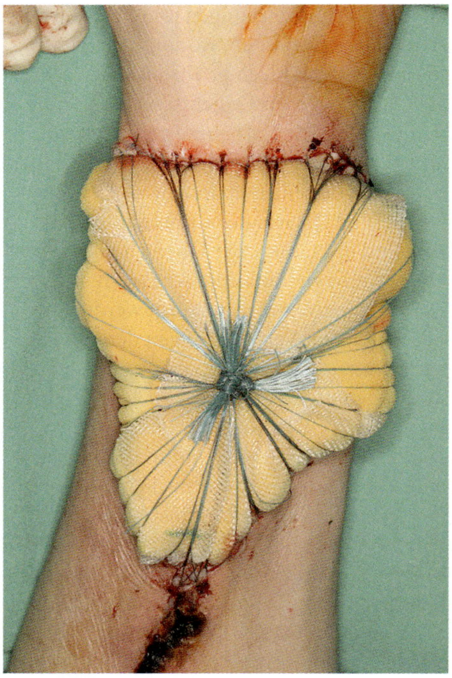

Abb. 32.3 Überknüpfverband [M562]

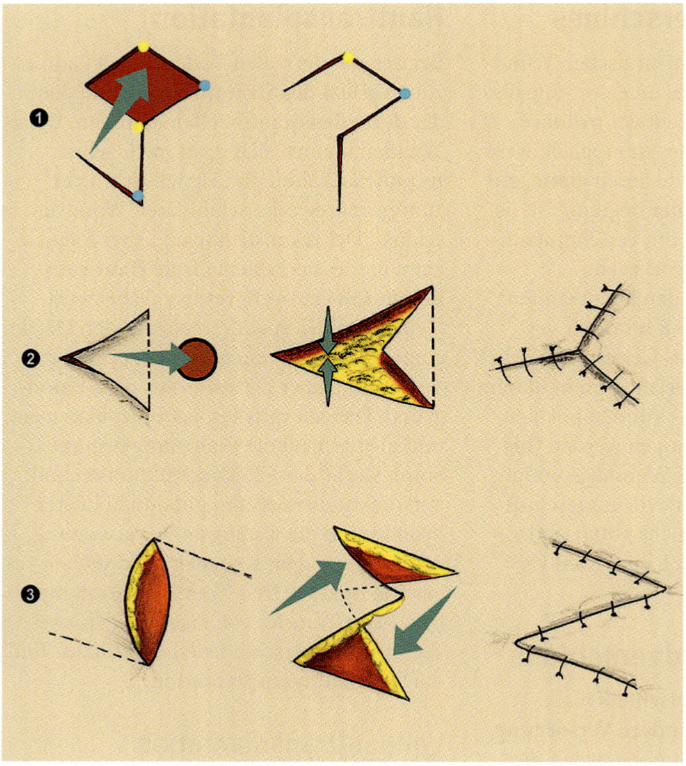

Abb. 32.4 Lokale Lappenplastiken: 1. Limberg-Plastik, 2. VY-Plastik, 3. Z-Plastik [O904]

Beide Arten der Hauttransplantate werden auf den Defekt aufgelegt und mit Einzelknopfnähten befestigt. Danach wird ein **überknüpfter Druckverband** angelegt, der das Transplantat auf dem Wundgrund fixiert (→ Abb. 32.3). Ein dichtes Aufliegen des Transplantats ist essenziell, damit die Ernährung gesichert ist. Nach 5–7 Tagen bei Spalthaut bzw. 8–10 Tagen bei Vollhaut kann der Verband entfernt werden.

Lokale Lappenplastiken

Weist ein Defekt keinen gut durchbluteten Wundgrund auf, kann die nächste Sprosse der rekonstruktiven Leiter erwogen werden. Bei einer lokalen Lappenplastik wird Gewebe durch Verschiebung oder Transposition in den Defekt eingebracht und dieser dadurch verschlossen. Definitionsgemäß teilen sich Spender- und Defektregion bei der lokalen Lappenplastik mindestens eine Seite. Je nach Blutversorgung des verschobenen Gewebestücks unterscheidet man Random Pattern und Axial Pattern Flaps. Bei den **Random Pattern Flaps** liegt kein definierter Gefäßstiel vor. Die Versorgung erfolgt durch den subdermalen Gefäßplexus, der durch die Lappenbasis eintritt. Um eine ausreichende Ernährung des Lappens zu sichern, darf das Länge-zu-Breite-Verhältnis 2 : 1 nicht überschreiten. Im gut durchbluteten Gesicht liegt es bei 3 : 1 (z. B. Limberg-Lappen [→ Abb. 32.4], Bilobed-Lappen, Rieger-Lappen). Minimalste Random Pattern Flaps wie die Z- oder VY-Plastik dienen insbesondere der Verlängerung (vernarbter) Areale (→ Abb. 32.4).

Im Gegensatz dazu werden die **Axial Pattern Flaps** über ein definiertes Gefäß versorgt, das über die Basis in den Lappen zieht. Das Länge-zu-Basis-Verhältnis muss nicht mehr beachtet werden. Dafür wird die Lappenumschneidung durch den anatomischen Gefäßverlauf bestimmt. Nach Einwachsen des Lappens kann der Gefäßstiel durchtrennt werden. In diesem Fall spricht man von einem **Insellappen.** Je nach Bedarf sind unterschiedliche Lappenplastiken gängig (z. B. paramedianer Stirnlappen).

Vorbereitend kann eine **Hautdehnung** durch **implantierbare Expander** erfolgen. Dadurch bildet sich ein Hautüberschuss, der zu späteren Lappenplastiken genutzt werden kann. Er ist z. B. bei großen Defekten im Bereich der behaarten Kopfhaut ein probates Mittel, um nach Defektdeckung kein haarloses Areal zu hinterlassen.

Gestielte Fernlappen

Ähnlich dem Axial Pattern Flap wird auch der gestielte Fernlappen über ein definiertes Gefäß versorgt. Dabei wird das zu transferierende Gewebe jedoch nicht lokal verschoben, sondern in eine **andere Körperregion** eingebracht. Je nachdem, wie der zu verschließende Defekt beschaffen ist, können fasziokutane, muskulokutane oder rein muskuläre Lappen präpariert werden. Diese können auch mit Knochen kombiniert werden. Traditionell beliebte Lappen in der plastischen Gesichtschirurgie sind der Deltopectoral-, der Latissimus-dorsi- und der Pectoralis-major-Lappen als Alternative zum mikrochirurgisch reanastomosierten Lappen beim gefäßdepletierten Hals. Durch die schnellen Fortschritte im Bereich der Mikrochirurgie werden diese jedoch zunehmend weniger verwendet (→ Kap. 33).

Zusammenfassung

- Die Hauttransplantation ist ein freier Gewebetransfer. Da das Transplantat in den ersten 24–48 h über Diffusion ernährt wird, ist ein gut durchbluteter Wundgrund im Defekt essenziell.
- Bei den Random Pattern Flaps ist die Gefäßversorgung vom subdermalen Plexus abhängig. Deswegen muss ein Länge-zu-Breite-Verhältnis von 2 : 1 (bzw. im Gesicht 3 : 1) eingehalten werden.

Die oberste Sprosse der rekonstruktiven Leiter wird durch den **freien mikrovaskulären Gewebetransfer** gebildet. Dabei wird der Lappen an einem ernährenden Gefäßstiel präpariert, dieser dann abgesetzt, der Lappen in einen entfernten Defekt transferiert und dort an lokale Gefäße anastomosiert. Der Vorteil gegenüber dem Transfer von freien Haut-, Knochen- oder Knorpeltransplantaten ergibt sich durch seine sichere Ernährung. Die Technik eignet sich somit auch zur Wiederherstellung des Gewebes nach Bestrahlung oder nach Resektion ischämischer Osteonekrosen. Zudem können auch voluminöse Defekte rekonstruiert werden. Nachteilig sind der technisch höhere Aufwand dieser Möglichkeit der Rekonstruktion und die relativ hohe Rate an arteriellen und venösen Perfusionsstörungen (ca. 5 %) mit daraus resultierenden Revisionen und ggf. einem Transplantatverlust.

Prinzipien der Mikrochirurgie

Technische Voraussetzungen

Es bedarf der Verwendung spezieller mikrochirurgischer Arbeitstechniken. Als Grundlage dient die **optische Vergrößerung** durch (mindestens) eine Lupenbrille oder (besser) ein Operationsmikroskop. Spezielle Instrumente erleichtern das mikrochirurgische Operieren unter Verwendung von Nahtmaterial der Stärke 8.0–10.0.

Gefäßanastomose

Bei der Präparation der Anschlussgefäße muss auf eine **gute Durchblutung** und ein möglichst **großes Kaliber des Gefäßes** geachtet werden, damit eine ausreichende Ernährung in den ersten 2 Tagen nach Operation gewährleistet ist. Dazu eignen sich im Kopf-Hals-Bereich die ersten Abgänge der A. carotis externa (A. thyroidea superior, A. facialis, A. lingualis und A. temporalis). Der venöse Anschluss gelingt meist über die Vv. retromandibulares, jugulares interna und die V. facialis. Stammgefäßferne Venen sollten vermieden werden (fehlender Sogeffekt und Gefahr der Kompression).
Nach Einbringen des Transplantats muss darauf geachtet werden, dass der Gefäßstiel nicht verdreht ist und spannungsfrei positioniert werden kann. Üblicherweise wird die arterielle Anastomose zuerst genäht. Dafür wird von beiden Gefäßenden die Adventitia entfernt. Dies muss äußerst schonend geschehen, da kleinste Endothelläsionen die Entstehung von Gefäßthromben begünstigen können. Nach Dilatation und Spülen des Gefäßlumens können beide Enden durch einen Approximator fixiert und adaptiert werden. Meist wird die arterielle Anastomose **End-zu-End** vernäht. Bei großen Kaliberunterschieden kann das kleinere Gefäßende angeschrägt werden oder alternativ eine **End-zu-Seit-Anastomose** angelegt werden. Letzteres wird häufig bei der venösen Anastomose durchgeführt und bietet einen gewissen Schutz gegen eine initiale Thrombose. Für die venöse Anastomose haben sich neben der Naht Stapler-Devices etabliert, die einen sicheren venösen Blutfluss versprechen und eine Zeitersparnis im Vergleich zur Naht darstellen.

Postoperatives Management

Postoperativ wird in den ersten 48 h eine 2- bis 4-stündliche **Lappenkontrolle** durchgeführt. Dies geschieht klinisch über die Beurteilung der Farbe, Temperatur und der Rekapillarisierungszeit. Im Zweifel kann eine sonografische Doppler-Untersuchung ergänzend durchgeführt werden.

> Ist der Lappen blass, kühl, zeigt wenig Turgor und eine langsame bis ausbleibende Rekapillarisierung, weist dies auf eine **arterielle Insuffizienz** hin.
> Dagegen deuten eine blau-livide Färbung und eine schnelle Rekapillarisierung auf eine **venöse Insuffizienz** hin. In beiden Fällen muss rasch eine operative Revision erfolgen.

Im Zweifel kann der Lappen auch mit einer sterilen Kanüle oberflächlich angeritzt werden, wenn das Kolorit nicht aussagekräftig ist (z. B. bei einem häufig blassen ALT-Lappen; s. u.). Kommt nach dem Ritzen langsam/verzögert ein Tropfen helles Blut: physiologischer Zustand. Kommt hingegen kein Blut: Hinweis auf arterielles Problem. Kommt schnell ein Tropfen dunklen Blutes und sistiert der Blutfluss nach Wischen auch nicht, bahnt sich ein venöses Problem an.

Freier mikrovaskulärer Gewebetransfer

Einteilung der Lappen

Man unterscheidet fasziokutane, muskulokutane und muskuläre Lappen, die je nach Bedarf mit benachbarten Knochenanteilen kombiniert werden können. Werden Lappen ohne Hautanteile transferiert, gibt es die Möglichkeit, eine kleine Hautinsel zu belassen **(Monitor).** Dies erleichtert die postoperative klinische Beurteilung der Durchblutungssituation des Transplantats. Der transplantierte Gewebeblock wird entsprechend seiner Versorgung aus einem definierten Gefäßstiel als **Angiosom** bezeichnet. Der Gefäßstiel wird dabei zumeist von einer versorgenden Arterie und seinen zwei Begleitvenen gebildet. Es wird daher im Folgenden nur vom arteriellen Leitgefäß gesprochen und die Venen werden nicht separat erwähnt.
Fasziokutane Lappen werden häufig durch **Perforatoren** ernährt (und damit auch als **Perforatorlappen** bezeichnet). Das sind Gefäße, die aus einer axial verlaufenden Arterie entspringen und senkrecht durch oder zwischen den Muskeln zum subkutanen Fettgewebe laufen, um sich dort in einen endständigen Gefäßplexus zu verzweigen.

Der mikrovaskuläre Gewebetransfer in der MKG-Chirurgie

Radialislappen

Dieser fasziokutane Lappen wird an der **A. radialis** präpariert (→ Abb. 33.1). Neben seinen zwei Begleitvenen (Vv. comintantes) kann die V. cephalica antebrachii in das Transplantat eingeschlossen werden. Dadurch ergibt sich ein langer, sicherer Gefäßstiel (bis zu 25 cm Länge). Die Hautinsel wird von der Vorderseite des Unterarms entnommen. Je nach Größe wird der Defekt durch eine lokale Lappenplastik oder

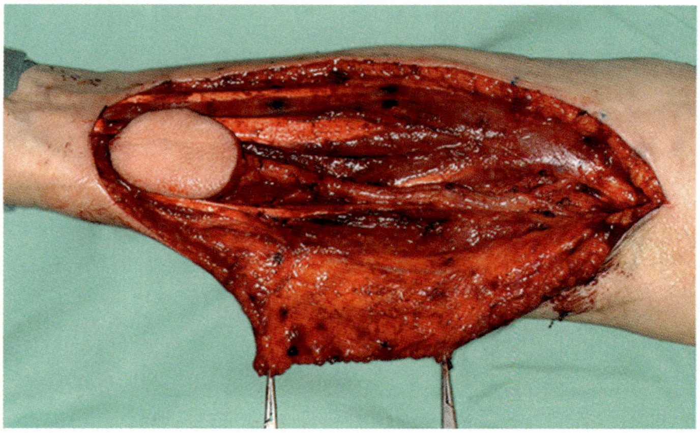

Abb. 33.1 Radialislappen: Lappenpräparation [M562]

ein Hauttransplantat simultan verschlossen (z. B. Vollhaut aus der Leiste oder Spalthaut vom Oberschenkel). Durch seine gute Formbarkeit und geringe Behaarung eignet sich der Radialislappen gut zur Deckung flacher intraoraler Defekte. In der MKG-Chirurgie ist der Radialislappen **der** Lappen zur dünnen weichgewebigen Defektdeckung (z. B. an der Wangeninnenseite oder Mundboden).

Präoperativ wird ein **Allen-Test** durchgeführt, um sicherzustellen, dass der Arcus palmaris der Hohlhand von beiden Zuflüssen (A. ulnaris und A. radialis) versorgt wird. Dafür komprimiert man beide Gefäße und bittet den Patienten, die Hand wiederholt zu öffnen und zu schließen, bis die Haut abblasst. Dann lässt man eine Seite los und beurteilt die Änderung der Hautfarbe. Es sollte sich innerhalb von 5–7 s eine rosige Hautfarbe einstellen. Dies wiederholt man mit der anderen Seite. Bei Durchgängigkeit beider Arterien kann der Lappen gehoben werden. Im Zweifel muss der Test durch eine Pulsoxymetrie oder sogar eine CT-Angiografie unterstützt werden.

Anterolateraler Oberschenkellappen

Der anterolaterale Oberschenkellappen (ALT-Lappen von engl. *anterolateral thigh flap*) wird an einem **Perforator** aus dem **R. descendens der A. circumflexa femoris lateralis,** die wiederum als Ast der A. femoralis profunda entspringt, gestielt (→ Abb. 33.2). Dieser Stiel ist selten länger als 10–15 cm. Es kann ein muskulokutaner Lappen mit Anteilen des M. vastus lateralis und einer bis zu 8 × 11 cm großen Hautinsel gehoben werden. Je nach Bedarf sind viele

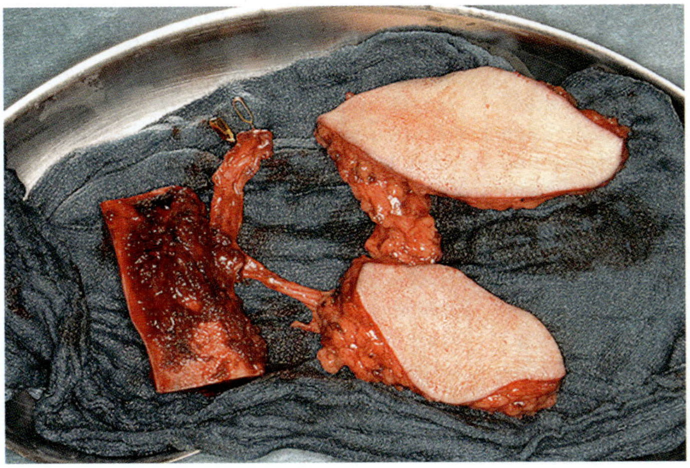

Abb. 33.3 Skapulalappen [M562]

Variationen (u. a. Ausdünnung von subkutanem Fett, Deepithelialisierung) beschrieben. Aufgrund des geringen Hebedefekts wird dieser Lappen für viele voluminöse Weichteildefekte in der Kopf-Hals-Region eingesetzt. Während der Hebedefekt primär verschlossen werden kann, ist die Präparation des Perforators technisch aufwendiger. Bei häufigen anatomischen Variationen kann er im Zweifel mit einer Doppler-Sonografie aufgesucht werden. Erst nach Lokalisation und Markierung dieses Perforators kann die Hautinsel präpariert werden.

Skapulalappen

Bedürfen knöcherne Defekte gleichzeitig einer voluminösen Weichteilfüllung, eignet sich der Skapulalappen. Dabei kann bis zu 12 cm Knochen aus dem lateroinferioren Schulterblatt entnommen und variabel mit Muskelanteilen und Hautinseln kombiniert werden (→ Abb. 33.3). Der Skapulalappen ist am R. transversus der **A. circumflexa scapulae** aus der A. subscapularis gestielt. Zudem kann ein **Paraskapularlappen** am **R. descendens** der A. circumflexa scapulae gestielt gehoben werden.
Seine Beschaffenheit ist ideal für knöcherne Defekte im Ober- und Unterkiefer. Er zeigt eine große Variabilität der Hebemöglichkeiten und trotz der Entnahme von Knochen zeigt sich langfristig kein signifikanter Hebedefekt. Maximal kann es zur Einschränkung der endständigen Elevation des Arms kommen. Nachteilig sind hingegen die Kürze des Stiels (nur 4–8 cm) und die lange Operationszeit. Da der Patient intraoperativ umgelagert werden muss, kann nicht gleichzeitig an Entnahme- und Empfängerregion gearbeitet werden.
Wenn man gleichzeitig umfangreiche weitere fasziokutane Anteile zur Defektdeckung benötigt, kann ein mikrovaskulär-gestieltes **Latissimus-dorsi-Transplantat** mitentnommen werden. Hierbei macht man sich zunutze, dass die versorgende **A. thoracodorsalis** neben der A. circumflexa scapulae der zweite Endast der A. subscapularis ist, die dann mitentnommen wird. Diesen Gefäßstiel mitzuheben, ist ebenfalls nötig, wenn man die untere Spitze des Schulterblatts für mehr Knochenangebot entnehmen möchte, da der versorgende R. angularis ein Ast der A. thoracodorsalis ist.
Andererseits kann der Latissimus-dorsi-Lappen auch einzeln mikrovaskulär abgesetzt werden (z. B. zur Deckung großer Defekte der Kopfhaut). Im Gegensatz zu seiner historisch gestielten Variante (→ Kap. 32) erlaubt das Absetzen der Vasa thoracodorsalis mit Anschluss im Kopf-Hals-Bereich mehr Freiheit in der Rekonstruktion in von der Schulter weiter entfernten Regionen.

Fibulatransplantat

Während die Scapula vorwiegend für Rekonstruktionen des Oberkiefers verwen-

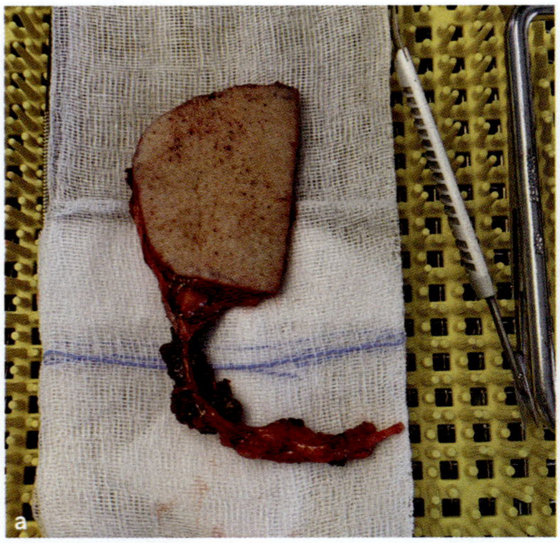

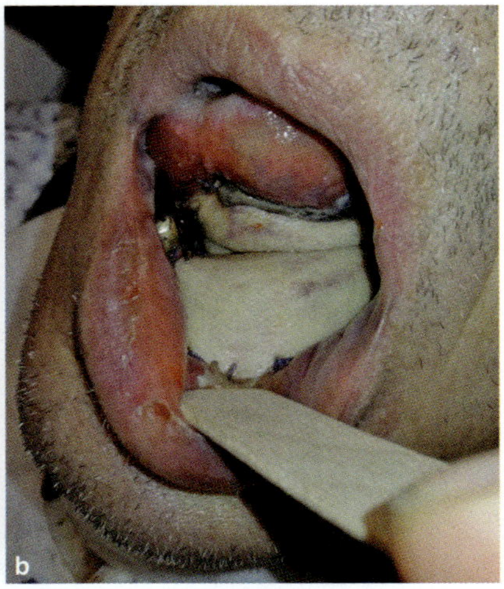

Abb. 33.2 Anterolateraler Oberschenkellappen: Lappen (a), nach Transplantation intraoral (b) [M562]

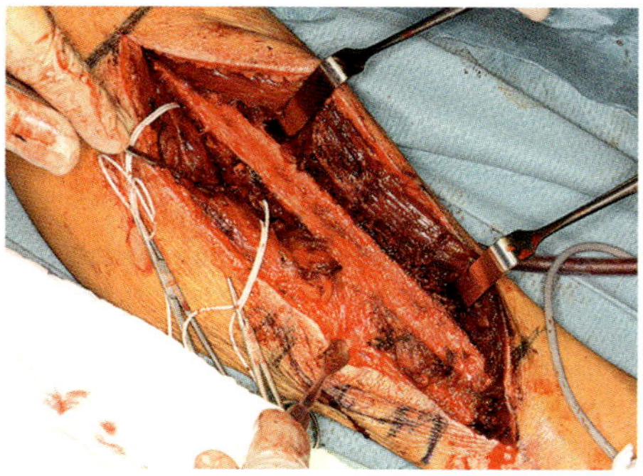

Abb. 33.4 Fibulatransplantat [M562]

det wird, eignet sich das Fibulatransplantat besonders für Defekte des Unterkiefers. Der Lappen wird an den **Vasa peronea/ fibularis** gestielt (20–25 cm Stiellänge) und bietet die Entnahme eines langstreckigen Knochenstücks (maximal 30 cm) neben einer kleinen Perforator-gestielten Hautinsel am distolateralen Unterschenkel an (→ Abb. 33.4). Der Knochen kann mehrfach osteotomiert werden und in der **Double-Barrel-Technik** übereinandergelegt werden. Dadurch lässt sich eine bessere Knochenhöhe erreichen. Ein späteres (oder simultanes) Einsetzen von dentalen Implantaten ist möglich. Präoperativ muss eine CT- oder MR-Angiografie erfolgen, um eine 3-Gefäßversorgung des Unterschenkels sicherzustellen.

Beckenkammtransplantat

Weist der Kieferknochen neben dem Defekt einen hohen Alveolarkamm auf, bietet sich die Rekonstruktion mit einem knöchernen Transplantat vom Beckenkamm an. Dieses ist an der **A. circumflexa ilium profunda** der A. iliaca externa gestielt und kann mit muskulären und kutanen Anteilen kombiniert werden. Letzterer ist oftmals nicht sicher mitperfundiert. Je nach Bedarf kann der Knochen mono- oder bikortikal entnommen werden, ist aber auf eine Gesamtlänge von maximal 16 cm beschränkt. Da der Gefäßstiel oftmals sehr kurz ist, ist ein Einsatz im Oberkiefer limitiert und muss evtl. durch ein **Veneninterponat** ergänzt werden. Postoperativ ist auf Anzeichen einer Peritonitis, intraabdominellen Blutung oder Herniation zu achten.

Zusammenfassung

- Der freie mikrochirurgische Gewebetransfer eignet sich v. a. für die Rekonstruktion von größeren Defekten und nach Bestrahlung. Er ist somit ein wichtiger Bestandteil der Tumorchirurgie im Kopf-Hals-Bereich.
- Häufig genutzte Lappen zur Weichteilrekonstruktion sind der Radialislappen (an der A. radialis gestielt) und der anterolaterale Oberschenkellappen (über die Perforatoren des R. descendens der A. circumflexa femoris lateralis versorgt).
- Bei Defekten des Oberkiefers wird häufig der Skapulalappen verwendet, während langstreckige Defekte des Unterkiefers durch ein Fibulatransplantat rekonstruiert werden können. Wird eine größere Knochenhöhe benötigt, eignen sich die Double-Barrel-Technik der Fibula oder ein Beckenkammtransplantat.

Der Operationsplanung und der präzisen operativen Umsetzung kommt in der MKG-Chirurgie bei rekonstruktiven Eingriffen und Umstellungsosteotomien eine besondere Bedeutung zu. Verbesserungen in der CT- und DVT-Technologie und die mittlerweile breite Verfügbarkeit von 3D-Druck-Verfahren haben dazu geführt, dass sog. **CAD-CAM-Verfahren** in komplexen Fällen in der MKG-Chirurgie nicht mehr wegzudenken sind. Im Bereich der kraniofazialen Chirurgie wurden CAD-CAM-gefertigte Implantate schon deutlich vor der Jahrtausendwende eingesetzt. Neuere Entwicklungen haben dazu geführt, dass sich der Einsatz dieser digitalen Techniken v. a. in die Rekonstruktion der Orbita nach ausgedehnten Frakturen, in die Planung des Knochenersatzes im Rahmen der Tumorchirurgie sowie in die Planung und Umsetzung komplexer Dysgnathieoperationen ausgedehnt hat. Die Digitalisierung der Implantologie wurde bereits in → Kap. 11 vorgestellt.

Dreidimensionale Rekonstruktion der Orbita

Umfangreiche Frakturen des Orbitabodens und der medialen Orbitawand verlangen bei ihrer Therapie eine hohe Präzision und gleichzeitig Stabilität, um postoperative Funktionsverluste (Enophthalmus, Hypoglobus, Motilitätsstörungen und Diplopie) zu verhindern. Der Übergang von der Indikation zur Rekonstruktion mittels resorbierbarer Folien und Patches unterschiedlicher Dichte, hin zu präformierten und schließlich **patientenspezifischen Implantaten (PSI),** ist dabei fließend. Eine allgemein akzeptierte Defektklassifikation mit daraus abgeleiteten, allgemein anerkannten Handlungsempfehlungen existiert bislang nicht.
Der Prozess der Rekonstruktion komplex zerstörter Orbitaböden, an dessen Ende gemäß aktuellem Standard ein **Titan-PSI** des Orbitabodens steht, beginnt mit der Spiegelung der gesunden auf die betroffene Orbita an der **Mediansagittalebene** im **Dünnschicht-CT** (Ortsauflösung < 1 mm). Am so anhand des CTs rekonstruierten Orbitaboden wird das PSI gerendert und anschließend im **3D-Drucker „lasergesintert"** (→ Abb. 34.1). In situ wird das PSI mit 1–2 Minischrauben am Orbitarand fixiert. Die korrekte Lage des PSI kann intraoperativ zusätzlich per **Navigation** kontrolliert werden. Das Verfahren ist ausgesprochen präzise und gut kontrollierbar. Es liefert mit Abstand die genauesten Rekonstruktionsergebnisse. Die Schwächen des Verfahrens liegen in der vorgenannten Spiegelung und der konstruktionsbedingten Dicke des Implantats (minimal 0,3–0,5 mm). Da der Mensch in den meisten Fällen nicht vollständig symmetrisch ist, ist auch bei präziser Spiegelung und vollständig korrekter Implantateinbringung nicht von einer vollkommen korrekten Rekonstruktion auszugehen. Weiterhin scheint es nach Eingriffen an der Orbita zu einer Gewebeschrumpfung zu kommen. Daher erscheinen leichte Überkorrekturen (die Orbita wird „kleiner gemacht" als sie vorher war, um den Volumenverlust auszugleichen) in vielen Fällen sinnvoll. Die Frage nach der Notwendigkeit einer Überkorrektur und nach ihrem Ausmaß lässt sich jedoch selbst mit modernsten Verfahren nicht zufriedenstellend berechnen.

Navigiertes Operieren in der MKG-Chirurgie
Insbesondere bei komplexen Eingriffen kann die Orientierung im Operationssitus anspruchsvoll sein. Um beispielsweise über minimalinvasive Zugänge exakt Proben von schlecht zugänglichen Befunden zu nehmen, Fremdkörper zu bergen oder auch die Position von Osteosyntheseschrauben zu verifizieren, kann ein Navigationsgerät ausgesprochen hilfreich sein.
Bei der Navigation wird der Gesichtsschädel des Patienten intraoperativ mit in einer vorhandenen und aktuellen 3D-Bildgebung (CT, DVT, MRT) des Patienten sicher in Bezug gesetzt. Hierfür werden meist Systeme mit 3D-Infrarotkameras genutzt, die sowohl ein Instrument als auch den Patientenschädel im Raum identifizieren und dann digital miteinander in Bezug setzen. Sie zeigen dem Operateur dann in Echtzeit auf einem Bildschirm die exakte Position eines Instruments im 3D-Datensatz an. Um eine genaue Erkennung der Position zu gewährleisten, müssen dem System zu Beginn der Operation verschiedene Orientierungspunkte, sog. Land Marks gezeigt werden. Diese werden zunächst im 3D-Datensatz (z. B. basierend auf einer CT) markiert. Im OP werden diese Punkte dann mit einem für das System erkennbaren Instrument berührt, sodass die Position des Patienten vollständig präzise erfasst werden kann. Diesen Prozess bezeichnet man als Registrierung. In den meisten Fällen werden hierfür sowohl klinisch als auch im CT eindeutig identifizierbare anatomische Strukturen genutzt (z. B. die Spitzen der Zähne 13 und 23 und die Foramina infraorbitales). Alternativ können für präzisere Referenzierungen spezielle Hilfsmittel genutzt werden: Zum einen empfiehlt sich die Nutzung einer Tiefziehschiene mit z. B. vier Röntgenmarkern, die sowohl bei der zur Navigation genutzten Bildgebung als auch bei der OP getragen werden kann. Zum anderen stehen lasergestützte Verfahren zur Erfassung der kompletten Gesichtsoberfläche zur Verfügung.
Damit die Referenzierung durch einen sich bewegenden Patientenkopf nicht unbrauchbar wird, wird die Position des Kopfes durch das Anbringen eines Referenzpunkts am Hinterkopf, umgangssprachlich „Navigationsstern" eindeutig festgelegt. Dieser wird ebenso von den Kameras erfasst und teilt dem System so indirekt die Position des Kopfes im Raum mit. Im Bereich des Hirnschädels und dem damit (meist) fest verbundenen Mittelgesicht gelingt die Navigation so zuverlässig.
Für die intraoperative Nutzung werden im dreidimensionalen Datensatz häufig die Zielstrukturen (z. B. ein Tumor) farblich markiert. Darüber hinaus können andere relevante Strukturen wie der Sehnerv oder die großen Arterien präzise markiert werden. 3D-Modelle von CAD-CAM Implantaten lassen sich in den Datensatz importieren. Es ist so vergleichsweise einfach, ihre planungsgerechte Lage z. B. über die Position von Schraubenlöchern oder durch das Abfahren ihrer Ränder zu überprüfen.

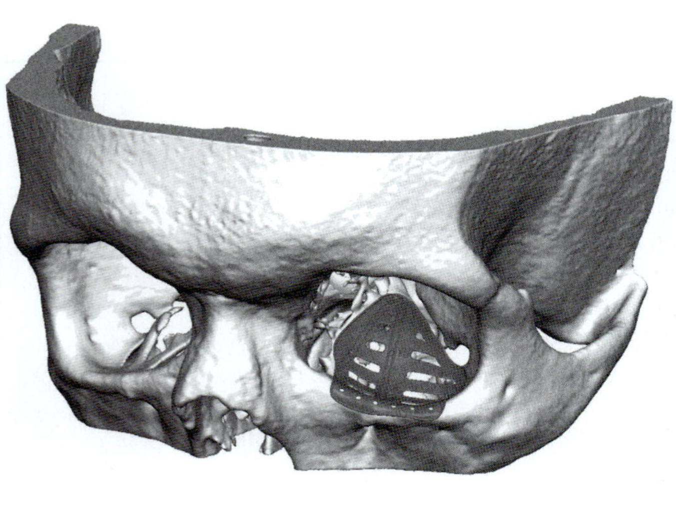

Abb. 34.1 Digital mittels PSI rekonstruierte nach Orbitabodenfraktur auf der linken Seite (im vorderen Bereich des PSI Perforationen zur Schraubenfixation am Orbitarand, im hinteren Bereich Querperforationen, um einen Sekretdurchfluss zu gewähren. Des Weiteren Tiefenangaben und Trajektorien, um intraoperativ im Rahmen einer Navigation den Verlauf bzw. die Position des PSI in situ abzufahren und zu kontrollieren [→]). [M562]

Computerassistierte Tumorchirurgie

Die knöcherne Infiltration maligner Tumoren im Kopf-Hals-Bereich, genau wie die fortgeschrittene AR-ONJ oder die IR-ONJ mit z. B. pathologischer Fraktur, erfordern gelegentlich eine vollständige Resektion des betroffenen Knochenabschnitts. Im Bereich des Unterkiefers bedingt dies meist eine Kontinuitätsresektion. Konventionell gehobene mikrovaskuläre Transplantate aus dem Bereich der Fibula, der Skapula oder z. B. auch aus dem Becken erfordern ein komplexes Zuschneiden, bevor sie in den gewünschten Kieferbereich eingebracht werden können. Die zur Überbrückung genutzten konventionellen Rekonstruktionsplatten (2,0–2,7 mm dick) werden händisch angebogen. Es mangelt ihnen häufig am passivem Sitz, was zu einer Veränderung der Position der Kieferstümpfe führen kann und sich postoperativ z. B. in Okklusionsstörungen äußert. Darüber hinaus führen das Zuschneiden und Zurechtbiegen zu einem deutlichen intraoperativen Zeitaufwand und durch die Biegebewegungen zu einer herabgesetzten Langzeitstabilität der Platten.
Moderne CAD-CAM-Technologien erlauben hier präzise präoperative Planungen und das Herstellen von Hilfsmitteln und Implantaten: Zunächst wird in einem aus einem Dünnschicht-CT errechneten 3D-Datensatz der zu resezierende Bereich virtuell entfernt. Um diesen Bereich präzise intraoperativ wiederzufinden, können für die Schnittflächen **Sägeschablonen (Surgical Guides)** hergestellt werden, die der Knochenoberfläche präzise reponierbar anliegen. So kann der zu entfernende Bereich mit eventuell einzuhaltenden Sicherheitsabständen sicher identifiziert werden. Im gleichen Datensatz wird eine überbrückende Osteosyntheseplatte erstellt, die durch Lasersintern additiv hergestellt („3D-gedruckt") werden kann. In das Design dieser Guides und Platten können allerlei Informationen mit einfließen: Zum einen können die Surgical Guides direkt die korrekten Bohrlöcher für die spätere Platte enthalten, sodass eine Fehlpositionierung der Platte nahezu unmöglich wird. Da eine Fehlpositionierung zu Okklusionsstörungen und Kiefergelenksfehlstellungen führen kann, ist einer solchen Positionierungshilfe besondere Aufmerksamkeit beizumessen. Alternativ kann die Platte so gestaltet werden, dass sie aufgrund körperlicher Passung, ähnlich wie eine Bohrschablone oder eine Tiefziehschiene, nur in einer Position eingesetzt werden kann. Dies erfordert jedoch zumeist eine größere Ausdehnung der Platte und wird daher von einigen Anwendern kategorisch abgelehnt.
Sollten Knochentransplantate notwendig sein, kann auch für die Entnahmestelle des Transplantats zu selbem Zweck ein Dünnschicht-CT erstellt werden. An die Knochenoberfläche kann eine Sägeschablone digital angerendert werden, die es möglich macht, das Transplantat noch vor Durchtrennung seiner ortsständigen Blutversorgung in die gewünschte Form zu bringen. Hierzu geben die Schnittenden der Schablone gleichzeitig den Winkel vor, in dem die Stücke zueinander geschnitten werden müssen. So können auch komplexe Knochenkonturen nachgeformt werden, z. B. den Oberkieferzahnbogen oder den Kieferwinkel in all seinen Dimensionen (→ Abb. 34.2).
Durch den guten Knochen- und Weichteilkontrast gelingt zusätzlich die orientierende Planung flankierender Muskel- und Hautinseln (z. B. der Fibulahautinsel durch Darstellung der Perforatorgefäße, wenn ein osteokutanes Transplantat gehoben werden soll) sowie des Gefäßstiels. Die Platte, die im Gegensatz zur konventionellen nicht weiter angepasst werden muss, kann anschließend direkt mit dem Transplantat verschraubt werden und dann der Gesamtkomplex im Empfängerbett verankert werden.
Ein weiterer Vorteil der digitalen Planung ist die Möglichkeit der Vorausberechnung von gewünschten Positionsänderungen von Knochen: Sollte es im Unterkieferbereich bereits z. B. durch pathologische Frakturen zu einem Abweichen der Kieferstümpfe gekommen sein, kann der Unterkiefer vor Planung von Platte und Guides zunächst **digital repositioniert** werden (unter Zuhilfenahme ggf. vorhandener alter CTs oder auf Basis von Mittelwertmodellen).

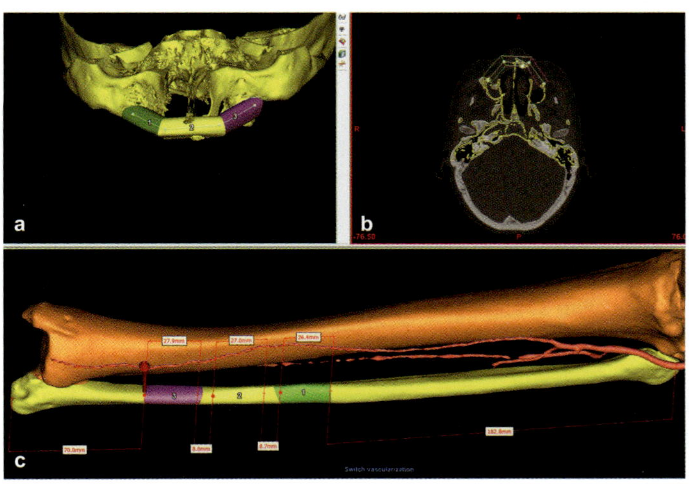

Abb. 34.2 Virtuelle Planung einer Rekonstruktion des Oberkiefers mittels mikrovaskulär anastomosierter Fibula in drei Stücken: Darstellung der potenziellen Fibulasegmente in der koronaren (a) und axialen Ebene (b), positioniert zum Restoberkiefer. Darstellung der Segmente an der Fibula mit ihren Längenangaben, Abständen zueinander und dem Abstand zur Malleolengabel (c, links) und zum oberen Fibulaköpfchen (c, rechts) mit eingeblendeter A. fibularis. [M562]

Computerassistierte Dysgnathiechirurgie

Die computergestützte Dysgnathieplanung bietet im Gegensatz zur konventionellen Planung im Artikulator den Vorteil, anschaulich nicht nur die Bewegungen des Knochens im Vergleich zum Restschädel für den Patienten zu demonstrieren, sondern über das gleichzeitig dargestellte **Weichgewebsoberflächenprofil** dessen Veränderung im Rahmen der knöchernen Bewegung anschaulich zu simulieren. Dabei ist jedoch Vorsicht geboten: Die Algorithmen, die die Verschiebung des dem Knochen aufliegendem Weichgewebsmantels berechnen, sind nur mehr oder minder genau und ihre Irrtumswahrscheinlichkeit steigt mit zunehmender Komplexität der Neueinstellung. Dennoch ist die komplette Simulation des gesamten Gesichtsschädels insbesondere bei „Standard-Dysgnathiefällen" für den Anfänger und für den Patienten eine große Hilfe im Vergleich zur eher unanschaulichen und anfangs bisweilen schwierig zu verstehenden konventionellen Planung.
Die Planung beginnt mit der digitalen Erfassung der Oberfläche der Zahnkränze der Einzelkiefer, z. B. durch einen **Intraoralscanner.** Weiterhin werden Ausgangs- und Zielokklusion bestimmt und digital registriert. Gleichzeitig wird eine DVT oder ein CT des gesamten Gesichtsschädels erstellt. Die Scans und 3D-Bildgebung werden miteinander überlagert, umgangssprachlich **„gematched".** Anschließend werden die Kiefer in einer 3D-Simulation unter Zuhilfenahme der Zielokklusion wie gewünscht verlagert. Am Ende errechnen die genutzten Computerprogramme die exakten Werte, in denen einer oder beide Kiefer in allen Raumebenen verlagert werden, ebenso wie den Datensatz für einen **Ausgangs-, Zwischen-** (bignathe Umstellung) und einen **Endsplint** (bignathe und monognathe Umstellung). Gleichzeitig erhält man aktuell, wenn gewünscht, zusätzlich die Möglichkeit,

für die **Oberkieferosteotomie** eine **Sägeschablone** zu erstellen. Weiterhin können für den Oberkiefer und prinzipiell auch für den Unterkiefer **patientenspezifische Platten in Zielposition** 3D-gedruckt werden (→ Abb. 34.3; die Platte aus Titan wiederum im **Laserschmelzverfahren**). Diese sind passgenau im besten Fall nur in der gewünschten Endposition einbringbar und tragen so zur Sicherung der Operationsgenauigkeit bei. Die Vorteile der dreidimensionalen Dysgnathieplanung und der Nutzung patientenspezifischer Implantate sind aktuell noch umstritten: Insbesondere die damit einhergehenden hohen Kosten sowie die zusätzliche Strahlenbelastung durch eine dreidimensionale Bildgebung stehen einer regelhaften Anwendung häufig entgegen.

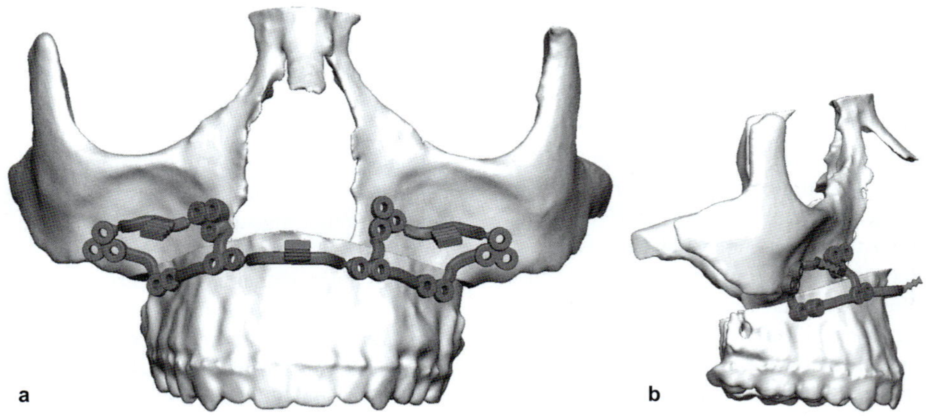

Abb. 34.3 Simulation einer Oberkieferumstellungsosteotomie in zwei Ebenen mit gerenderter (und zu druckender) virtueller Platte in Zielposition [M562]

Zusammenfassung

- Ein patientenspezifisches Implantat zur Rekonstruktion des Orbitabodens und der medialen Orbitawand bleibt meist komplexen und umfangreichen Frakturen vorbehalten.
- Im Laserschmelzverfahren (lasergesinterte) hergestellte patientenspezifische Titanplatten legen sich passiv der Knochenoberfläche an. Ihre Verwendung geht mit einer deutlich erhöhten Rekonstruktionsgenauigkeit und Langzeitstabilität einher.
- Die intraoperative Navigation erlaubt es dem Operateur, sich während des Eingriffs ohne den Einsatz von Röntgenstrahlung zu orientieren und Operationsergebnisse zu überprüfen.
- Digitale Dysgnathieplanungen ermöglichen eine bessere Visualisierung der postoperativen Situation, machen aber eine zusätzliche dreidimensionale Bildgebung mit zusätzlicher Strahlenbelastung notwendig.

Periphere Fazialisparese

Definition

Bei der peripheren Fazialisparese handelt es sich um eine **Lähmung des siebten Hirnnervs (N. facialis).** Dieser innerviert motorisch die mimische Muskulatur, den M. stapedius, den M. stylohyoideus und den Venter posterior des M. digastricus (→ Abb. 1.2). Sensorische Fasern verlaufen mit der Chorda tympani und sorgen für die Geschmackswahrnehmung in den vorderen zwei Dritteln der Zunge. Zudem werden die Tränendrüse sowie die Gll. submandibularis und sublingualis parasympathisch innerviert. Einzelne sensible Fasern innervieren den Meatus acusticus externus sowie das Trommelfell.

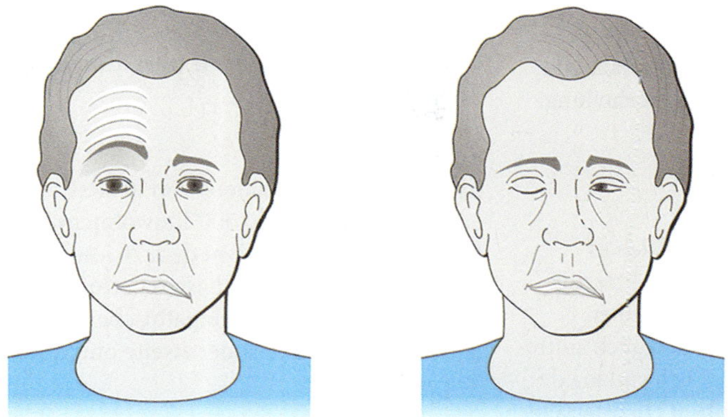

Abb. 35.1 Linksseitige periphere Fazialisparese [L106]

Ätiologie

Bei etwa 70 % d. F. lässt sich keine Ursache nachweisen. Es liegt eine **idiopathische Parese** vor. Bei den restlichen Patienten mit **sekundären Paresen** liegen häufig eine Neuro-Borreliose, ein **Ramsay-Hunt-Syndrom** (Zoster oticus mit peripherer Fazialisparese), eine Fraktur des Felsenbeins, otogene Ursachen (Komplikationen einer Otitis media, ein Cholesteatom), eine Kompression durch eine Neoplasie (z. B. durch einen Kleinhirnbrückenwinkeltumor oder Parotismalignom), ein traumatisch operativer Schaden (z. B. Eingriffe an der Gl. parotidea oder submandibularis), eine neurologische (z. B. Guillain-Barré-Syndrom) oder eine Stoffwechselerkrankung (z. B. Diabetes mellitus) zugrunde. Seltene sekundäre Ursachen sind eine Karotisdissektion, ein **Melkersson-Rosenthal-Syndrom** (granulomatöse Erkrankung mit einer Trias aus Cheilitis granulomatosa, Lingua plicata und peripherer Fazialisparese) oder eine Sarkoidose (als **Heerfordt-Syndrom** mit einer Trias aus Uveitis, Parotitis und peripherer Fazialisparese).

Epidemiologie

Die periphere Fazialisparese ist die häufigste Erkrankung der Hirnnerven und tritt mit einer Inzidenz von etwa 20–30 Fällen pro 100.000 Einwohner und Jahr auf.

Klinik

Klinisch imponiert der Ausfall der mimischen Muskulatur. Es kommt zur **kompletten** Lähmung der ipsilateralen Gesichtshälfte. Der Patient präsentiert sich mit einem hängenden Mundwinkel und ist nicht in der Lage, die Stirn zu runzeln. Auf der betroffenen Seite ist der Lidschluss nicht möglich (→ Abb. 35.1). Es zeigt sich das sog. **Bell-Phänomen.** Bei dem Versuch, das Auge zu schließen, rollt der Bulbus nach oben und außen. Die darunterliegende Sklera wird sichtbar. Durch den fehlenden Schutz des Augenlids besteht die Gefahr der Austrocknung und Entzündung der Hornhaut. Je nach Höhe der Läsion kann es zudem zu Geschmacksstörungen, einer verminderten Speichelproduktion, einer Hyperakusis und einem Ausbleiben der Tränenproduktion kommen. Klinisch imponieren jedoch oben genannte Symptome der mimischen Parese.

Diagnostik

Die Diagnose ist **klinisch** zu stellen. Bei der körperlichen Untersuchung sollte der Patient aufgefordert werden, die Backen aufzublasen, die Augen zuzukneifen und die Stirn zu runzeln. Dabei ist v. a. auf eine **Seitendifferenz** und die **Mitbeteiligung der Stirn** zu achten (DD: zentrale Fazialisparese)!

Die weiterführende Diagnostik wird zur ätiologischen Abklärung durchgeführt. Labordiagnostisch sollten aus Blut und Liquor die Entzündungsparameter, Borrelien-Antikörper und eine Virusserologie (VZV, HSV) bestimmt werden. Bei Frakturverdacht erfolgen ein CT und bei Tumorverdacht ein MRT des Kopfes.

Differenzialdiagnosen

Während bei der peripheren Fazialisparese die Schädigung den infranukleären Anteil des N. facialis betrifft, ist bei der **zentralen Fazialisparese** der supranukleäre Tractus corticonuclearis zwischen dem motorischen Kortex und den Kerngebieten des N. facialis in der Pons betroffen. Zugrunde liegend sind vorrangig neurologische Krankheitsbilder wie ein Schlaganfall, ein Hirntumor oder die Multiple Sklerose. Da die Fasern auf dem Weg zu den Fazialiskernen zur Gegenseite kreuzen, betrifft eine Schädigung immer die kontralaterale Seite. Eine Besonderheit ist, dass die oberen Kerngebiete, die zur Stirn führen, von beiden Seiten innerviert werden. Somit kommt es bei einer einseitigen Schädigung des Tractus corticonuclearis zur Aussparung der oberen Gesichtshälfte. Das **Stirnrunzeln und der Lidschluss bleiben erhalten.** Klinisch liegt somit eine Parese der unteren Gesichtshälfte, kontralateral der Schädigung, vor.

Therapie

Tritt die Fazialisparese symptomatisch auf, sollte die Grunderkrankung behandelt werden. Im Falle einer idiopathischen Parese können Glukokortikoide für 5–10 Tage nach verschiedenen Schemata gegeben werden. Zudem sollten ein Tränenersatzmittel und ein Uhrglasverband zur Nacht zum Schutz des Auges verschrieben werden. Sollte der fehlende Lidschluss über ein Jahr hinaus persistieren, kann in das Oberlid ein **Lidgewicht** implantiert werden (ggf. kombiniert mit einer **lateralen Kanthopexie** des Unterlids, um den Lidschluss zu komplettieren). Passiv kann (ebenfalls nicht vor Ablauf eines Jahres und fehlender Symptomrückbildung) der betroffene **Mundwinkel hochgerafft werden** (mittels Fascia-lata- oder Goretex®-Aufhängung am Jochbogen) und ein **direktes Augenbrauenlifting** durchgeführt werden. Aktiv kann **eine Gesichtsreanimation** der betroffenen Seite durch **Nervanastomose** versucht werden (vom N. hypoglossus zum N. facialis ipsilateral oder eine Cross-face-Anastomose mit Nervinterponat [z. B. vom N. suralis] vom kontralateralen auf den erkrankten N. facialis). Die aktiven sind im Vergleich zu den passiven Verfahren operativ deutlich anspruchsvoller und ihr klinischer Erfolg begrenzt.

Komplikationen

Als Spätfolge kann es zu **nervalen Fehleinsprossungen** kommen. Dies kann u. a. zur Tränenbildung beim Essen führen.

Prognose
Bei etwa 80 % der Patienten mit einer idiopathischen Parese kommt es innerhalb von 1–2 Monaten zur vollständigen Ausheilung.

Trigeminusneuralgie

Definition
Bei der Trigeminusneuralgie handelt es sich um einen streng einseitigen, blitzartig einschießenden, Sekunden bis Minuten anhaltenden und bis zu 100-mal täglich auftretenden Gesichtsschmerz, der sich entlang des Innervationsgebiets des **fünften Hirnnervens (N. trigeminus)** ausbreitet (→ Abb. 35.2).

Ätiologie
Ätiologisch wird die Trigeminusneuralgie in drei Gruppen eingeteilt. Bei der **klassischen Form** kommt es zu einem pathologischen Gefäß-Nerv-Kontakt (in 80 % der Fälle durch die A. cerebelli superior) im Kleinhirnbrückenwinkel. Durch die chronische Druckbelastung kommt es zur Entmarkung einzelner Axone, die wiederum Schmerzreize aussenden. Bei der **idiopathischen Form** ist die Pathophysiologie hingegen ungeklärt. Die **symptomatische Form** tritt im Zusammenhang mit zentralnervösen Störungen (wie z. B. Multiple Sklerose oder Tumoren des Hirnstamms) auf.

Epidemiologie
Aktuell liegt eine Inzidenz von 10 Neuerkrankungen pro 100.000 Einwohner und Jahr vor. Frauen zwischen dem 70.–80. Lebensjahr sind am häufigsten betroffen. Die häufigste Form ist die idiopathische Form, betroffen sind zumeist der zweite und dritte Trigeminusast.

Klinik
Die Schmerzattacken sind meist durch Berührung und Kauen getriggert, können aber auch spontan auftreten. Während der Attacken verziehen die Patienten häufig das Gesicht **(Tic douloureux).** Zusätzlich kann es zu Hautrötungen, Augentränen, Hypersalivation und Rötungen der ipsilateralen Konjunktiva kommen. Nach jeder Attacke folgt ein schmerzfreies Intervall, währenddessen keine neuen Schmerzen ausgelöst werden können. Es kommt zu keinen neurologischen Ausfallserscheinungen. Aufgrund der heftigen, von den Patienten als unerträglich beschriebenen Schmerzen kann es zur Dysthymie, Depressionen und erhöhten Raten an Suizidalität kommen.

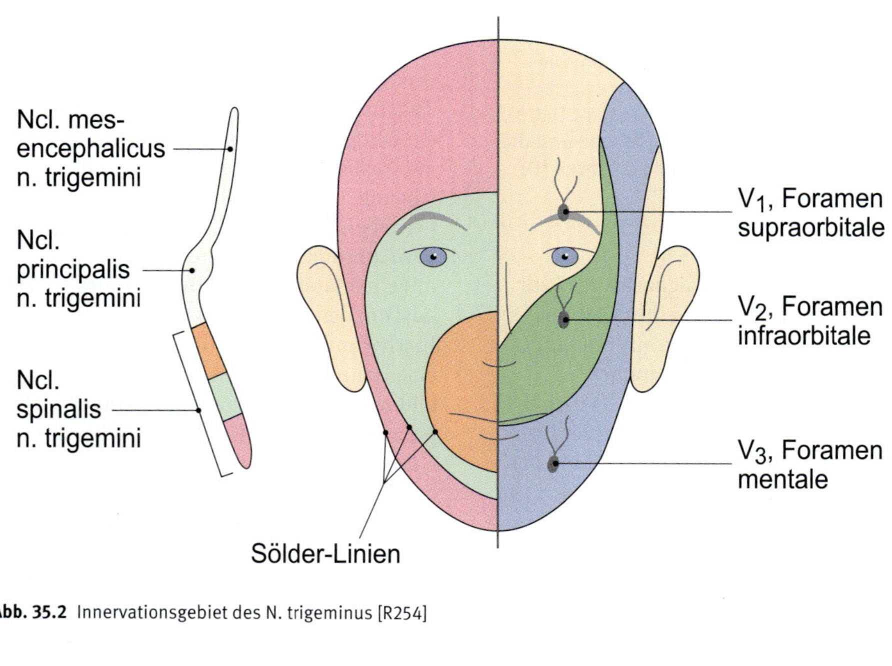

Abb. 35.2 Innervationsgebiet des N. trigeminus [R254]

Diagnostik
Wegweisend ist die oben geschilderte Klinik. Zum Ausschluss einer symptomatischen Form kann ein MRT oder CT des Schädels durchgeführt werden. Bei idiopathischen Trigeminusneuralgien bleibt die bildgebende Diagnostik ohne Befund.

Differenzialdiagnose
Differenzialdiagnostisch kommen v. a. andere Schmerzsyndrome des Kopf-Hals-Bereichs in Betracht (→ Tab. 35.1).

Therapie
Erste Wahl einer medikamentösen Langzeitprophylaxe (in erster Linie bei idiopathischer Form) ist **Carbamazepin.** Alternativ kann die Gabe von Phenytoin oder Clonazepin erwogen werden. Nur bei therapierefraktären Verläufen sollten invasive Verfahren zum Einsatz kommen. Bei jüngeren Patienten kann (bei Vorliegen einer klassischen Form) eine mikrovaskuläre **Dekompression nach Janetta** durchgeführt werden. Dabei wird die dem Nerv benachbarte Arterie losgelöst und ein Interponat (alloplastisch oder durch autologes Muskelgewebe) zwischen beide Strukturen gelegt. Dies führt zu einer Druckentlastung des Nervs. Bei älteren Patienten mit einem schlechten Allgemeinzustand kann eine Kryoläsion oder Radiofrequenzläsion als Ultima Ratio erwogen werden. Heutzutage werden solche destruierenden Verfahren jedoch nur noch selten eingesetzt. Die Behandlung der zugrunde liegenden Erkrankungen ist die Therapie der Wahl bei der symptomatischen Form.

Prognose
Die Trigeminusneuralgie nimmt häufig einen chronischen Verlauf, da eine spontane Ausheilung sehr selten ist. Oft haben die Betroffenen bereits einen langen Leidensweg bis zur sicheren Diagnosestellung hinter sich.

Tab. 35.1 Schmerzsyndrome im Kopf-Hals-Bereich

Differenzialdiagnose	Charakteristika
Zahnbezogene Schmerzen	Schmerzcharakter ähnlich, aber im Gegensatz zur Trigeminusneuralgie **ätiologischer Zusammenhang** zu einer akuten Dentopathie oder Behandlung herzustellen
Cluster-Kopfschmerz	Junge Männer, starke einseitige Schmerzattacken über **30–45 min,** häufig nachts, Triggerfaktoren fehlen, Schmerzmaximum um Auge/Stirn/Schläfe, ipsilaterale, vegetative Begleitsymptome
Post-Zoster-Neuralgie	**Dauerschmerz** (dumpf, brennend), nach Herpes Zoster
Paroxysmale Hemikranie	Einseitige, mehrere Minuten bis 30 min andauernde, periorbitale Schmerzattacken mit begleitenden, vegetativen Symptomen, **Ansprechen auf Indometacin,** Triggerfaktoren fehlen meist
SUNCT-Syndrom (**S**hort-lasting **U**nilateral **N**euralgiform headache with **C**onjuctival injection and **T**earing)	Die namensgebenden Symptome dauern minimal länger als bei der Trigeminusneuralgie und **Refraktärphasen fehlen,** kein Ansprechen auf Carbamacepin. Selten Vorliegen von Trigeminusneuralgie und SUNCT-Syndrom gleichzeitig.
Anhaltender idiopathischer Gesichtsschmerz (früher: atypischer Gesichtsschmerz)	**Dumpf-brennende bis -bohrende, mehrere Stunden dauernde, täglich auftretende Schmerzen,** anfangs in einem umschreibenden Gebiet, dann gern über das gesamte Gesicht ausbreitend, vermutlich ausgelöst durch Trauma und dann autonom chronifiziert (zahnärztlicher Eingriff?), Therapieversuch mit **Amitriptylin** sinnvoll
Kiefergelenksarthropathie/craniomandibuläre Dysfunktion	**Wechselnder Schmerzcharakter** im Bereich des Kiefergelenks, reaktive Ohrgeräusche, Knacken/Knirschen bei Bewegung des Unterkiefers, ggf. muskelkaterartiger Charakter morgens mit Kieferklemme (v. a. beim Zähnepressen)
Glossopharyngeus-Neuralgie	Lokalisation im **Oropharynx,** Auslöser: Kauen, Sprechen, Schlucken
N.-laryngeus-superior-Neuralgie	Lokalisation im **Kehlkopf und am Zungenbein,** Auslöser: Schlucken, Husten, Gähnen

Zusammenfassung

- Die periphere Fazialisparese ist in den meisten Fällen idiopathisch und heilt spontan aus.
- Bei einer peripheren Parese ist die gesamte ipsilaterale Gesichtshälfte mimisch gelähmt. Liegt eine zentrale Schädigung vor, kann der Patient die Stirn runzeln und die Augen schließen. Dabei ist die kontralaterale Seite betroffen.
- Patienten mit einer Trigeminusneuralgie klagen über häufige, kurze Schmerzattacken. Diese betreffen meist nur eine Gesichtshälfte (2. > 3. > 1. Trigeminusast) und können durch kleinste Berührungen ausgelöst werden (Luftzug!).

Fallbeispiele

DENTICS

Ein 20-jähriger Patient stellt sich in Ihrer Ambulanz vor. Er berichtet über Schmerzen und eine submandibuläre Schwellung links. Diese bestehe seit 4 Tagen, werde aber immer schlimmer. Vor 6 Tagen seien die Weisheitszähne auf der linken Seite im Ober- und im Unterkiefer entfernt worden. Nun könne er die Schmerzen nicht mehr ertragen.

Wie würden Sie den Patienten untersuchen? Welche Befunde erheben Sie?

Zunächst sollte der Allgemeinzustand des Patienten beurteilt werden und dann eine extraorale Befundaufnahme mit Inspektion, Palpation der Hart- und Weichgewebe und eine grob orientierende Untersuchung der Hirnnerven erfolgen. Es folgt die intraorale Befundaufnahme mit Kontrolle der Mundöffnung, Inspektion der Mundschleimhaut, Palpation des intraoralen Hart- und Weichgewebes, Untersuchung der Zähne und Kontrolle der Okklusion.

Befund

Vorerkrankungen: keine. Medikamente: keine, Allergien: keine.
Der Patient ist aktuell wach, ansprechbar, allseits orientiert. Der Allgemeinzustand ist mäßig. Er beklagt keine Atemnot, jedoch Schluckbeschwerden. Kein Fieber.
E. o.: Schwellung perimandibulär inklusive Wange links, R. mandibulae links nicht durchtastbar, keine Rötung, keine Druckdolenz über der V. angularis. Druckdolenzen Unterkiefer und Wange links, keine Krepitationen, keine Stufen tastbar, kein klinischer Anhalt für Frakturen. Nase fest. Visus intakt, Pupillomotorik beidseits intakt bei bestehender Isokorie, Okkulomotorik frei möglich, keine Doppelbilder.
I. o.: Mundöffnung sehr eingeschränkt nur ca. 1 cm möglich. Inspektion und Untersuchung deshalb sehr erschwert. Soweit beurteilbar, regelrechter Zahnstatus. Foetor ex ore, Okklusion habituell. Vestibulum im Bereich des 3. Quadranten verstrichen.

Welche Befunde sind besonders wichtig?

Besonders sollte bei einer submandibulären/perimandibulären Schwellung auf die Symptome Atemnot, Schluckbeschwerden und eine Einschränkung der Mundöffnung geachtet werden, da diese auf eine Verlegung der Atemwege hindeuten. Wichtig, um eine peri- von einer paramandibulären Schwellung zu unterscheiden, ist, ob der Unterkieferrand durchtastbar ist.

Welche diagnostischen Maßnahmen würden Sie durchführen, um noch weiter zu unterscheiden, ob sich die Symptome postoperativ durch die Entfernung des Weisheitszahns erklären lassen oder ob bereits ein Abszess vorliegt?

Nach der klinischen Untersuchung, die allein bereits sehr aussagekräftig ist, sollte zunächst eine Blutabnahme (am besten in Kombination mit dem Legen eines i. v.-Zugangs) erfolgen und dabei sollten die Entzündungsparameter bestimmt werden. Bildgebend bieten sich ein OPT, eine Sonografie und ggf. auch, je nach Ausdehnung und Beschwerden, ein CT des Ober- und Unterkiefers und des Halses mit Kontrastmittel an.

Diagnostik

Die Blutwerte ergeben: C-reaktives Protein (CRP) 6,9 mg/dl (Referenzwert < 0,5), Leukozyten 19,7 × 1.000/µl (Referenzwert 3,9–10,9). Im OPT sieht man eine vollständige Entfernung der Zähne 28 und 38 ohne Hinweis auf eine Unterkieferfraktur (→ Abb. 36.1).
Aufgrund der Schluckbeschwerden, der geringen Mundöffnung und der erhöhten Entzündungsparameter entscheiden Sie sich für ein CT mit Kontrastmittel (→ Abb. 36.2).

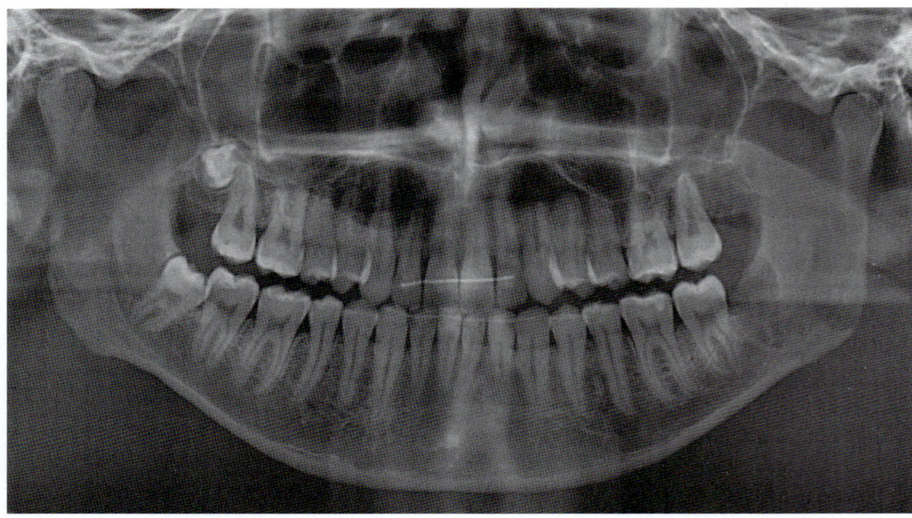

Abb. 36.1 OPT: vollständige Entfernung der Zähne 28 und 38. Retinierte und verlagerte Weisheitszähne 18 und 48. Retainer in situ regio 12–22 und 43–33. [P1430]

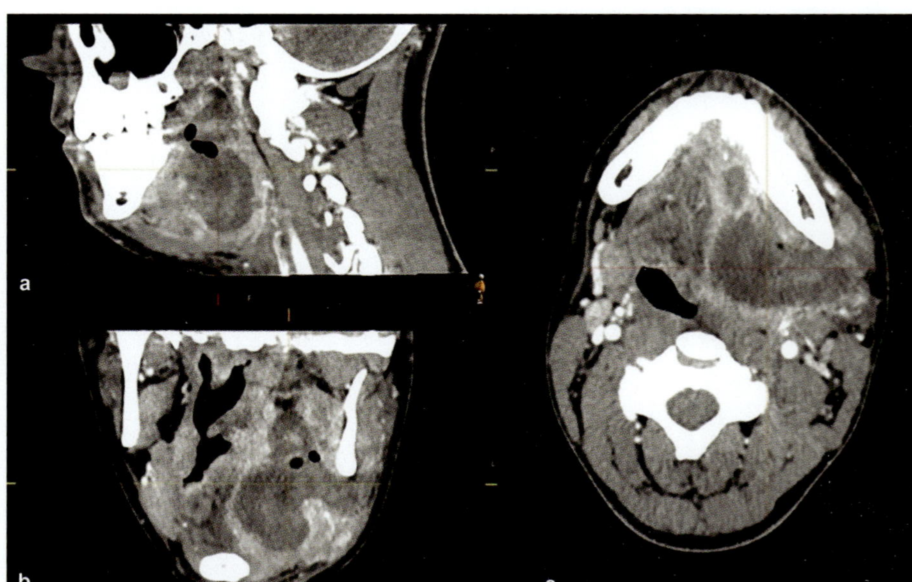

Abb. 36.2 CT-Aufnahmen MPR: sagittal (a), frontal (b) und axial (c). Es zeigt sich ein ausgedehnter bis zu 7,2 × 7,2 × 4,2 cm messender Verhalt links submandibulär, angrenzend an die Extraktionsalveole regio 038 mit Verdrängung des M. mylohyoideus nach kontralateral. Die Raumforderung hat breitbasigen Kontakt zur linken Gl. submandibularis. Der Verhalt zeigt randständig eine deutliche Kontrastaufnahme und multiple Lufteinschlüsse. Er dehnt sich nach inferior bis nach submental (knapp inferior des Os hyoideum) aus und nach superior bis zum Übergang zum Nasopharynx. Deutliche Pelottierung des Hypopharynx. Reaktive links-zervikale Lymphadenopathie. [P1430]

Wie lautet Ihre Diagnose? Welche Therapie sollte erfolgen?

Es handelt sich um einen ausgedehnten perimandibulären Abszess mit beginnender Verlegung der Atemwege. Therapeutisch sollten schnellstmöglich eine Inzision und Drainage (ggf. in Tracheotomiebereitschaft) in Intubationsnarkose erfolgen.

Hierbei ist eine kombiniert intra- und extraorale Abszessinzision indiziert. Hierbei erfolgen nach der Inzision der Abszesshöhlen deren Spülung und temporäre Einlage von Drainageröhrchen in die beteiligen Logen (bis die Eiterbildung nach einigen Tagen versiegt) (→ Abb. 36.3). Die intraorale Wunde (Alveole des Zahnes 38) sollte eröffnet werden und mindestens ein drainierender Streifen eingelegt werden. Aus den Abszesshöhlen sollte mindestens einer, besser zahlreiche Abstriche zur Erreger- und Resistenzbestimmung entnommen werden. Die drainierten Bereiche sollten in den Folgetagen mit steriler und antiseptischer Lösung gespült werden. Flankierend muss hochdosiert antibiotisch intravenös behandelt werden (kalkuliert begonnen mit einem Aminopenicillin + β-Lactamase-Hemmer).

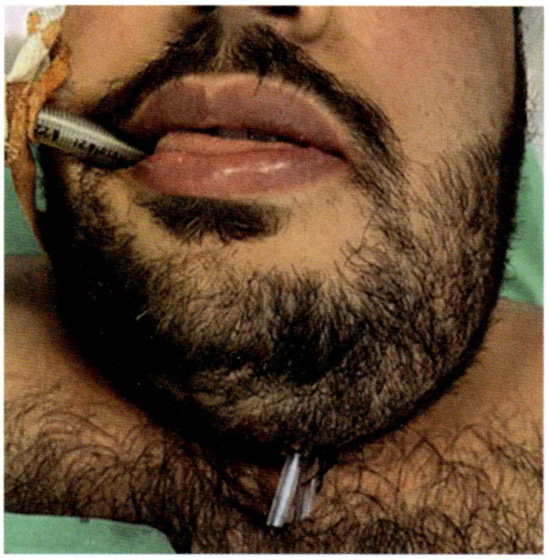

Abb. 36.3 Postoperatives Bild nach Abszessinzision. Es liegen drei Drainageröhrchen (15-Charrier) in den peri-/submandibulären Logen. [P1430]

Intraoperativ entleert sich nach der Inzision massiv Pus. Es werden drei Drainageröhrchen (15-Charrier) in die peri-/submandibulären Logen eingelegt und mit Seide 3.0 an der Haut befestigt. Postoperativ ist die Schwellung so weit rückläufig, dass eine gefahrlose Extubation erfolgen und der Patient auf die Normalstation verlegt werden kann. Im Verlauf erholen sich die Infektparameter: am 2. postoperativen Tag: CRP 9,8 mg/dl (< 0,5), Leukozyten 7,0 × 1.000/µl (3,9–10,9) und am 6. Tag postoperativ (CRP 1,3 mg/dl [< 0,5], Leukozyten 6,5 × 1.000/µl [3,9–10,9]) und dem Patienten geht es zunehmend besser.

Fünf Tage postoperativ erhalten Sie das Ergebnis der mikrobiologischen Untersuchung. Diese ergibt: „Keime der Hautflora, anaerobe Mischflora". Wechseln Sie das Antibiotikum?

Nein, der Patient ist bereits mit dem richtigen Antibiotikum versorgt. Klinisch geht es ihm deutlich besser. Die Drainagen fördern jedoch noch etwas Pus. Sie sollten die Infektparameter kontrollieren. Sind diese normwertig, kann am 6. postoperativen Tag das Antibiotikum abgesetzt werden. Sobald die Drainagen keinen Pus mehr fördern, können Sie gekürzt werden und der Patient kann nach Entfernung der Drainagen in die ambulante Nachsorge entlassen werden.

37 Orale Blutung mit Atemnot

Eine 35-jährige Patientin wird nachts mit dem Rettungsdienst in die Notaufnahme gefahren. Fremdanamnestisch durch den Ehemann wird von einem Sturz mit einem E-Scooter mit hoher Geschwindigkeit berichtet. Die Patientin selbst kann keine Angaben machen, da sie stark aus dem Mund blutet und schmerzgeplagt ist. Im Rahmen des weiteren Aufnahmegesprächs präsentiert sich die Patientin mit zunehmendem Husten, Würgen und schließlich Erbrechen. Sie wird immer panischer und ringt nach Luft.

Wie würden Sie in dieser Situation weiter verfahren?

Da die Patientin offensichtlich ein Problem mit ihrer Atmung hat, weiterhin aus dem Mund blutet und ein Trauma mit hoher Geschwindigkeit mit einem E-Scooter erlitten hat, sollte zunächst der Atemweg gesichert werden. Hierzu wird in der Notaufnahme das Schockraumprotokoll aktiviert. Durch herbeieilende Anästhesisten wird ein Intubationsversuch unternommen. Dieser scheitert, sodass die Patientin notfallmäßig in der Notaufnahme tracheotomiert werden muss und anschließend die Narkose eingeleitet wird. Zur weiteren Diagnostik und Erörterung des Ausmaßes der Verletzungen wird eine Polytrauma-Spirale (Ganzkörper-CT) durchgeführt (→ Abb. 37.1).

Wie sieht die Notfallversorgung aus?

Über den Ehemann werden Vorerkrankungen, die Einnahme von Medikamenten sowie mögliche Allergien erfragt. Die Patientin ist laut Ehemann kerngesund und hat keine Allergien. Noch im Schockraum werden avulsierte Zähne, die sich noch in der Mundhöhle befinden, entfernt und in eine Zahnrettungsbox gegeben. Die Blutungsquelle muss nun gefunden werden. In der weiteren Inspektion der Mundhöhle zeigt sich eine diffuse Sickerblutung ohne Anzeichen einer arteriellen Gefäßbeteiligung. Durch Anlage eines Kompressionsverbands wird der mobile Oberkiefer gegen die Schädelbasis gedrückt. Durch Gabe von 1 g Tranexamsäure i. v. wird die Gerinnung zusätzlich unterstützt. Es werden Erythrozytenkonzentrate gekreuzt. In der Blutgasanalyse zeigt sich ein Hb von 5,2 g/dl, sodass zwei Erythrozytenkonzentrate der Gruppe 0 negativ infundiert werden. Im weiteren Verlauf kommt durch diese Maßnahmen die Blutung zum Stillstand. Nun erfolgt die Anlage einer Ernstschen-Drahtligatur im Bereich des medianen Unterkiefers zur Stabilisierung der Frakturenden. Intraorale und extraorale Rissquetschwunden werden mittels Naht versorgt. Die avulsierten Zähne 41, 42 und 22 können leider nicht replantiert werden, da der knöcherne Defekt ein Repositionshindernis darstellt. Die Patientin wird vorerst auf die Intensivstation aufgenommen.

Wann erfolgt die weitere Versorgung?

Die definitive operative Reposition sollte erst nach Abschwellung erfolgen, also typischerweise in einem Abstand von 3–7 Tagen, um die operativen Zugangswege zu erleichtern sowie keinen unnötigen weiteren Gewebedefekt zu provozieren. Auch aufgrund des Polytraumas sollte die initiale Notfallversorgung so kurz wie möglich gehalten werden und aufwendige Operationen unter kontrollierten Bedingungen erfolgen.

Wie sieht die operative Versorgung aus?

Fünf Tage nach Trauma wird die Patientin, die weiterhin intubiert und beatmet ist, zur operativen Versorgung in den OP gebracht. Die chirurgische Aufklärung findet in diesem Fall zusammen mit dem Ehemann statt. Der operative Zugang zum Gesichtsschädel erfolgte hierbei lateroorbital beidseits, infraorbital beidseits, über einen Augenbrauenrandschnitt beidseits sowie intraoral von regio 17–27 über einen paramarginalen Zahnfleischrandschnitt. Nach Reposition der Frakturenden wird mittels Miniplattenosteosynthese stabilisiert. Zur Sicherung der Okklusion erfolgt die Anlage einer Drahtbogenkunststoffschiene nach Schuchardt. Zu Reposition des Unterkiefers wird median in regio 44–34 ein paramarginaler Zahnfleischrandschnitt sowie im Bereich des Collum ein retromandibulärer Zugang mit präaurikulärer Erweiterung gewählt. Die Osteosynthese gelingt mittels Zugschrauben im anterioren Unterkiefer und Miniplatten im Bereich des Collum.

Was sind die größten Risiken der OP?

Zu den größten Risiken zählen eine Schädigung des N. facialis im Rahmen der Versorgung der Collumfraktur über den präaurikulären Zugang sowie eine nicht regelrecht eingestellte Okklusion mit einer daraus resultierenden Dysgnathie.

Welche postoperative Diagnostik ist sinnvoll?

Aufgrund der Komplexität des Eingriffs empfiehlt sich eine CT-Aufnahme mit einer Schichtdicke von 0,75 mm, um eine hohe Detailauflösung zu erreichen. Der postoperative Befund ist in → Abb. 37.2 dargestellt.

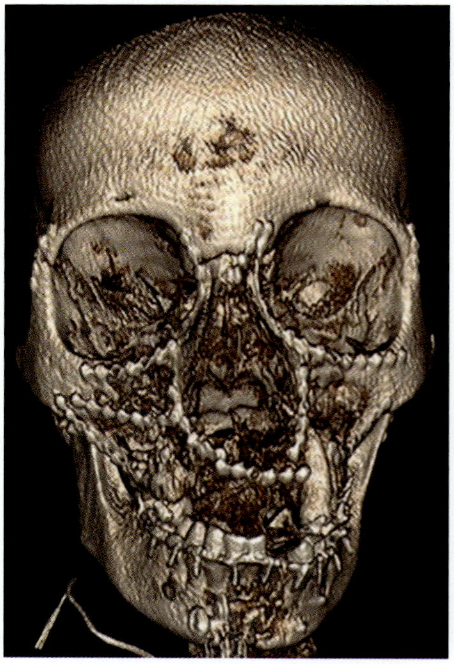

Abb. 37.2 Postoperatives CT Mittelgesicht. Deutlich zu erkennen sind die multiplen Miniplatten im Bereich des lateralen Orbitapfeilers beidseits, der Glabella sowie des Orbitarands und der fazialen Kieferhöhlenwand beidseits. [P1439]

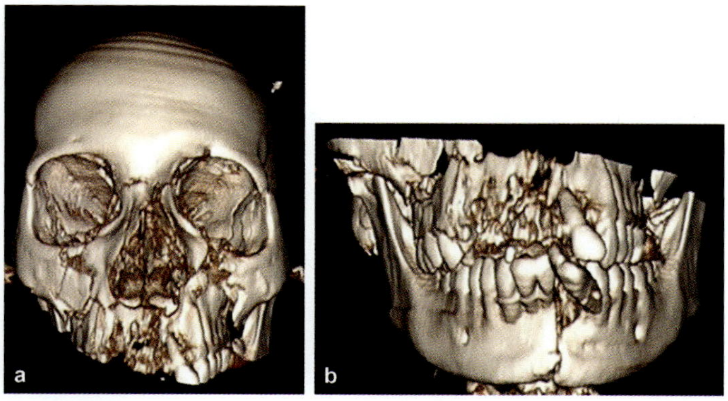

Abb. 37.1 CT des Mittelgesichts (a) sowie des Unterkiefers (b). In der 3D-Rekonstruktion der kranialen Polytraumaspirale zeigt sich eine komplexe Mittelgesichtsfraktur des Stadiums LeFort III beidseits (a). Im Unterkiefer kommen eine mediane Unterkieferfraktur sowie in der Seitansicht (hier nicht zu erkennen) eine hohe Collum-mandibulae-Fraktur links zur Darstellung (b). Sowohl im Ober- als auch im Unterkiefer zeigen sich mehrere avulsierte Zähne. [P1439]

Welche weitere Diagnostik erscheint sinnvoll?

Sobald die Patientin unter intensivmedizinischer Unterstützung wach werden kann und eine Verlegung auf die Normalstation sinnvoll ist, sind weitere Röntgenaufnahmen angebracht. Es sollten ein OPT sowie eine

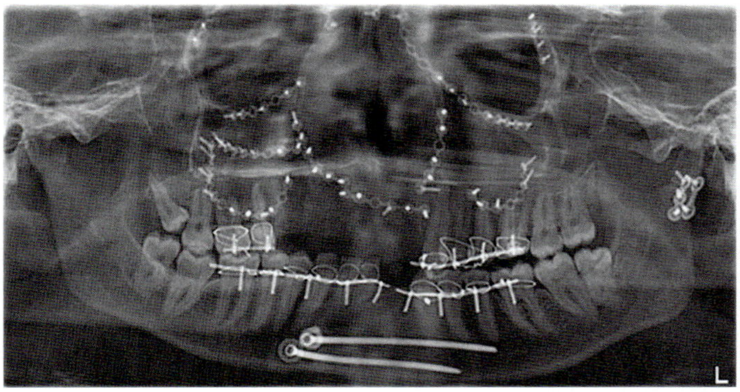

Abb. 37.3 Das OPT dient zur übersichtlichen Darstellung des Ober- und Unterkiefers. Zu erkennen sind zwei Miniplatten im Bereich des linken Collum, zwei Zugschrauben im anterioren Unterkiefer sowie acht Platten im Bereich der fazialen Kieferhöhlenwände, der paranasalen Pfeiler sowie des unteren Orbitarands. Die Relation von Ober- zu Unterkiefer erscheint nicht gestört. Auf den Zähnen 15, 16, 23, 24, 25, 26, 41, 42, 43, 44, 45, 46, 33, 34, 35, 36 zeigt sich die Drahtbogenkunststoffschiene nach Schuchardt. In regio 14 findet sich ein verbliebener Wurzelrest, der im Verlauf entfernt werden sollte. Weitere Osteosyntheseplatten sind teilweise nicht vollständig erfasst. [P1439]

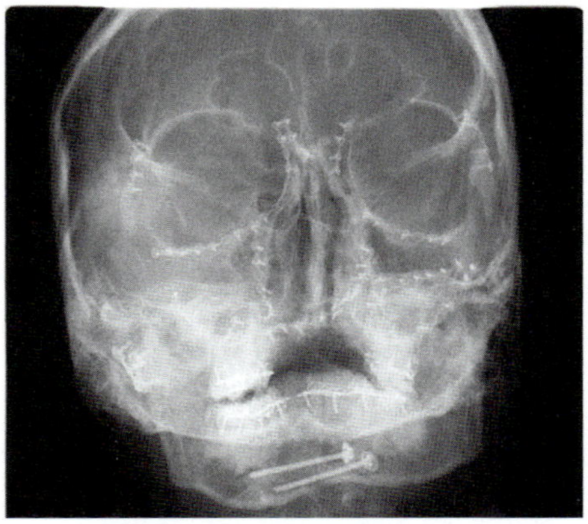

Abb. 37.4 In dieser Aufnahme werden neben den Platten im Unter- und Oberkiefer (wie im OPT) auch die Platten periorbital sichtbar. [P1439]

Nasennebenhöhlenaufnahme angefertigt werden. Diese Aufnahmen dienen der besseren Übersicht und der Verlaufskontrolle (→ Abb. 37.3, → Abb. 37.4).

Wie ist der weitere Verlauf einzuschätzen?

Im Rahmen des stationären Verlaufs muss das angelegte Tracheostoma operativ verschlossen werden. Die Entlassung ins häusliche Umfeld erfolgt in der Regel, sobald die orale Nahrungsaufnahme mit flüssiger oder breiiger Kost regelrecht möglich ist. Die Nähte im Bereich der Haut werden typischerweise 7 und die intraoralen Fäden 10 Tage postoperativ entfernt. Im Anschluss wird die Drahtbogenkunststoffschiene 6 Wochen postoperativ entfernt. Die prothetische Rehabilitation erfolgt über den Hauszahnarzt. Zur Entfernung des Osteosynthesematerials im Bereich des Mittelgesichts und des medianen Unterkiefers wird ca. 9 Monate postoperativ eine erneute OP in Allgemeinanästhesie notwendig.
Die Platten im Bereich des linken Collum mandibulae werden normalerweise belassen, um ein erneutes Risiko einer Schädigung des Gesichtsnervs zu vermeiden. Sofern sich die Wundheilung regelrecht zeigt, kann im Verlauf eine zahnärztliche Rehabilitation mittels Zahnimplantaten (ggf. mit knöcherner Alveolarkammaugmentation) erfolgen.

38 Schmerzlose Wunden in der Wundhöhle

Sie sind Assistenzarzt in der Abteilung für Mund-Kiefer-Gesichtschirurgie und heute in der ambulanten Sprechstunde tätig. Im Verlauf der Sprechstunden stellt sich der 62-jährige Herr M. vor. Seit mehreren Monaten habe er zwei Wunden im Mund, die nicht abheilen wollten. Da diese immer größer wurden und zunehmend schmerzten, habe seine Frau ihn zunächst beim Zahnarzt vorgestellt, der eine Probe genommen habe (Ergebnis noch ausstehend). Der Zahnarzt habe den Patienten wiederum umgehend zu einem Termin in der Sprechstunde der MKG-Klinik angemeldet, die Sie heute betreuen.

Worauf achten Sie bei der Anamneseerhebung?

Wichtig ist zu erheben, wie lange die Läsion schon besteht und wie sie sich verändert hat. Zeigte sie Spontanheilungszeit in akzeptabler Zeit (4–6 Wochen)? Des Weiteren sollten Sie eventuelle, begleitende Schmerzen (Malignome häufig initial ohne Schmerzen) und Taubheitsgefühle (z. B. bei Raumforderungen im Bereich des Unterkiefers als Spätsymptom) erfragen. Auch können Veränderungen der Zahnstellung, Okklusion oder Zahnlockerungen bemerkt worden sein sowie funktionelle Beschwerden auftreten. Zu jeder Anamnese gehört auch die Frage nach allgemeinen Beschwerden wie Müdigkeit, Leistungsabfall, Appetitlosigkeit, Gewichtsverlust oder Fieber. Vergessen Sie nicht, nach anderen Erkrankungen, Allergien, Medikamenteneinnahmen, Tabak- und Alkoholkonsum zu fragen!

Herrn M. raucht seit seinem 16. Lebensjahr etwa ein Päckchen Zigaretten am Tag und trinke regelmäßig 3–4 große Flaschen Bier nach der Arbeit.

Welche Untersuchung nehmen Sie in der Ambulanz vor?

Sie erheben einen ausführlichen intraoralen Befund, bei dem Sie die gesamte Mundschleimhaut inspizieren und orientierend den Zahnstatus erheben. Zudem untersuchen Sie den Patienten extraoral und palpieren die Lymphabflusswege des Halses beidseitig.

Bei Inspektion fallen zwei große, exophytisch wachsende und weißlich belegte Läsionen auf. Eine ist im rechten Kieferwinkel lokalisiert und misst etwa 4 × 4 cm. Die andere liegt links paramedian am Gaumen und ist etwa 6 × 4 cm groß (→ Abb. 38.1).

Was ist Ihre Verdachtsdiagnose? Welche Differenzialdiagnosen sind zu erwägen?

Die Läsionen sind hoch verdächtig auf ein malignes Geschehen. Die häufigsten Tumoren der Mundhöhle sind dabei Karzinome, unter denen wiederum das Plattenepithelkarzinom der Mundschleimhaut das häufigste ist. Bei einer intraoralen, schnell wachsenden und ulzerierenden Läsion sind differenzialdiagnostisch andere Tumore maligner Dignität zu erwägen. Ein benignes Geschehen würde sich eher durch ein langsames Wachstum, eine gute Abgrenzbarkeit (z. B. durch eine bindegewebige Kapsel) und ein Ausbleiben der Destruktion angrenzender Strukturen kennzeichnen. Zudem kann eine intraorale Wunde auch einen chronischen Reizzustand (z. B. durch eine Prothesendruckstelle oder eine Kronenfraktur eines Zahnes) widerspiegeln. Diese sollte nach Unterbindung des Reizes jedoch spontan (innerhalb von 4–6 Wochen, s. o.) ausheilen. Ein beobachtendes Abwarten wäre somit nur bei Verdacht auf ein benignes Geschehen zu rechtfertigen.
Da Sie bei Herrn M. den dringenden V. a. Plattenepithelkarzinome haben, kommen im Grunde differenzialdiagnostisch vorwiegend auch nur maligne Prozesse in Betracht. Dazu zählen v. a. Speicheldrüsenkarzinome (Adenokarzinom, adenoidzystisches Karzinom, Mukoepidermoidkarzinom) der großen und kleinen Speicheldrüsen. Abzugrenzen sind zudem die insgesamt seltenen mesenchymale Tumoren aus Zellen des Binde- und Stützgewebes (z. B. das Osteosarkom des Kieferknochens) und Metastasen anderer, mundhöhlenferner Malignome (z. B. von der Prostata).

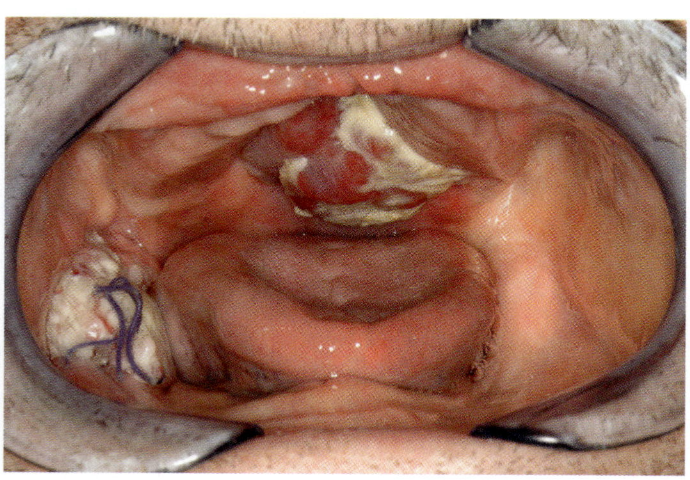

Abb. 38.1 Intraoraler Befund. Im Bereich der Raumforderung des rechten Kieferwinkels zeigt sich resorbierbares Nahtmaterial als Hinweis für die o. g. bereits durchgeführte Probennahme. [P133]

Welche weiterführende Diagnostik leiten Sie ein, um Ihren Verdacht zu bestätigen? Wie sieht das Staging aus?

Um Ihrem Verdacht auf ein Plattenepithelkarzinom nachzugehen, lassen Sie ein CT von Kopf und Hals anfertigen (→ Abb. 38.2). Grundsätzlich führen Sie nach der Bildgebung eine Probebiopsie durch. In diesem speziellen Fall hat der Hauszahnarzt dies jedoch schon getan und Sie erfragen deshalb das Ergebnis bei ihm. Nicht vergessen: Falls der zweite Befund am Gaumen noch nicht bioptisch untersucht wurde, dann hiervon zumindest auch noch eine Probe nehmen.

Es zeigen sich die beiden bereits klinisch festgestellten Tumoren sowie multiple, bizervikal vergrößerte Halslymphknoten.
Sie führen ein Staging zur Einschätzung des Ausmaßes der Tumorerkrankung durch. Ziel ist es, den Primärtumor anhand seiner Größe, seiner Ausbreitung und seinem Wachstumsmuster genau zu definieren. Des Weiteren sollen eventuell aufgetretene synchrone Zweittumore sowie eine lymphogene oder hämatogene Streuung entdeckt werden. Neben dem CT von Kopf und Hals führen Sie deshalb noch ein Thorax-CT und eine Panendoskopie durch.
Sie stellen den Patienten im Tumorboard vor. Gemeinsam wird bei fehlender Fernmetastasierung eine Resektion beider Tumore inklusive funktioneller beidseits Neck Dissection (Level I–V nach Robinson) beschlossen. Während der Defekt im Kieferwinkel mit einem Radialislappen versorgt werden kann, wird in den Gaumen eine obturierende Verbandplatte eingesetzt (→ Abb. 38.3).
Es ergibt sich pathohistologisch ein ausgedehntes Tumorstadium (1. Befund pT3, 2. Befund pT4a pN3b cM0 L1 V1, R0, UICC-Stadium IV).
Die postoperative Vorstellung im Tumorboard ergibt aufgrund des fortgeschrittenen Tumorstadiums die Empfehlung zur Planung einer adjuvanten Radiochemotherapie.

Welche Prinzipien der Weichteilrekonstruktion kennen Sie?

Die Planung zur Rekonstruktion eines Defekts kann anhand der rekonstruktiven Leiter erfolgen. Kleine Wunden können je nach Alter, Größe und Verschmutzung primär oder sekundär verschlossen werden. Oberflächliche Hautdefekte, die einen gut durchbluteten und infektfreien Wundgrund besitzen, können auch durch freie Hauttransplantate bedeckt werden. Ist dies nicht möglich, jedoch genug mobilisierbares Gewebe in der angrenzenden Nachbarschaft vorhanden, lassen sich auch unterschiedliche lokale Lappenplastiken erwägen.
Da es sich bei onkologischen Resektionen im Bereich der Mundhöhle jedoch meist um ausgedehnte, voluminöse Defekte handelt, die auch knöcherne Strukturen miteinbeziehen können, bietet sich der mikrochirurgische Transfer von gefäßgestielten Lappentransplantaten an. Bei Defekten am Gaumen können alternativ obturiererende Verbandplatten und Prothesen erwogen werden.

Wie werden freie, mikrovaskulären Lappen eingeteilt? Welche kennen Sie?

Freie mikrovaskuläre Lappen können je nach transferiertem Gewebe in fasziokutane, muskulokutane und osseokutane Lappen eingeteilt werden. Zudem gibt es rein ossäre, rein muskuläre und osseomuskuläre Lappen. Die fasziokutanen Lappen werden meist von Perforatoren versorgt. Je nach Verlauf werden diese in direkte und indirekte Perforatoren eingeteilt. Während direkte Perforatoren die tiefe Faszie direkt durchbrechen können, verlaufen indirekte Perforatoren transmuskulär oder transseptal.
Bei Weichteildefekten im Mundraum werden häufig Radialislappen oder anterolaterale Oberschenkellappen verwendet. Sind knöcherne Defekte zu rekonstruieren, eignen sich ein Scapula-, Fibula- oder Beckenkammtransplantat. Diese Lappen können zudem mit alloplastischen Materialien (Osteosyntheseplatten) kombiniert werden.

Welche Nachsorge leiten Sie bei Herrn M. ein?

Die maximalen Nachsorgeintervalle liegen im 1. und 2. Jahr bei 3 Monaten und im 3.–5. Jahr bei 6 Monaten. Bei einem Fünftel der Patienten tritt ein lokales Rezidiv auf. Da die Mehrheit davon in den ersten 2 Jahren entsteht, bieten viele Zentren ein dichteres Nachsorgeprogramm an. Es empfiehlt sich, den Patienten im 1. Jahr monatlich, im 2. Jahr 2-monatlich, im 3. Jahr vierteljährlich und danach halbjährlich zu sehen. Dabei sollten eine ausführliche Anamneseerhebung und körperliche Untersuchung erfolgen. Sie dient dem Ausschluss von Tumorrezidiven und Zweittumoren sowie der Beurteilung des funktionellen Zustands. Zudem lässt sich die Notwendigkeit für weitere rehabilitative und rekonstruktive Maßnahmen eruieren. Die Nachsorge wird in den ersten 2 Jahren durch eine alle 6 Monate durchgeführte bildgebende Diagnostik ergänzt. Im Anschluss daran wird diese bis zum 5. Jahr alle 12 Monate gemacht.

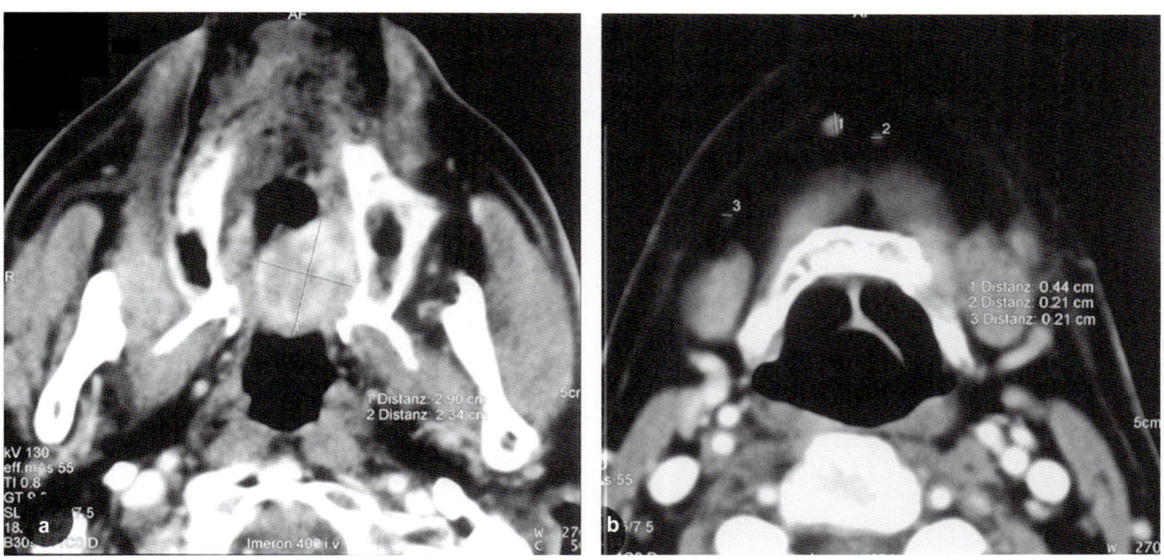

Abb. 38.2 CT Kopf und Hals mit Kontrastmittel [P133]
a) Transversal- bzw. Axialschnitt mit Tumor am Gaumen
b) Axialschnitt mit multiplen, vergrößerten zervikalen Lymphknoten

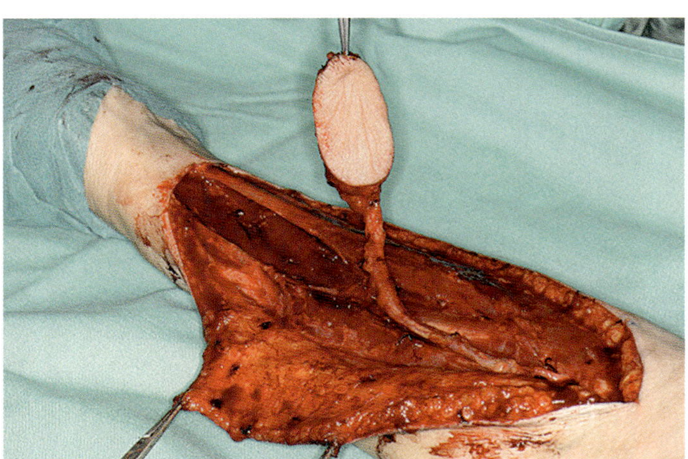

Abb. 38.3 Hebung des Radialislappen [M562]

Anhang

DENTICS

39 Quellenverzeichnis

Der Verweis auf die jeweilige Abbildungsquelle befindet sich bei allen Abbildungen im Werk am Ende des Legendentextes in eckigen Klammern.

[E422] Weston WL. Color Textbook of Pediatric Dermatology. Elsevier/Mosby, 4. Aufl. 2007.

[E1331] Dean JA. McDonald and Avery's Dentistry for the Child and Adolescent. Elsevier, 11. Aufl. 2022.

[E1332] Mallya S, Lam E. White and Pharoah's Oral Radiology. Elsevier, 8. Aufl. 2018.

[F444-002] Friedman M et al. Central Neck Dissection. Operative Techniques in Otolaryngology – Head and Neck Surgery 2011; 22(2): 169–172.

[G924] Wittekind C, Brierley J, Gospodarowicz M. TNM classification of malignant tumours. 8. Aufl. UICC. John Wiley & Sons, 2017.

[L106] Henriette Rintelen, Velbert.

[L231] Stefan Dangl, München.

[L255] Irina Kart, Berlin.

[M562] Dr. Dr. med. Henrik Holtmann, Düsseldorf.

[M564] Univ.-Prof. Dr. med. Dr. med. dent. Norbert Kübler, Düsseldorf.

[O904] Kim Burkert, Köln.

[P132] Dr. med. Dr. med. dent. Bastian Wilhelm, Düsseldorf.

[P133] Dr. med. Berit Hackenberg, Bonn.

[P134] Prof. Dr. Dr. Dr. h. c. Hans-Henning Horch, München.

[P658] Prof. Dr. med. Dr. med. dent. Jörg Handschel, Düsseldorf.

[P1240] Prof. Dr. Dr. Andreas Neff, Marburg.

[P1428] Priv.-Doz. Dr. med. Dr. med. dent. Alexander Zeller, Aachen/Hannover.

[P1429] Dr. med. Dr. med. dent. Francesco De Donno, Mönchengladbach.

[P1430] PD Dr. med. Dr. med. dent. Lara Katharina Franziska Schorn, Düsseldorf.

[P1439] Dr. med. Dr. med. dent. Lara Schorn., Düsseldorf.

[R234] Bruch K-H, Trentz O. Berchtold Chirurgie. Elsevier/Urban & Fischer, 6. Aufl. 2008.

[R254] Garzorz N. Basics Neuroanatomie. Elsevier/Urban & Fischer, 1. Aufl. 2008.

[R299] Dirschka T, Hartwig R, Oster-Schmidt C. Klinikleitfaden Dermatologie. Elsevier/Urban & Fischer, 3. Aufl. 2011.

[R467] Horch H et al. Praxis der Zahnheilkunde, Bd.10 Mund-Kiefer-Gesichtschirurgie. Elsevier, 4. Aufl. 2007.

[S700] Sobotta-Archiv aus Paulsen/Waschke. Sobotta Atlas der Anatomie. 25. Aufl. 2022 © Elsevier GmbH.

[S700-L127] Jörg Mair, Illustration, München in Sobotta Atlas der Anatomie. 25. Aufl. 2022 © Elsevier GmbH.

[S700-L285] A.-K. Hermanns aus Paulsen/Waschke. Sobotta Atlas der Anatomie. 25. Aufl. 2022 © Elsevier GmbH.

[T409] Fotosammlung des Dr. von Haunerschen Kinderspitals, München.

[W318-015] Leitlinienprogramm Onkologie (Deutsche Krebsgesellschaft, Deutsche Krebshilfe, AWMF): Diagnostik, Therapie und Nachsorge des Melanoms, Kurzversion 3.3, 2020f, AWMF Registernummer: 032/024OL, http://www.leitlinienprogrammonkologie.de/leitlinien/melanom/.

Mit den DENTICS
die zahnmedizinischen
Fächer fest im Griff!

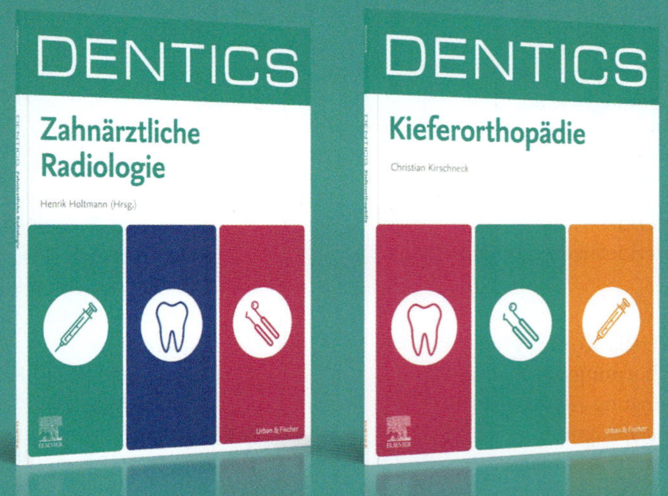

Die Anatomie speziell
für das Zahnmedizinstudium:

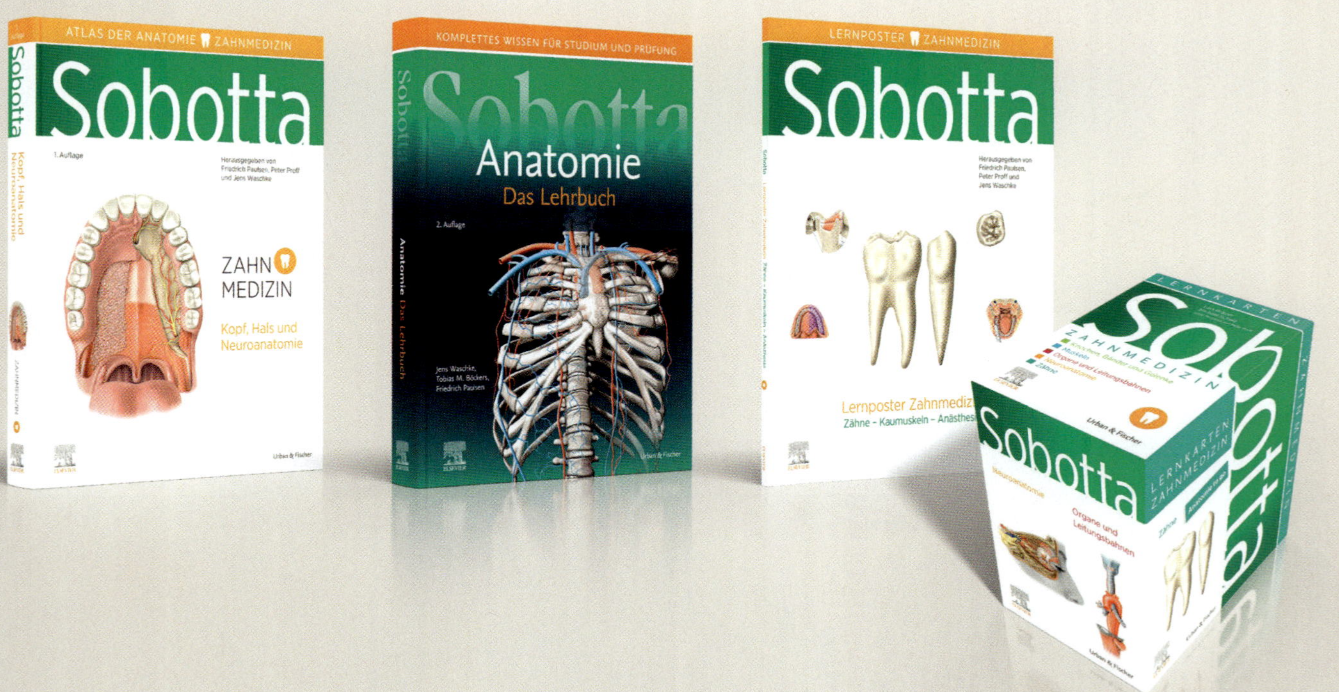

20240717b1 Irrtümer vorbehalten. Stand 07/2024

ELSEVIER

Diese und viele weitere Titel sowie die aktuellen Preise
finden Sie in Ihrer Buchhandlung vor Ort und unter **shop.elsevier.de**

Die vorklinischen Fächer verstehen – kein Problem!

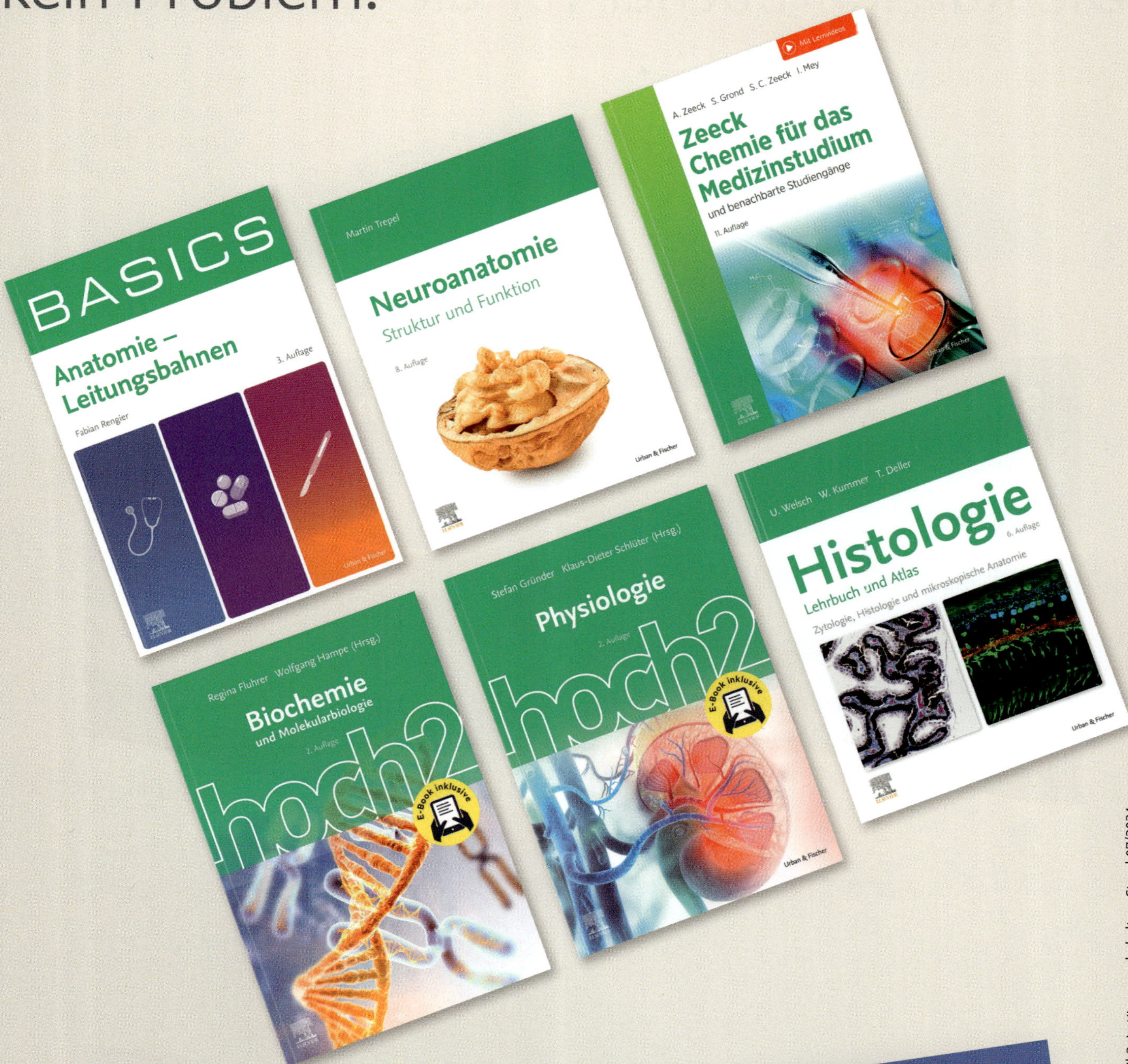

20240717b2 Irrtümer vorbehalten. Stand 07/2024

Melden Sie sich für unseren Newsletter an unter www.elsevier.de/newsletter

ELSEVIER

Diese und viele weitere Titel sowie die aktuellen Preise finden Sie in Ihrer Buchhandlung vor Ort und unter **shop.elsevier.de**

Kurz & Kompakt: Die Kurzlehrbücher für die Vorklinik

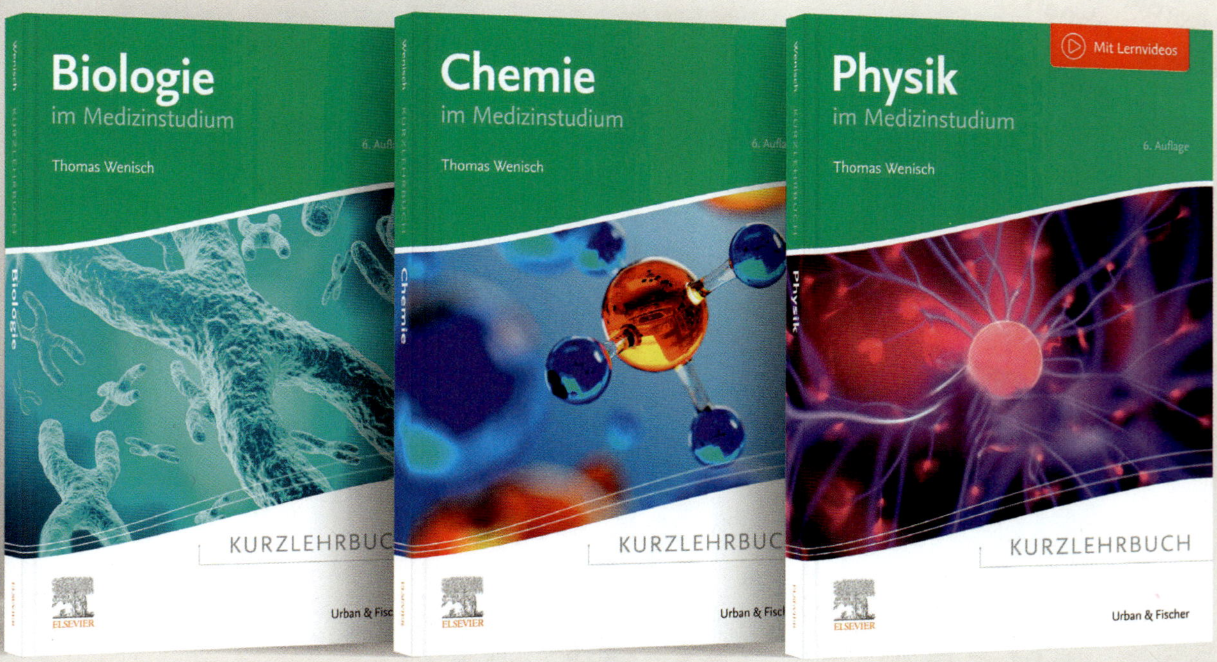

20240717b3 Irrtümer vorbehalten. Stand 07/2024

Melden Sie sich für unseren Newsletter an unter www.elsevier.de/newsletter

ELSEVIER

Diese und viele weitere Titel sowie die aktuellen Preise finden Sie in Ihrer Buchhandlung vor Ort und unter **shop.elsevier.de**

NEU: Optimal vorbereitet in die Prüfung – mit der Reihe „Vorklinik Finale“

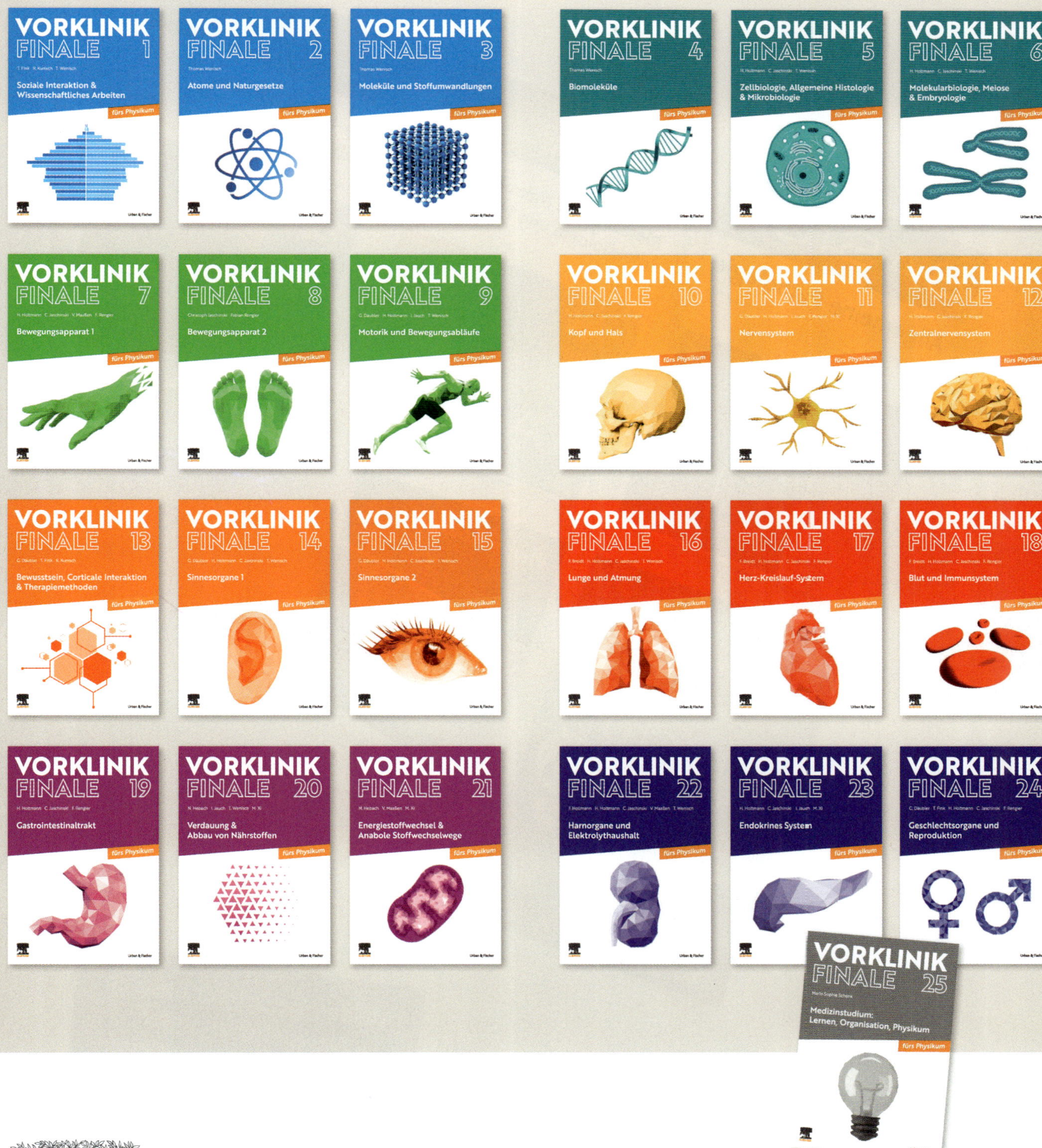

20240717b4 Irrtümer vorbehalten. Stand 07/2024

ELSEVIER

Diese und viele weitere Titel sowie die aktuellen Preise
finden Sie in Ihrer Buchhandlung vor Ort und unter **shop.elsevier.de**

Die klinischen Fächer verstehen? Kein Problem!

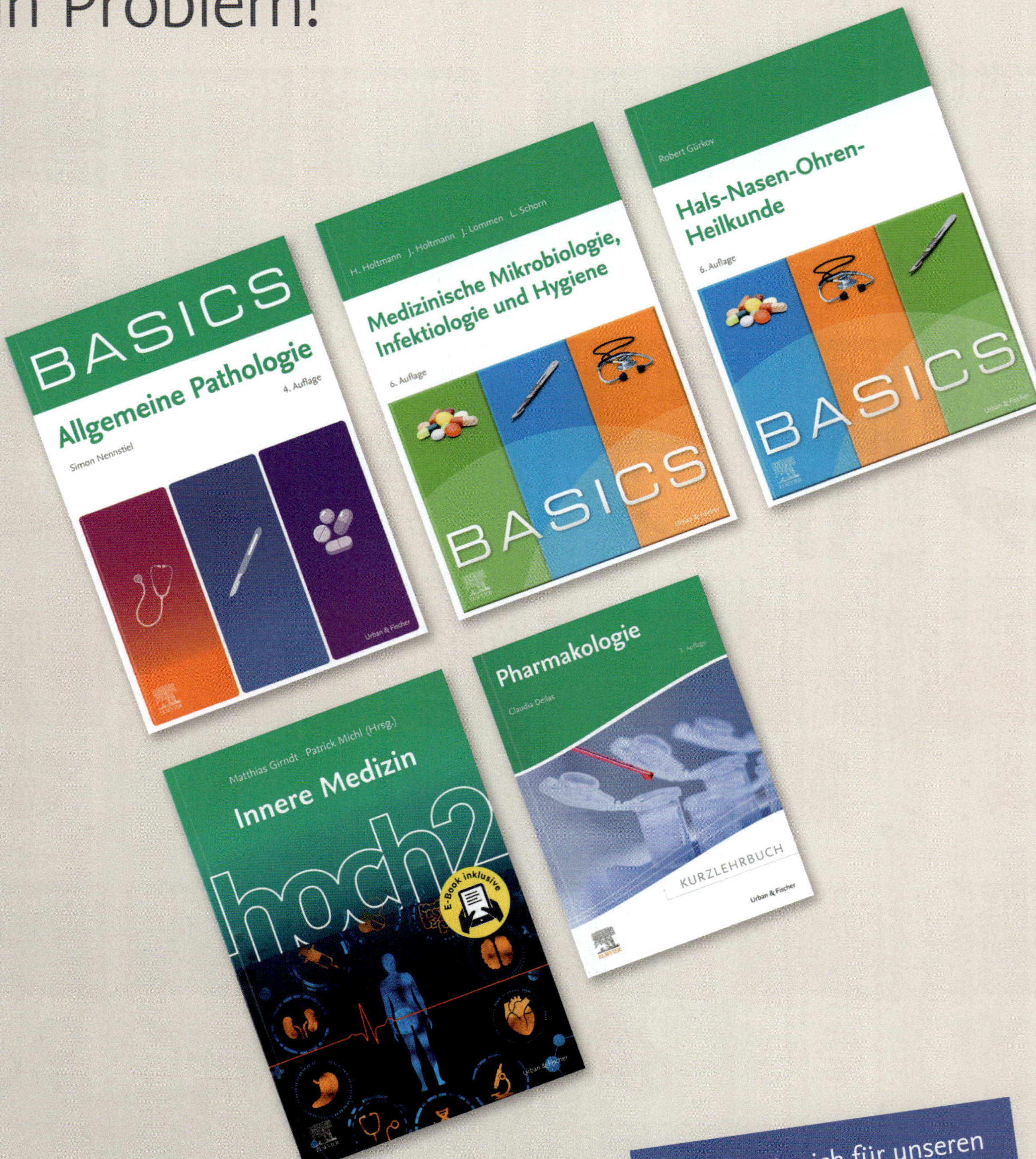

Melden Sie sich für unseren Newsletter an unter www.elsevier.de/newsletter

20240717b5 Irrtümer vorbehalten. Stand 07/2024

ELSEVIER

Diese und viele weitere Titel sowie die aktuellen Preise finden Sie in Ihrer Buchhandlung vor Ort und unter **shop.elsevier.de**